Lieber Uwe,

danke für die Aufmunterung während meiner "heißen" Phase der Dissertation. Viel Glück für Deine eigene Promotion!

Cathrina

Robotergestützte Osteotomie in der craniofacialen Chirurgie

Zur Erlangung des akademischen Grades eines
Doktors der Ingenieurswissenschaften
von der Fakultät für Informatik
der Universität Karlsruhe (Technische Hochschule)

genehmigte

Dissertation

von

Catherina Regine Burghart

aus Frankfurt am Main

Tag der mündlichen Prüfung: 1. Juli 1999
Erster Gutachter: Prof. Dr.-Ing. Dr. h.c. Ulrich Rembold
Zweiter Gutachter: Prof. Dr. med. Dr. dent. Joachim Mühling

Forschen und Wissen - Robotik

Catherina Burghart

**Robotergestützte Osteotomie
in der
craniofacialen Chirurgie**

D 90 (Diss. Universität Karlsruhe)

**GCA-Verlag
Herdecke 2000**

> Die Deutsche Bibliothek – CIP - Einheitsaufnahme
>
> **Burghart, Catherina :**
> Robotergestützte Osteotomie in der craniofacialen Chirurgie /
> Catherina Burghart. – Als Ms. gedr. – Herdecke : GCA-Verl., 2000
> (Forschen und Wissen – Robotik)
> Zugl: Karlsruhe, Univ., Diss.
> ISBN 3-934389-55-4

Copyright GCA-Verlag, Herdecke 2000
Alle Rechte, auch das des auszugsweisen Nachdruckes, der auszugsweisen oder
vollständigen Wiedergabe, der Speicherung in Datenverarbeitungsanlagen und der
Übersetzung, vorbehalten.

Als Manuskript gedruckt. Printed in Germany.

ISBN 3-934389-55-4
ISSN 1615-0570

GCA-Verlag der GCA mbH, Bahnhofstr. 31, D 58313 Herdecke
Telefon 02330/10520   -   Telefax 02330/2207
Internet: www.gca-verlag.de   -   eMail: info@gca-verlag.de

Vorwort

Die vorliegende Dissertation entstand während meiner Tätigkeit als wissenschaftliche Mitarbeiterin im Rahmen des Sonderforschungsbereichs 414, „Informationsverarbeitung in der Medizin, Rechner- und sensorgestützte Chirurgie ", am Institut für Prozeßrechentechnik, Automation und Robotik. Herr Prof. Dr.-Ing. Ulrich Rembold, der Begründer und Sprecher dieses Sonderforschungsbereiches, hat das Hauptreferat dieser Arbeit übernommen. Ohne seine tatkräftige Unterstützung wäre dieses Forschungsvorhaben nicht durchführbar gewesen. Ihm gilt daher mein besonderer Dank für die zahlreichen Vorschläge und Anregungen, die sehr zum Gelingen dieser Arbeit beigetragen haben; er hat mir auch viel in organisatorischen Fragen geholfen.

Besonderer Dank gilt meinem Korreferenten, Herrn Prof. Dr. med. Dr. dent. Joachim Mühling, für seine großzügige Unterstützung der Arbeit, seine wertvollen Anregungen und seine Visionen auf dem Gebiet der computergestützten Chirurgie.

Bedanken möchte ich mich bei Herrn Prof. Dr.-Ing. Heinz Wörn und Prof. Dr.-Ing. Rüdiger Dillmann sowie meinen Kollegen, die durch Anregungen und Diskussionen zum Fortschritt der Arbeit beigetragen haben; dabei gilt meinem Gruppenleiter Dr. Jörg Raczkowsky und meinem Kollegen Christian Wurll besonderer Dank. Unserem Mechaniker, Herrn Hartmut Regner, der oft in kürzester Zeit Teile für den Roboter und die Experimente fertigen mußte, danke ich für seinen unermüdlichen Einsatz.

Das Arbeiten in diesem interdisziplinären Forschungsgebiet ist nur durch eine enge Zusammenarbeit zwischen Medizinern und Ingenieuren möglich. Den Heidelberger Kollegen gebührt besonderer Dank für ihre fachliche Beratung, Diskussionen, Betreuung und Durchführung von Experimenten und für ihre hervorragende Zusammenarbeit. Hervorheben möchte ich hier Dr. Dr. Stefan Haßfeld, Dr. Christian Vahl, Dr. Ivo Bertovic, Dr. Jakob Brief, Dr. Tillman Redlich, Dr. Robert Krempien und Dr. Jörg Albers.

Ein großes Dankeschön geht an meinen Vater, Herrn Dr. Elmar Holler, an Herrn Prof. Dr. med. Axel Bauer, Arno Pernozzoli und Jochen Keitel für das Korrekturlesen meiner Arbeit.

Hinsichtlich der Umsetzung der Konzepte dürfen natürlich auch die Studenten nicht unerwähnt bleiben, die im Rahmen von Studien- und Diplomarbeiten und hilfswissenschaftlichen Tätigkeiten zum Gelingen dieser Arbeit beigetragen haben. Sie sind: Hartwig Grabowski, Daniel Frey, Michael Seydel, Arno Pernozzoli, Björn Hein, Jochen Keitel, Tim Dannenmann, Oliver Schorr, Werner Thiemann und Julian Gantner.

Neben der mir erwiesenen fachlichen Hilfe wurde mir auch viel ermutigende Unterstützung zuteil. Daher möchte ich mich bei meinen Eltern bedanken, die mir immer hilfreich zur Seite standen.

Einen erheblichen Beitrag zu dieser Dissertation haben mein Mann Ernst und mein kleiner Sohn Lukas geleistet. Während meiner Tätigkeit als Doktorandin übten sie sehr viel Geduld und Rücksichtnahme und mußten in den letzten Monaten meiner Arbeit oft auf ein Familienleben verzichten.

Karlsruhe, im Juni 1999　　　　　　　　　　　　　　　　　　Catherina Burghart

Für Ernst und Lukas

Inhaltsverzeichnis

1	**Einleitung**	**1**
1.1	Motivation	1
1.2	Problemstellung und Zielsetzung	2
1.3	Aufbau und Kapitelübersicht	6
2	**Stand der Forschung**	**9**
2.1	Konventionelle craniofaciale Chirurgie	9
2.2	Chirurgische Planungssysteme	11
	2.2.1 Begriffsdefinition Operationsplanung	12
	2.2.2 Planungsphasen	13
	2.2.3 Komponenten eines Planungssystems	14
	2.2.4 Kategorisierung der Planungssysteme	14
	2.2.5 Planungssysteme mit Virtueller Realität	16
	2.2.6 Planungssysteme für das Einsetzen von Implantaten	18
	2.2.7 Bahnplanung in der Chirurgie	19
	2.2.8 Postoperative Simulation	20
	2.2.9 Zusammenfassung	20
2.3	Navigationssysteme in der Chirurgie	21
	2.3.1 Registrierung des Patienten mittels Markierungen	21
	2.3.2 Markerlose Registrierung des Patienten	22
	2.3.3 Funktionsprinzipien	22
	2.3.4 Einsatzgebiete von Navigationssystemen	24
	2.3.5 Genauigkeitsuntersuchungen	24
	2.3.6 Zusammenfassung	25
2.4	Robotersysteme in der Chirurgie	25
	2.4.1 Industrieroboter	26
	2.4.2 Sicherheitsaspekte	27
	2.4.3 Chirurgieroboter	28
	2.4.4 Klassifizierung von Chirurgierobotern	28
	2.4.5 Invasiv eingesetzte Systeme in der Orthopädie	30
	2.4.6 Invasive Systeme in der Neurochirurgie	33
	2.4.7 Telechirurgiesysteme	34

	2.4.8	Robotersysteme in der minimal-invasiven Chirurgie und der Mikrochirurgie	35
	2.4.9	Nichtinvasive Robotersysteme	38
2.5	Zusammenfassung		39

3 Systemarchitektur 41
- 3.1 Systemaufbau 41
  - 3.1.1 Überwachungsarchitektur 46
- 3.2 Chirurgierobotersystem 48
- 3.3 Infrarotnavigationssystem 50
  - 3.3.1 Positionsbestimmung des Roboterwerkzeugs 50
  - 3.3.2 Registrierung des Patienten 51
  - 3.3.3 Kommunikation mit dem Navigationssystem 52
- 3.4 Kraftmomentensensor 53
- 3.5 Chirurgische Säge 54
- 3.6 Zusammenfassung 55

4 Konzeption eines Patientenmodells 57
- 4.1 Segmentierung medizinischer Bilddaten 59
  - 4.1.1 Einführung in die Problematik 61
  - 4.1.2 Erstellen eines Gewebemodells 62
  - 4.1.3 Automatische Segmentierung mittels Superquadriken und Snakes 68
  - 4.1.4 Ergebnisse und Bewertung 70
- 4.2 Erzeugung eines Oberflächenmodells 70
  - 4.2.1 Bestimmung von Konturpunkten 71
  - 4.2.2 Dreidimensionale Delaunaytriangulation 73
  - 4.2.3 Tetraederlöschverfahren und Generierung des Oberflächenmodells 74
  - 4.2.4 Ergebnisse und Bewertung 76
- 4.3 Zusammenfassung 78

5 Autonomes Sägen von Knochen 81
- 5.1 Operationsplanungssystem 83
- 5.2 Modellierung des intraoperativen Operationsfeldes 85
  - 5.2.1 Vorgehensweise 86
- 5.3 Kollisionsfreie Bahnplanung 92
  - 5.3.1 Bahnplaner für Industrieroboter mit sechs Freiheitsgraden . . 93
  - 5.3.2 Integration des intraoperativen Umfeldes in den Bahnplaner . 94
- 5.4 Integration in das Gesamtsystem 94
  - 5.4.1 Bedienerführung 95
  - 5.4.2 Kommunikationsprotokoll 97
  - 5.4.3 Reglerentwurf zur Infrarotnavigation 100
- 5.5 Zusammenfassung 103

6 Kraftgeregeltes Sägen von Knochen — 105
- 6.1 Nullkraftregelung — 107
  - 6.1.1 Transformation der Meßdaten — 107
  - 6.1.2 Störgrößenkompensation — 110
  - 6.1.3 Regelkreis für die Nullkraftregelung — 112
- 6.2 Definition der Sicherheitszone — 114
  - 6.2.1 Bewertung des Abstands zum Trajektoriensegment — 115
  - 6.2.2 Berechnung der Werkzeugorientierung — 119
  - 6.2.3 Modellierung der Stützstellen — 120
  - 6.2.4 Regelkreis zum kraftgeregelten begrenzenden Führen — 122
- 6.3 Integration in das Gesamtsystem — 123
  - 6.3.1 Bedienerführung — 126
- 6.4 Zusammenfassung — 127

7 Ergebnisse — 131
- 7.1 Evaluierungssysteme — 133
  - 7.1.1 Simulation — 133
  - 7.1.2 Referenzmessungen — 134
- 7.2 Experimente — 141
  - 7.2.1 Autonomes Sägen von Probekörpern — 141
  - 7.2.2 Manuell geführtes Abfahren einer Trajektorie am Phantom — 142
  - 7.2.3 Experimente am Tierkadaver — 144
  - 7.2.4 Ergebnisse und Interpretation — 147
  - 7.2.5 Evaluation des autonomen Sägens an einem Schafskopf — 154
  - 7.2.6 Ergebnisse und Interpretation — 157
- 7.3 Fehleranalyse — 159
- 7.4 Zusammenfassung — 160

8 Zusammenfassung — 163
- 8.1 Einordnung — 163
- 8.2 Ergebnis der Arbeit — 164
- 8.3 Ausblick — 166

A Verwendete Formelzeichnen — 169
- A.1 Lateinische Großbuchstaben — 169
- A.2 Lateinische Kleinbuchstaben — 171
- A.3 Griechische Buchstaben — 173

B Grundlagen der Robotik — 175
- B.1 Koordinatentransformation — 175
  - B.1.1 Homogene Koordinaten — 175
  - B.1.2 Roll-Pitch-Yaw-Winkel — 175
  - B.1.3 Eulerwinkel — 176
  - B.1.4 Umrechnung von Quaternionen — 177

B.2 Entkopplungsmatrix 177

C Grundlagen der Regelungstechnik   **179**
    C.0.1 Positionsregelkreis des Roboters 181

Literaturverzeichnis   **183**

Kapitel 1

Einleitung

1.1 Motivation

Rechner- und sensorgestützte Methoden erlangten in den vergangenen drei Jahrzehnten eine immer größere Bedeutung in der Chirurgie. Dabei unterstützen sie den Arzt bei der Gewinnung und Aufbereitung medizinischer Bilddaten, der Planung chirurgischer Eingriffe und der intraoperativen Umsetzung der Operation. Chirurgische Robotersysteme werden gegenwärtig erfolgreich für bestimmte Operationen wie das Implantieren von Hüftendoprothesen oder das Führen eines Laparoskops in der Klinik eingesetzt. Hierbei haben die verwendeten Systeme einen reinen Werkzeugcharakter, indem sie beispielsweise wie eine CNC-Fräsmaschine ein Paßloch im Knochen ausfräsen.

In der herkömmlichen craniofacialen Chirurgie (Mund-, Kiefer- und Gesichtschirurgie) wird ein knochenverlagernder Eingriff mittels zweidimensionaler Fernröntgenseitenbilder geplant. Die intraoperative Umsetzung des erstellten Operationsplans hängt im wesentlichen von der Erfahrung des operierenden Chirurgen ab. Gerade bei dieser chirurgischen Disziplin kommt es aber auf eine besonders präzise Ausführung der geplanten Operationsmethode an, um ein bestmögliches und ästhetisch ansprechendes Operationsresultat zu erzielen.

Aufgrund des begrenzten Arbeitsraumes und des fehlenden Sichtkontakts kann es bei craniofacialen Eingriffen aber zu unerwünschten Knochensplitterungen und zur Durchtrennung von Nerven oder von Blutgefäßen kommen (Abb. 1.1).

Durch genaue Bilddatenanalysesysteme, sorgfältige Planung des chirurgischen Eingriffs und den Einsatz eines chirurgischen Robotersystems in der craniofacialen Chirurgie wird eine präzise Durchführung des präoperativen Operationsplans und damit auch eine geringere Komplikationsrate erwartet.

Ein chirurgisches Robotersystem, das mit einer geeigneten Intelligenz ausgestattet ist, um den Chirurgen während der Eingriffs zu unterstützen, könnte ein Mittel sein, um zu helfen, die Erledigung der Aufgabe des Chirurgen zu erleichtern. Im Folgenden wird die Konzeption eines solchen Systems vorgestellt, das entweder autonom einen Sägeschnitt ausführen kann oder die Schnittbewegungen des Chirurgen be-

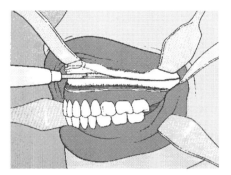

Abbildung 1.1: *Der Chirurg kann beim Durchsägen der Maxilla nicht sehen, ob eventuell versorgende Blutgefäße durchtrennt werden [141]*

grenzt. Voraussetzung dafür ist eine geeignete Modellierung des Patienten und des intraoperativen Operationsfeldes, eine kollisionsfreie Bahnplanung der Schnittrajektorien und das Vorhandensein eines Reglers zur Kontrolle der Roboteraktion mithilfe von Sichtsystemen und Kraftmomentensensoren.

1.2 Problemstellung und Zielsetzung

Das Ziel dieser Arbeit ist die Unterstützung des Chirurgen bei knochenverlagernden Eingriffen durch ein intelligentes chirurgisches Instrumentensystem. Dazu muß die komplette Arbeitskette für einen robotergestützten chirurgischen Eingriff betrachtet werden (Abb. 1.2). Um das Robotersystem mit Informationen über den Patienten und den geplanten chirurgischen Eingriff zu versorgen, sind die folgenden Arbeitsschritte notwendig:

- die Erhebung medizinischer Bilddaten des Patienten,
- die Aufbereitung der Bilddaten und die Generierung von Modellen für das Robotersystem,
- die Planung der vom Roboter auszuführenden chirurgischen Operationsschritte und
- die sensorüberwachte Umsetzung des geplanten robotergestützten Eingriffs.

Der Entwurf des in dieser Arbeit beschriebenen Chirurgierobotersystems ist eingebettet in den Sonderforschungsbereich 414, „Informationsverarbeitung in der Medizin, Rechner- und sensorgestützte Chirurgie", der auch Forschungsarbeiten zur Aufbereitung medizinischer Bilddaten und zur chirurgischen Operationsplanung beinhaltet.

1.2. PROBLEMSTELLUNG UND ZIELSETZUNG

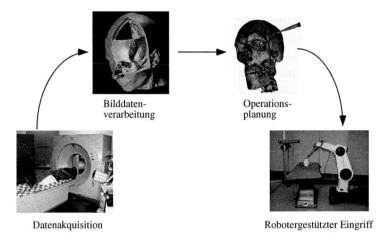

Abbildung 1.2: *Arbeitskette aller für die robotergestützte Chirurgie notwendigen Arbeitsschritte*

Um die gesamte Arbeitskette für ausgewählte Anwendungen zu schließen und das chirurgische Robotersystem mit Intelligenz ausstatten zu können, mußten schon bei der Bildverarbeitung medizinischer Daten einige neue Methoden entworfen werden. Somit spannen die im Rahmen dieser Arbeit konzipierten Verfahren einen Bogen von der Bildaufbereitung und Modellgenerierung bis hin zur kollisionsfreien Bahnplanung der auszuführenden Trajektorie und deren sensorüberwachte Umsetzung. Die chirurgische Planung der auszuführenden robotergestützen Teiloperationsschritte wird dabei von einem am Institut für Prozeßrechentechnik, Automation und Robotik (IPR) entwickelten Expertensystem für die Planung chirurgischer Operationen übernommen.

Exemplarisch werden hier zwei Verfahren zum Sägen von Knochen (Osteotomie) konzipiert und in einer Systemarchitektur eingebunden. Dabei wird das Robotersystem mit Intelligenz zum Ermitteln und Modellieren des intraoperativen Arbeitsraumes, zur Kollisionsvermeidung und zur Überwachung des Sägevorgangs ausgestattet. Schließlich erfolgt eine Evaluation der erarbeiteten Methoden in verschiedenen Experimenten.

Folgende Konzepte und Methoden wurden in dieser Arbeit für das Chirurgierobotersystem neu entworfen:

- ein Automatisches Gewebemodell zur wissensbasierten Segmentierung medizinischer Bilddaten,

- eine Oberflächenmodellierung der segmentierten medizinischen Bilddaten,

- ein Verfahren zur Approximation des intraoperativen Operationsfeldes und zur Modellierung der Operationswunde,

- eine Anbindung eines am Institut für Prozeßrechentechnik, Automation und Robotik entwickelten Bahnplaners an das Chirurgierobotersystem [170],

- ein Überwachungskonzept und Regler für das autonome Sägen von Knochen entlang einer geplanten Trajektorie,

- ein Regler für die kraftgeregelte Begrenzung der Bewegungen des Chirurgen während des manuellen Führens des Roboterarms entlang eines gegebenen Schnittwegs und

- eine Systemarchitektur zur Evaluation des konzipierten Systems und der verwendeten Methoden an Probekörpern, Phantomschädeln und Schweinekadavern

Die Segmentierung von Knochengewebe aus Computertomogrammen ist eine große Herausforderung, da die Grauwerte der verschiedenen Gewebearten sehr dicht beieinander liegen. Eine Schwellwertsegmentierung kann zur Folge haben, daß entweder zu wenig Knochen extrahiert oder noch knochenfremdes Gewebe als dem Knochen zugehörig eingeordnet wird. Eine Saatpunktsegmentierung kann hingegen dazu führen, daß das Verfahren aus der Knochenstruktur „herausläuft" und damit auch anderes Gewebe dem Knochen zuordnet. In dieser Arbeit wird ein automatisches Gewebemodell konzipiert, das auf Basis der Wahrscheinlichkeitsverteilung der auftretenden Grauwerte und Gewebe in einem Computertomogramm automatisch eine Gewebeklasseneinteilung durch ein Clusteringverfahren vornimmt und den Knochen damit möglichst genau aus den Bilddaten extrahiert.

Die segmentierten Knochen bilden die Basis zur Generierung eines Schädelmodells. Um das intraoperative Umfeld zu modellieren und die Aktionen des Roboters zu simulieren, wird in dieser Arbeit ein neues Triangulationsverfahren für medizinische Bilddaten erarbeitet, das sich durch eine geringe Anzahl von Oberflächendreiecken und eine hohe Konsistenz auszeichnet; es beruht auf der dreidimensionalen Delaunay-Triangulation. Jede noch so dünne Knochenschicht erhält dabei ein Volumen, so daß auch Knochenschnitte und Knochenrepositionierungen simuliert werden können. Vergleichbare Algorithmen wie Spiderweb oder Marching Cubes produzieren hingegen eine sehr hohe Anzahl an Oberflächendreiecken und berücksichtigen nicht das Volumen des Knochens.

Das Abbild des intraoperativen Umfeldes spielt eine wesentliche Rolle bei der Berechnung des Arbeitsraumes des Roboters und bei der kollisionsfreien Bahnplanung der Trajektorien. Die verschiedenen Objekte im Operationssaal wie OP-Tisch, Sensoren und Roboter sind in ROBCAD, einer CAD-Software zur Simulation von Robotern und deren Umgebung, modelliert worden und können als festes Benchmark in einen am Institut für Prozeßrechentechnik, Automation und Robotik entwickelten Bahnplaner exportiert werden. Da eine Modellierung des Weichgewebes zu rechenaufwendig

1.2. PROBLEMSTELLUNG UND ZIELSETZUNG

wäre, wird hier ein anderer Ansatz zur Erfassung des intraoperativen Operationsfeldes verfolgt. Es werden hierbei die Position aller Haken, die das Weichgewebe vom freipräparierten Knochen zurückhalten, die Position des Schädels, die Grenzen des Patienten und die höchste Erhebung auf dem Patienten bestimmt. Dann wird eine konvexe Hülle aus den Haken und den Patientendaten gebildet, die Operationswunde modelliert und das so berechnete Operationsfeld an den Bahnplaner weitergegeben. Veränderungen im Operationsfeld werden registriert und erlauben eine schnelle Neuberechnung des Modells und eine Neuplanung der kollisionsfreien Trajektorie.

Für diese Arbeit werden zwei verschiedene Verfahren zum Sägen von Knochen konzipiert: Das vom Roboter autonom durchgeführte Sägen und ein begrenzendes manuelles Führen des Roboterarms.

Das autonome Sägen erfordert eine Abbildung der intraoperativen Umwelt, eine kollisionsfreie Planung der Trajektorie und eine kontinuierliche Überwachung des Sägevorgangs mit einer möglichen Korrektur der ausgeführten Schnittbahn in Echtzeit. Die Modellierung und die Bahnplanung sind oben schon kurz beschrieben worden. Zur Kontrolle des Roboters dient ein Infrarotnavigationssystem, das schon häufig in der Chirurgie eingesetzt wird, um dem operierenden Chirurgen die Position seines Instruments in Relation zum Patienten anzuzeigen. In dieser Arbeit wird ein Leuchtdiodenkörper für den Endeffektor des Roboters und eine Strategie zur kontinuierlichen Lokalisation des Patienten entworfen. Zur Korrektur der Schnittrajektorie wird ein Regler erarbeitet, der auf Basis der Daten des Infrarotnavigationssystems und der Encoder des Roboters eine Bewertung der Istposition des Endeffektor vornimmt und diese gegebenenfalls korrigiert.

Das kraftgeregelte manuelle Führen des Roboterarms mit gleichzeitiger Begrenzung durch die Robotersteuerung legt die Entscheidung über den endgültigen Verlauf der Schnittrajektorie in die Hände des Chirurgen. Dazu wird eine Sicherheitszone um die dreidimensionale Trajektorie gelegt und eine Bewertungsfunktion entworfen, die für eine beabsichtigte Instrumentenposition und -orientierung einen Widerstand, den der Roboter dem Bediener entgegensetzt, berechnet. Die Sicherheitszone und die Bewertungsfunktion sind Teil eines hier konzipierten Kraftreglers, der die gerade auftretenden Kräfte und Momente ermittelt, bewertet und entsprechend reagiert.

Die vorgestellten Methoden werden abschließend in der Simulation an Probekörpern und im Experiment mit Tierkadavern evaluiert. Dazu mußte eine Systemarchitektur entworfen werden, die beiden Verfahren zur robotergestützten Osteotomie Rechnung trägt. Neben der Integration verschiedener Sensoren (Kraftmomentensensor, Infrarotnavigationssystem) wurde viel Zeit für die Kopplung der heterogenen Systeme verwendet. Insbesondere stand der hier verwendete Chirurgieroboter, ein RX 90, erst im letzten Viertel der vorgestellten Forschungsarbeiten zur Verfügung; zuvor diente ein PUMA 260 Roboterarm als Chirurgieroboter und alle erarbeiteten Methoden wurden letztendlich auf beide Robotertypen zugeschnitten. Die Evaluationen im Tierexperiment fanden nur noch mit dem neuen Robotersystem statt.

1.3 Aufbau und Kapitelübersicht

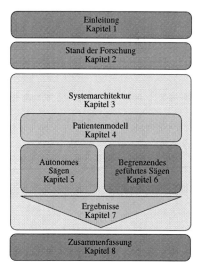

Abbildung 1.3: *Aufbau der Arbeit*

Einen Überblick über den Aufbau der vorliegenden Arbeit zeigt Abbildung 1.3. Der Stand der Forschung wird ausführlich in Kapitel 2 erläutert. Neben den verschiedenen Forschungprojekten in der Chirurgierobotik erklärt dieses Kapitel auch Eingriffe in der konventionellen craniofacialen Chirurgie, die unterschiedlichen intraoperativen Navigationstechniken und das Planen chirurgischer Eingriffe mittels Rechnerunterstützung. Das in dieser Arbeit konzipierte Chirurgierobotersystem verwendet ein Navigationssystem und eine kollisionsfreie Bahnplanung für den chirurgischen Eingriff, so daß auch ein Überblick der derzeit entsprechenden Methoden sinnvoll erscheint.

Zur Realisierung der in dieser Arbeit vorgeschlagenen Betriebsarten des Chirurgierobotersystems wurde eine spezielle Systemarchitektur erarbeitet, die Kapitel 3 näher erläutert.

Eine automatische wissensbasierte Segmentierung von Gewebe und eine Oberflächenmodellierung des Patientenschädels, die aus einer geringen Anzahl von Oberflächendreiecken besteht, sind die Grundvoraussetzungen für den Betrieb eines intelligenten Chirurgierobotersystems. Beide Verfahren werden im Kapitel 4 vorgestellt.

Zwei verschiedene Betriebsmodi lassen dem Chirurgen die Wahl, auf welche Weise ihn das Robotersystem unterstützen soll: Die autonom vom Roboter durchgeführte Osteotomie und alle dazugehörigen Methoden wie die intraoperative Modellierung

1.3. AUFBAU UND KAPITELÜBERSICHT

des Operationsfeldes, die kollisionsfreie Bahnplanung und ein Regelkreis zur Überwachung der Roboteraktionen durch das Infrarotnavigationssystem sind in Kapitel 5 zu finden. Kapitel 6 illustriert hingegen den Regelkreis zum kraftgeregelten begrenzenden manuellen Führen des Roboters entlang der Trajektorie und die dazu notwendige Konzeption von Sicherheitszonen und die Störgrößenkompensation. Die Arbeit wird abgerundet durch die Beschreibung der Evaluationssysteme und verschiedenen Experimente in Kapitel 7 und eine Zusammenfassung in Kapitel 8.

Kapitel 2

Stand der Forschung

Bedingt durch den Fortschritt in der medizinischen Forschung gewinnen computer- und roboterunterstützte chirurgische Eingriffe im klinischen Einsatz immer mehr an Bedeutung. In dieser Arbeit wird ein umfassendes intelligentes Chirurgierobotersystem entworfen, das sowohl eine geeignete Abbildung des Patienten und des intraoperativen Umfeldes auf ein rechnerinternes Modell als auch die Planung einer kollisionsfreien Robotertrajektorie enthält. Da auch ein Infrarotnavigationssystem in das System integriert ist, beleuchtet dieses Kapitel neben dem Stand der Forschung in der Chirurgierobotik auch die Operationsplanung und die Instrumentennavigation. Zu Beginn ermöglicht die Schilderung der konventionellen Vorgehensweise einer craniofacialen Operation in der Mund-, Kiefer und Gesichtschirurgie einen besseren Vergleich zwischen der konventionellen und der computergestützten Methodik. Dann werden in diesem Kapitel die wichtigsten chirurgischen Planungssysteme dargestellt, die verschiedenen Funktionsprinzipien von intraoperativen Navigationssystemen erläutert und die chirurgischen Robotersysteme klassifiziert und miteinander verglichen.

2.1 Konventionelle craniofaciale Chirurgie

Chirurgische Eingriffe lassen sich in drei Phasen einteilen:

- die präoperative Phase, die der Datenakquisition und der Planung der Operation dient,
- die intraoperative Phase, in welcher der Eingriff ausgeführt wird, und
- die postoperative Phase, in der die Nachbehandlung und eine Evaluierung des operativen Ausgangs stattfinden.

Vor einem craniofacialen Eingriff entscheidet sich der Chirurg mittels zweidimensionaler Röntgen- oder Schichtbilder für eine adäquate Operationsstrategie. In der

10 KAPITEL 2. STAND DER FORSCHUNG

kieferverlagernden Chirurgie wird der Kopf des Patienten in einen sogenannten Kephalometer eingespannt, um eine genaue Fernröntgenseitenaufnahme zu erstellen, die beispielsweise der Diagnose von Kieferfehlstellungen dient. Mittels zweidimensionaler Durchzeichnungen (Abb. 2.1), werden zur Ermittlung des Grades der Fehlbildung eine Reihe von charakteristischen Punkten, Linien und Winkel eingetragen und mit Normdaten verglichen [7]. Die Normdaten bestehen dabei aus Streckenlängen- und Winkelangaben zwischen charakteristischen, in den Röntgenbildern erkennbaren Landmarken. Ist eine Abweichung zu mehreren Normdaten zu groß, kann von einer Fehlbildung gesprochen werden.

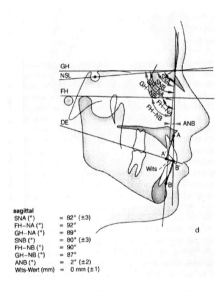

Abbildung 2.1: *Durchzeichnung eines Fernröntgenseitenbildes mit charakteristischen Punkten und Normwinkeln [7]*

Per Hand oder mithilfe eines Computers legt der Chirurg die geeigneten Stellen für die auszuführende Osteotomie fest und simuliert die Repositionierung des Knochensegments [39, 40]. Die dritte Dimension wird bei dieser Planungsmethode nicht berücksichtigt. Anschließend werden Gipsabdrücke der Kiefer des Patienten in einen sogenannten Artikulator (Spezialvorrichtung) eingespannt (Abb. 2.2), für jeden Kiefer wird die neue geplante Position eingestellt und der Gipsabdruck entsprechend im Artikulator mit Gips fixiert. Anhand dieses Gipsmodells werden dann Bißschienen (Okklusionsschienen genannt) gefertigt, die während der Operation den osteotomierten Kiefer auf seinem neuen Platz in Relation zum Gegenkiefer fixieren.

2.2. CHIRURGISCHE PLANUNGSSYSTEME

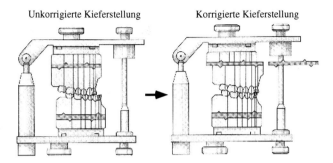

Abbildung 2.2: *Der Gipsabruck wird im Artikulator eingespannt, durchtrennt, und die künftige Kieferstellung wird angegeben. Abbildung a zeigt hier die unkorrigierte Kieferstellung, Abbildung b das beabsichtigte Operationsresultat [7]*

Während des Eingriffs überträgt der Chirurg gedanklich die geplanten Osteotomiepunkte oder Osteotomielinien auf den Patienten, markiert sie mittels eines Stifts und setzt die präoperative Planung aus seinem Gedächtnis heraus intraoperativ um [141, 7]. Dabei ist natürlich keine exakte 1:1 Abbildung des Operationsplans auf den Patienten möglich. Deshalb hängt das Resultat eines kieferverlagernden Eingriffs bisher stark von der Erfahrung des behandelnden Chirurgen ab. Da das ästhetische Aussehen eines Gesichts von sehr großer Bedeutung für den Patienten ist, könnten durch eine sorgfältige dreidimensionale prächirurgische Planung des Eingriffs sehr gute Resultate für den Patienten erzielt werden.

Dreidimensionale Planungsmethoden in der konventionellen craniofacialen Chirurgie sind heute nur anhand von stereolithographisch gefertigten Schädelmodellen auf Basis von Computertomographiedaten der Patienten möglich, die von verschiedenen Autoren verwendet werden [5, 51, 154, 44, 117]. Da der Kosten- und der Zeitaufwand bei diesem Verfahren sehr hoch ist, wird durch Rapid Prototyping versucht, die lange Fertigungsdauer der Modelle zu reduzieren [52]. Damit der Patient keiner hohen Röntgenstrahlendosis ausgesetzt ist, kommt auch strukturiertes Licht zum Einsatz, um dreidimensionale Modelle zu gewinnen [59]. Die Erfahrungen der Mediziner mit stereolithographischen Modellen ist sehr positiv, da mit ihr die räumliche Vorstellung wesentlich erleichtert wird. Dieses Verfahren ist jedoch nur bedingt in der Klinikroutine einsetzbar, da neben dem hohen Zeit- und Kostenaufwand keine dynamische Planung und Simulation anhand dieser Modelle möglich ist.

2.2 Chirurgische Planungssysteme

Systeme zur Planung von chirurgischen Eingriffen sollen den operierenden Chirurgen in der präoperativen Phase bei der Auswahl der bestmöglichen Operationsmethode oder der am besten geeigneten Operationsparameter helfen und ihn während der Ausführung des chirurgischen Eingriffs unterstützen. Es existieren einige Planungssysteme

- zur Zugangsplanung,
- zur Verlagerung verschiedener Knochen,
- zur Implantologie,
- zur Simulation des postoperativen Aussehens des Patienten,
- zum Einsatz von Navigationssystemen, Operationsmikroskopen oder der intraoperativen Videotomographie und
- zur Einsatzplanung von Chirurgierobotern.

Alle Planungssysteme, die im Folgenden vorgestellt werden, haben aber noch prototypischen Charakter und unterscheiden sich auch größtenteils in ihrem Verständnis des Begriffs der Operationsplanung. Dies wird im folgenden Unterkapitel näher erläutert.

2.2.1 Begriffsdefinition Operationsplanung

Die Verständigung auf einen gemeinsamen Wortschatz in interdisziplinären Arbeitsgruppen, wie beispielsweise zwischen Medizinern und Ingenieuren, ist ein schwieriges Problem. Der Begriff Operationsplanung hat für beide Berufsgruppen unterschiedliche Bedeutung und ist selbst unter den Chirurgen nicht eindeutig definiert.

Eine übliche Auffassung seitens der Mediziner ist es, schon eine dreidimensionale Visualisierung der betroffenen anatomischen Strukturen als Operationsplanung zu bezeichnen, da diese Visualisierung das räumliche Vorstellungsvermögen, das die Grundvoraussetzung für das Planen eines chirurgischen Eingriffs darstellt, sehr unterstützt.

Je nach der Spezialdisziplin des Mediziners, wird der Begriff Operationsplanung mit einer anderen Semantik belegt. Ein Neurochirurg bringt damit die Planung des Zugangs zum Operationssitus in Verbindung, wobei das Ziel der Planung darin besteht, möglichst wenig essentielles Hirngewebe zu schädigen. In der Orthopädie bedeutet Planen das Suchen der Stellen im Röntgenbild, die am besten für das Durchtrennen und das Nageln der Knochen geeignet sind, sowie das Berechnen der Repositionierung der osteotomierten Knochen. Kaudynamische und ästhetische Aspekte spielen in der craniofacialen Chirurgie noch zusätzlich zur Planung der Osteotomie und der Repositionierung eine große Rolle.

Während der Mediziner die Operationsplanung nur auf einen Teilabschnitt des Eingriffs bezieht, steht für den Ingenieur die komplette chirurgische Operation im Vordergrund. Hierbei ist jedoch wichtig, um Mißverständnissen vorzubeugen, den Zusatz

2.2. CHIRURGISCHE PLANUNGSSYSTEME

chirurgisch zu betonen, da Operation im Ingenieurwesen das Ausführen von arithmetischen oder logischen Operationen oder von Zugriffen, Transporten oder Ein- und Ausgaben bedeuten kann.

Die Vorgehensweise des Ingenieurs beim Betrachten eines chirurgischen Eingriffs ist eher analytisch geprägt. Dies bedeutet, daß eine komplexe chirurgische Operation in ihre einzelnen Bestandteile, also alle vorkommenden verschiedenen Vorgänge, zerlegt wird. Somit ist es für den Ingenieur natürlich, einen chirurgischen Eingriff von Anfang bis Ende zu Planen, während für den Chirurgen die meisten Handgriffe selbstverständlich und nicht explizit erwähnenswürdig erscheinen.

In dieser Arbeit wird die chirurgische Operationsplanung als das Planen aller in einem chirurgischen Eingriff notwendigen Teilschritte angesehen; letztere werden als Elementaroperationen bezeichnet. Für jede Elementaroperation kann festgelegt werden, wer als ausführendes Organ dient, so daß die einzelne Elementaroperation dann beispielsweise für eine Umsetzung durch den Chirurgen, durch ein Navigationssystem, durch einen Chirurgieroboter oder durch ein anderes technisches Hilfsmittel spezifiziert werden kann. Gerade für den Einsatz eines Roboters ist es wichtig, alle Komponenten eines komplexen Ablaufs zu kennen, um die jeweilige Roboteraktion genau zu definieren und zu steuern [16, 125, 25].

2.2.2 Planungsphasen

Die Planung eines chirurgischen Eingriffs wird in der Literatur in verschiedener Weise, auch abhängig vom jeweiligen medizinischen Anwendungsgebiet, definiert. Teilweise wird unter Operationsplanung nur die dreidimensionale Visualisierung der zu operierenden anatomischen Region verstanden. So existieren Planungssysteme, die eine präoperative Planung zur Verlagerung von Knochen vorsehen, oder auch solche, die den Chirurgen bei der intraoperativen Phase, beispielsweise durch Einblenden von Zugangswegen oder Osteotomielinien unterstützen [163].

Austermann [7] definiert die Behandlungsplanung als einen Vorgang, der aus drei Phasen besteht:

- in der *initialen Planung* bestimmt der Chirurg die Art der Behandlung,

- in der *Zwischenplanung* werden Osteotomien im Hinblick auf ihre Ausführbarkeit unter Berücksichtigung der Vorbehandlung, beispielsweise einer präoperativen kieferorthopädischen Ausrichtung der Zähne, überprüft und

- in der *endgültigen Planung* legt der Chirurg schließlich die einzelnen Parameter für die Skelettverlagerung fest.

Im Rahmen der Forschungsarbeiten des SFB 414 wird am Institut für Prozeßrechentechnik, Automation und Robotik die Operationsplanung nach Austermann wie folgt eingeteilt [17, 16]:

- die *vorbereitende Planung*, die präoperativ durchgeführt wird,

- die intraoperativ realisierte *Planung der Ausführung* und
- die *Ausführung des Plans und die Evaluierung*.

In der *vorbereitenden Phase* werden die einzelnen auszuführenden Operationsschritte durch den Chirurgen festgelegt. Diese Teilschritte werden durch sogenannte Elementaroperationen repräsentiert, welche nicht mehr weiter unterteilbare Operationsabschnitte, beispielsweise eine Inzision von A nach B beschreiben [74]. Die Phase der*Planung der Ausführung* legt dann fest, wie der präoperativ erstellte Operationsplan am besten intraoperativ umgesetzt werden kann, beispielsweise durch den Einsatz eines Navigationssystems oder eines chirurgischen Roboters. In der Phase der *Ausführung und Evaluierung* werden letztendlich Ist- und Sollzustand der eigentlichen und der geplanten Operation überwacht, so daß das Planungssystem auf Abweichungen vom festgelegten Operationsplan sofort reagieren kann, indem beispielsweise die Position des Roboters korrigiert wird, oder, bei unvorhergesehenem Operationsverlauf, ein neuer Plan erstellt und an die einzelnen ausführenden Systeme und die Chirurgen weitergeleitet wird.

2.2.3 Komponenten eines Planungssystems

Quelle [36] beschreibt die einzelnen Komponenten, die zu einer sogenannten optimalen Operationsplanung gehören und in einer sukzessiven Annährung integriert werden sollen: Nach der Datenakquisition durch Computertomographie (CT) und Magnetresonanztomographie (MRT) steht am Anfang der Behandlungsplanung die dreidimensionale Simulation der beabsichtigten Operation mit den aktuellen Patientendaten. Hierbei ist aber nicht nur (wie beispielsweise in der Implantologie) die Auswahl des geeigneten Implantats und dessen beste Positionierung notwendig, sondern auch die biomechanische Betrachtung. Nach erfolgreicher Simulation des Eingriffes unter Berücksichtigung aller Faktoren kann der erstellte Plan dann aber am präzisesten von einem Roboter ausgeführt werden. Ein weiteres Ziel der Operationsplanung sollte sein, auf mechanische intraoperative Fixierungen, wie den Stereoraxierahmen oder als künstliche Landmarken präoperativ implantierte Minischrauben zu verzichten, da diese Prozeduren sehr schmerzhaft sind und Komplikationen für den Patienten mit sich bringen können. Letztlich ist noch eine Langzeitbeobachtung der Patienten zur besseren Evaluierung der Behandlung und eine postoperative Bewertung des Robotereinsatzes zur Korrektur des Simulationssystems und der Roboterkonfiguration notwendig.

2.2.4 Kategorisierung der Planungssysteme

Chirurgische Planungssysteme lassen sich in vielfältiger Weise in Kategorien einteilen: Einerseits ist eine Einteilung in präoperative, intraoperative und postoperative Planungssysteme möglich. Präoperativ kann ein bestimmter chirurgischer Eingriff mit Patienten- oder Trainingsdaten geplant oder simuliert werden; es lassen sich sogar

2.2. CHIRURGISCHE PLANUNGSSYSTEME

eine ganze Palette von Operationsmethoden diskutieren. Ein wichtiges Kriterium ist hierbei die Beteiligung des Chirurgen: Interaktiv gibt er die notwendigen Parameter für den gewünschten Operationsablauf ein, entscheidet letztendlich, welche Operationsmethode die beste ist und wählt unter verschiedenen Vorschlägen des Computers aus.

Intraoperativ kann der Chirurg unterstützt werden, indem beispielsweise in einem Operationsmikroskop operative Zugänge, Tumorgrenzen und Schnittlinien eingeblendet oder per intraoperativer Videotomographie auf dem Bildschirm oder einem Head Mounted Display mit dem aktuellen Operationssitus überlagert werden.

Mehrere der Syteme unterstützen den Chirurgen aber sowohl bei der Planung vor dem Eingriff als auch bei der Umsetzung des Plans im Operationssaal. Schließlich gibt es noch Simulationssysteme, die das postoperative Erscheinungbild des Patienten anhand vorzunehmender Knochenverlagerungen vorhersagen. Da in der craniofacialen Chirurgie das ästhetische Aussehen des Operationsresultats eine entscheidende Rolle für das Wohlbefinden des Patienten spielt, erscheint die Integration eines solchen Simulators in ein Planungssystem sehr sinnvoll und wird beispielsweise in Quelle [138] beschrieben.

Andererseits ist auch eine Kategorisierung anhand der Art der Daten, die dem Chirurgen zum Planen der Operation am Computer zur Verfügung gestellt werden, möglich. Das Planen kann direkt auf den im Computer dargestellten CT Bildern des Patienten geschehen. So lassen beispielsweise einige Forscher [31] den Chirurgen interaktiv eine Linie durch den Bogenfuß eines Wirbels zeichnen, um die optimale Positionierung einer Schraube zum Fixieren des Bogenfußes zu bestimmen. Andere Entwicklungen bedienen sich der virtuellen Realität, um Operationsabläufe oder gar komplette Szenarien im Operationssaal zu simulieren.

Im folgenden wird eine Klassifizierung gewählt, die die Planungssysteme aufgrund der verwendeten Methode einteilt. Hierbei kann ein Planungssystem auch mehreren Kategorien zugeordnet werden, da häufig verschiedene Methoden angewandt werden.

- Plannungssysteme mit Virtueller Realität (VR): dies sind Planungsprogramme, deren Hauptaugenmerk auf der Technik der VR liegt, um dem Chirurgen ein möglichst naturgetreues Abbild des Patienten zu geben.

- Planungssysteme für das Einsetzen von Implantaten: all diesen Planern ist gemein, daß entweder zu einer gegebenen Implantatform eine optimale Position und passende Kavität berechnet und realisiert werden muß, oder daß zu einer Knochenregion ein optimales Implantat gesucht wird.

- Bahnplanung in der Chirurgie: Die Zugangsplanung in der Neurochirurgie oder auch die Bestrahlungsplanung in der Radiochirurgie wird mit aus der Robotik entlehnten Bahnplanungsmethoden durchgeführt, um eine möglichst geringe Traumatisierung des Patienten zu erreichen [161, 149, 150].

- Postoperative Simulation wird dazu verwendet, um das spätere Erscheinungsbild des Patienten vorherzusagen. Ein Merkmal dieser Planungssysteme ist die

16 KAPITEL 2. STAND DER FORSCHUNG

Modellierung sowohl des Knochens als auch verschiedener elastischer Gewebearten.

2.2.5 Planungssysteme mit Virtueller Realität

Virtuelle Realität zur Visualisierung der Operationen spielt eine immer größere Rolle, wobei nicht nur eine räumliche Sicht sondern auch eine haptische Wahrnehmung von den Chirurgen gefordert wird. In Quelle [102] wird ein Trainingssystem zur „Extirpation" von Gallenblasen mittels einer Blackbox für die minimalinvasive Chirurgie entwickelt (Abb. 2.3).

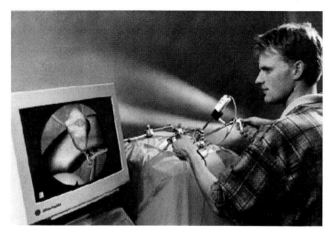

Abbildung 2.3: *Simulationssystem zur Extirpation der Gallenblase [102]*

Ein Gesamtkonzept zum Training, zur Operationsplanung und zum Einsatz im Operationssaal wird in [137, 138] vorgestellt. Das in der craniofacialen Chirurgie, Neurochirurgie, Orthopädie, und Urologie einzusetzende System approximiert die dreidimensionalen anatomischen Strukturen durch Oberflächendreiecke, da das Arbeiten mit einem Volumenmodell zu rechenintensiv ist; die Chirurgen können dann unter Benutzung einer Shutterbrille und eines Datenhandschuhs die Operation üben. Intraoperativ soll die virtuelle Operation parallel zum Eingriff dargestellt und schrittweise auf den Patienten übertragen werden.

Auch die Forscher der Veröffentlichung [12] verwenden virtuelle Realität, um das Setzen geeigneter Osteotomieebenen am Femur (Oberschenkelknochen) planen zu können. Die Operation einer Mandibulafraktur mittels virtueller Realität und Datenhandschuh wird in [95] beschrieben. Die einzelnen Knochensegmente können gegriffen, gedreht und positioniert, und durch Miniplatten wieder fixiert werden. Zum

2.2. CHIRURGISCHE PLANUNGSSYSTEME

Abschluß der Simulation erscheint noch eine Vohersage des postoperativen Erscheinungsbildes des Patienten. Operative Zugangswege werden bei diesem Trainingssystem allerdings nicht berücksichtigt. Diese können hingegen mit den System NeurOPS [81] für minimalinvasive Eingriffe in der Neurochirurgie untersucht werden. Ein komplettes Operationsszsenario stellt die Veröffentlichung [128] vor. Nachdem der Chirurg den virtuellen Operationssaal, in dem der virtuelle Patient liegt, betreten hat, kann der neurochirurgische Eingriff mittels verschiedener Instrumente, die durch einen Stylus, den der Chirug in der Hand hält, präoperativ simuliert werden. Ein anderes Trainings- und Planungsytem, das virtuelle Realität benutzt, wird von den Autoren der Quelle [38] entwickelt. Sie simulieren das Bohren für Mittelohroperationen und zahnärztliche Bohrvorgänge.

Die Forscher der Quelle [163] gehen sogar noch einen Schritt weiter und unterstützen den Chirurgen während des Eingriffs durch ein Head Mounted Display, das dem Operateur einerseits ermöglicht, das reale Operationsfeld zu sehen, andererseits sich aber auch durch virtuelle Realität überblendete Teiloperationsschritte oder den postoperativen Sollzustand zu vergegenwärtigen. Das Surgical Planning Laboratory aus Boston entwickelt ein komplexes System zur Planung von Operationen und zur intraoperativen Überwachung [91].

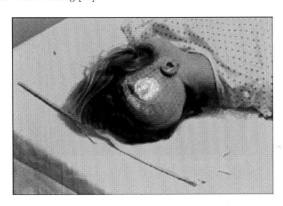

Abbildung 2.4: *Projektion des Plans durch intraoperative Videotomographie [60]*

Neben virtueller Realität in der Planung und der Endoskopie kommen die intraoperative Videoregistrierung, die dreidimensionale Patientenmodelle mit dem aktuellen Operationssitus überlagert, die intraoperative Laserregistrierung und die auf Infrarotdioden basierte Überwachung zum Einsatz (Abb. 2.4). Anstelle von virtueller Realität benutzen andere Forscher die intraoperative Videoregistrierung, um in der craniofacialen Chirurgie einen vor dem chirurgischen Eingriff erstellten Plan intraoperativ zu realisieren [93]. Hierbei wird zusätzlich die intraoperative Telekonsultation zur besseren Realisierung des Operationsplans benutzt. Der gleiche Ansatz wird auch in [118] diskutiert.

2.2.6 Planungssysteme für das Einsetzen von Implantaten

Einige Entwicklungen unterstützen präoperativ beispielsweise das Fertigen oder Einsetzen von Implantaten; die gewonnenen Daten können dann in ein Rapid Prototyping System oder in die Steuerung eines chirurgischen Roboters einfließen. Hierbei spielt auch die Bahnplanung für den Einsatz von Chirurgierobotern oder von Führungshilfen für die Neurochirurgie eine große Rolle. Die Fertigung von individuellen craniofacialen Implantaten wird in den Veröffentlichungen [47, 46, 165] anhand von dreidimensionalen CT-Daten geplant und dann mittels Rapid Prototyping ausgeführt (Abb. 2.5). Hierzu wird das Patientenmodell in einem CAD System dargestellt, die Daten des Implantats, der Schablonen zum Sägen und Bohren und der Osteosyntheseplatten werden dann an eine CNC-Maschine weitergeleitet, die direkt die individuellen Implantate fabriziert.

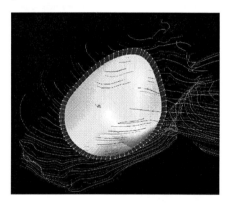

Abbildung 2.5: *Im CAD geplantes Implantat*

Im Gegensatz zur Implantatfertigung aus Fremdmaterialien planen die Autoren der Quelle [99] autologe individuelle und optimale Implantate für die craniofaciale Chirurgie. Das zu ersetzende Knochenstück wird mit der Spenderregion, beispielsweise der Crista iliaca (Darmbeinkamm), virtuel überlagert und computerunterstützt ein Knochenstück mit einer am ähnlichsten geformten Oberfläche bestimmt.
Die präoperative Planung kann auch direkt die Fertigung von patientenspezifischen Schablonen für orthopädische Knie- und Hüftoperationen [132] unterstützen. Neben dem Setzen von Osteotomieebenen und dem Repositionieren der Segmente können Kontaktflächen definiert werden, an denen die per Rapid Prototyping gefertigten Schablonen aufliegen sollen. Die Planung der optimalen Position von dentalen Implantaten unter Berücksichtigung der Biomechanik wird in Veröffentlichung [3] be-

2.2. CHIRURGISCHE PLANUNGSSYSTEME

schrieben. Dieses Planungssystem wird zudem noch dadurch erweitert [4], daß die per Laserscanner detektierte Dentition in das aus dem CT erstellte Patientenmodell integriert wird und so bei der Planung des chirurgischen Eingriffs besser beachtet werden kann.
ORTHODOC, das zugehörige Planungssystem zum Einsatz von ROBODOC, einem Chirurgieroboter für Hüftgelenksimplantationen, erlaubt dem Chirurgen aus einer Auswahl von vorgefertigten Implantaten das für den Patienten am besten geeignete auszuwählen und optimal zu positionieren. Das Ausfräsen der Implantatkavität wird dann von ROBODOC vorgenommen. Postoperative Evaluierungen ergaben bisher keinerlei Fehlposition des Implantats im Vergleich zu der präoperativ gewählten Position.
Die präoperative Planung zur Simulation der Implantationen von Knieendoprothesen diskutiert Quelle [113]. Ein CAD gestütztes Werkzeug, das Patientenknochen und Instrumente nachbildet und die Planung eines Eingriffs zur Ersetzung eines Knie- oder Hüftgelenks erlaubt, ist ebenfalls entwickelt worden [169]. Hierbei ist geplant, die vom Chirurgen per Simulationssystem definierten Resektionsebenen und Bohrungen später von einem Roboter, einem PUMA 560, ausführen zu lassen. Die Autoren der Veröffentlichung [152] legen in der operationsvorbereitenden Phase den intraoperativen Einsatz von Leuchtdiodenkörpern eines Infrarotnavigationssystem zur Unterstützung von Hüftgelenksimplantationen fest.

2.2.7 Bahnplanung in der Chirurgie

Die Bahnplanung spielt eine wichtige Rolle bei:

- der präoperativen chirurgischen Planung in der Neurochirurgie,
- der Planung eines Eingriffs in der HNO-Chirurgie, aber auch
- beim Einbringen von Nägeln oder Schrauben.

Eine percutane Fixierung von Beckenfrakturen kann durch eine dreidimensionale Modellierung der anatomischen Region, das Planen der Pfade für das Einsetzen von Nägeln und eine intraoperativen Überwachung mittels Infrarotnavigationssystem verbessert werden. Die Operationszeit für den Patienten wird dadurch wesentlich verkürzt und auch eine intraoperative Kontrolle per CT, die mit einer sehr hohen Strahlenbelastung einhergeht, wird überflüssig. [85].
Eine Bahnplanung ist beim Finden des optimalen Zugangs zu einem Tumor oder einer Zyste, die mittels Schlüssellochtechnik operiert werden kann, besonders hilfreich. Es wurde ein Algorithmus entwickelt, der anhand der MRT-Daten des Patienten und eines adaptierten anatomischen Atlanten das Risiko für jeden möglichen Eintrittspunkt eines chirurgischen Instruments von der Außenseite der Cortikalis berechnet [161]. Mit diesem Werkzeug werden dem Neurochirurgen diejenigen operativen Zugänge angezeigt, die nun eine minimale Traumatisierung des Patienten verursachen. Gerade beim Einsatz von Operationsmikroskopen in der Neurochirugie wird vorab der

optimale Zugang zum Operationssitus oder auch eine Osteotomielinie anhand dreidimensionaler Patientendaten umrissen. Intraoperativ wird der Operateur dann durch das Einblenden von Hilfslinien geleitet.

2.2.8 Postoperative Simulation

Da das postoperative Erscheinungsbild bei craniofacialen Operationen eine sehr große Rolle für den Patienten spielt und derzeit im wesentlichen von der Erfahrung des operierenden Chirurgen abhängt, gibt es mehrere Systeme zur Vorhersage des Aussehens des Patienten nach einem solchen Eingriff.

Das Computerprogramm Dentofacial Planner beschreibt die zu erwartende Weichteilverschiebung auf Basis von kephalometrischen Daten. Das operative Ergebnis wich aber laut Quelle [97] und [50] vor allem in der Lippenregion häufig von der Simulation ab, während andere Forscher zu gegenteiligen Ergebnissen kamen [41]. Ein ganz anderer Ansatz zur Simulation des Weichegewebeverhaltens in der craniofacialen Chirurgie wird in [88, 89] verfolgt. Anhand der CT-Aufnahmen des Patienten, einer Registrierung des Gesichts per Laserscanner und eines Feder-Masse-Modells, welches das Verhalten der verschiedenen Weichgewebe beschreibt, wird das postoperative Erscheinungsbild nach einem präoperativ geplanten Eingriff simuliert und evaluiert. Andere Entwicklungen benutzen die Finite Elemente-Methode zur Simulation von Weichgewege, es werden sogar Hautinzisionen entlang einer Schnittebene [116] simuliert.

2.2.9 Zusammenfassung

Die in diesem Kapitel vorgestellten Planungssysteme lassen sich grob in vier Kategorien einteilen:

- Systeme, die virtuelle Realität benutzen und auch Weichteiloperationen berücksichtigen,
- Werkzeuge, die das Einsetzen von Implantaten unterstützen,
- Zugangsplaner für die Neurochirugie und die Orthopädie und
- Simulationssysteme zur Vorhersage des postoperativen Erscheinungsbildes des Gesichts.

Die Klassen sind nicht scharf voneinander abgrenzbar, da im Prinzip in allen Kategorien Planungssysteme die virtuelle Realität benutzen können oder Weichteiloperationen berücksichtigen. Hier wurde deshalb nach der Hauptaufgabe des Planungssystems klassifiziert.

Die präsentierten Systeme haben in der Regel, bis auf ORTODOC, noch prototypischen Charakter, werden aber gegenwärtig im klinischen Einsatz getestet. Ihr Schwerpunkt liegt auf der präoperativen Planung eines chirurgischen Eingriffs, und ist nur

auf die Teiloperationsschritte beschränkt, die sich beispielsweise mit der Skelettverlagerung, der Bearbeitung von Knochen, der Entnahme von Gewebe oder dem Zugang zum Operationsfeld in der Neurochirurgie beschäftigen. Im Gegensatz zu anderen Autoren [17, 16] werden keine kompletten chirurgischen Eingriffe mit allen Einzelheiten geplant.
Einige Systeme unterstützen die Ausführung des geplanten Operationsabschnitts durch einen Chirurgieroboter oder geben Daten für die Fertigung von individuellen Implantaten und dazugehörigen Schablonen zum Sägen, Bohren und Befestigen des Implantats an eine CNC-Maschine weiter. Das in [17, 25] vorgestellte Planungssystem unterstützt hingegen nicht nur die Ausführung des chirurgischen Eingriffs durch den Chirurgen oder den Roboter, sondern entwirft einen Ablaufgraphen einer Operation, der die Realisierung einzelner Operationsschritte sowohl durch den Chirurgen, als auch durch einen Chirurgieroboter oder ein Navigationssystem beschreibt. Die Konzeption der Schnittstelle zwischen Operationsplanungssystem und Chirurgieroboter sowie die Umsetzung der in den Knoten des Ablaufgraphen beschriebenen Teiloperationsschritte in roboterspezifische Befehle ist Teil dieser Arbeit.

2.3 Navigationssysteme in der Chirurgie

Ein wichtiger Gesichtspunkt der computer- und roboterunterstützten Chirurgie ist die kontinuierliche intraoperative Orientierung des Chirurgen im Operationsfeld. Gerade in der Gesichts- und Neurochirurgie ist die Verwendung von Navigationssystemen ein großer Fortschritt. Diese Geräte informieren den Chirurgen über die Position der benutzten Instrumentenspitze in Relation zum Patienten, sie erleichtern die Bestimmung von optimalen operativen Zugängen und helfen bei der Verifizierung der Resektionsgrenzen eines Tumors. Navigationssysteme können auf verschiedenen physikalischen Prinzipien basieren, die alle ihre Vor- und Nachteile mit sich bringen. So gibt es Navigationssysteme, die einen mechanischen Arm benutzen oder Infrarot-, Ultraschall- , Laser-, magnetische oder endoskopische Prinzipien verwenden.

2.3.1 Registrierung des Patienten mittels Markierungen

Grundlage des Einsatzes von Navigationssystemen ist, wie bei der computerunterstützten chirurgischen Planung auch, die vorherige Registrierung des Patienten in einer oder mehreren Modalitäten. Damit der Patient während der Operation genau mit seinen Daten korreliert werden kann, können Markierungen zur Registrierung benutzt werden. Hierbei gibt es unterschiedliche Vorgehensweisen. Einem Patienten können vor dem Anfertigen von CT- oder MRT Aufnahmen drei bis sieben Markierungen mit einer kleinen flüssigkeitsgefüllten Kugel, sogenannte fiducial marker, auf die Haut geklebt werden. Nachteilig ist hierbei, daß diese Markierungen entweder verloren gehen können, da oft ein Tag zwischen den Aufnahmen und der Operation verstreicht, oder daß sich die Markierungen, bedingt durch eine andere Lagerung des Patienten oder Schwellungen verschieben. Die Genauigkeit von auf die Haut geklebten Markierungen und die möglichen, dabei auftretenden Fehler wurden in [32] untersucht und simuliert. Eine andere Methode besteht darin, dem Patienten unter örtlicher Betäubung drei Titanminischrauben zu implantieren, die einerseits in den Tomographieaufnahmen, andererseits im Operationsfeld gut wiedererkannt werden können. Ein anderer Ansatz zur Patientenregistrierung wird in [153] verfolgt, wobei z-förmige Marker eingesetzt werden, die sowohl im CT als auch im MRT erkennbar sind.

2.3.2 Markerlose Registrierung des Patienten

Schließlich gibt es Versuche im klinischen Einsatz, erst während des chirurgischen Eingriffs Titanminischrauben einzubringen, auf die dann Sensoren zur Referenzierung gesteckt werden. Mit einem Zeiger werden dann mehrere zufällig ausgesucht Punkte auf dem freipräparierten Knochen angetippt und vom Navigationssystem registriert. Dann wird dieses Netz aus Oberflächenpunkten mit der Knochenoberfläche des generierten dreidimensionalen CT-Modells korreliert und somit ist die Lage des Patienten im Raum bekannt.

Die Autoren der Quelle [143] benutzen eine hybride, markerlose Registrierung des Patienten. Hierbei werden zuerst mittels eines, mit einer kugelförmigen Spitze ausgestatteten Zeigers eine große Anzahl von Oberflächenpunkten der Haut gewonnen, die eine stabile Registrierung garantieren. Mit Hilfe eines durch ein Infrarotnavigationssystem verfolgten Ultraschallkopfes werden dann einige genaue Oberflächenpunkte des Knochens gewonnen. Das Resultat ist eine wesentlich genauere und stabilere intraoperative Registrierung des Patienten als mit herkömmlichen Markern. Auch in den Arbeiten der Quelle [152] wird eine markerlose Registrierung des Patienten vorgenommen, indem intraoperativ aussagekräftige Oberflächenpunkte des Femurs und des Pelvis (Beckenknochen), die mit Hilfe eines Infrarotzeiger eingelesen werden, mit den CT-Daten des Patienten korreliert werden. Durch die markerlose Registrierung erhoffen die Entwickler die Probleme, die ambulant implantierte Schrauben für den Patienten mit sich bringen, zu umgehen. Ein dazugehöriger Algorithmus zum Matchen der gewonnenen Oberflächenpunkte mit den Tomographiedaten und eine Genauigkeitsanalyse zur markerlosen Registrierung wird in [144] vorgestellt.

2.3.3 Funktionsprinzipien

Verschiedene physikalische Funktionsprinzipien werden dazu verwendet, um die Position eines chirurgisches Instruments im Operationsfeld mittels eines Navigationssystems zu ermitteln und in zwei- und dreidimensionalen Bildern des Patienten auf einem Bildschirm zu visualisieren.

- Ein am Operationstisch befestigter mechanischer Arm (Abb. 2.6) ermittelt die Position seiner Instrumentenspitze mithilfe von elektronischen Winkelmessern

2.3. NAVIGATIONSSYSTEME IN DER CHIRURGIE

[48, 139]. Andere Autoren versprechen sich von einem mechanischen Arm, der zusätzlich dem Chirurgen beim Führen des Instruments Grenzen setzt, größere Erfolge beim Umsetzen von präoperativen Plänen als mittels frei beweglicher Navigationsinstrumente [159].

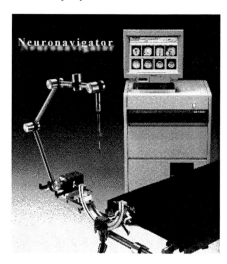

Abbildung 2.6: *Navigationssystem mit mechanischem Arm*

- Magnetische Navigationssysteme verwenden zur Positionsdetektion Magnetfeldsensoren, die auf chirurgischen Instrumenten aus Harz und am Patientenkopf befestigt werden, und eine Magnetquelle, die beispielsweise an einer Mayfield-Klammer (Fixierungsvorrichtung für den Patientenschädel) angebracht ist [86, 61]. Einige Forscher benutzen die magnetbasierte intraoperative Navigation in Kombination mit intraoperativer Videotomographie, um dem Chirurgen Hilfslinien oder Zugangswege im Operationsfeld anzuzeigen [163].

- Wird Ultraschall verwendet, so ist mit einer hohen Störanfälligkeit zu rechnen, da chirurgische Instrumente, die mit einer hohen Anzahl an Umdrehungen laufen, Artefakte bilden. Die Detektion einer Instrumentenposition erfolgt über das Messen der Zeitspannen zwischen der Emission der Schallwelle aus am Instrument angebrachten Sendern und der Detektion der reflektierten Schallwelle durch den Empfänger [77, 9, 96, 157].

- Bei Infrarotnavigationssystemen wird die Position eines mit Infrarotdioden bestückten Werkzeuges, beispielsweise eines Zeigers oder eines Instrumentes, durch Triangulation ermittelt [171, 64, 65, 1].

Ein großer Nachteil bei der Verwendung von Infrarotnavigationssystemen ist, daß das Blickfeld zwischen Kamera und Infrarotdioden kontinuierlich frei sein muß, um das Werkzeug zu verfolgen. Zusätzlich können Sonnenlicht, Neonlicht und andere Lichtquellen mit Infrarotanteil erhebliche Störquellen sein, die oft falsche Meßergebnisse oder einen Ausfall der Instrumentenverfolgung bewirken [21].

2.3.4 Einsatzgebiete von Navigationssystemen

Die Einsatzgebiete von Navigationssystemen sind sehr vielfältig: Sie werden primär in der Neurochirurgie verwendet[171], beispielsweise auch in Kombination mit einem Operationsmikroskop [142], um eine größtmögliche Genauigkeit zu erlangen. Die Autoren der Veröffentlichung [91] ersetzen den stereotaktischen Rahmen zur Fixierung und Positionierung des Schädels durch eine Registrierung des Patienten mit Infrarotdioden. Navigationssysteme gewinnen aber auch in der Mund-, Kiefer- und Gesichtschirurgie [65, 2], der Wirbelsäulenchirurgie [31, 158], der Kniechirurgie [107], der Hüftgelenksfraktur– und implantationschirurgie [152, 85] und der HNO-Chirurgie [166, 100] immer mehr an Bedeutung. Durch Kombination verschiedener Modalitäten, beispielsweise mit einem C-Bogen (intraoperatives Röntgengerät), Ultraschallgerät und Fluoroskop (Herstellung sichtbarer Röntgenaufnahmen mittels fluoreszierender Kontrastmittel) [73], werden größtmögliche Genauigkeiten und eine schnelle intraoperative Positionsbestimmung erreicht.

Ein Infrarotnavigationssystem zur Kalibrierung eines chirurgischen Roboters, der von einem Videokamerasystem überwacht wird, beschreibt Quelle [133]. Hierbei wird allerdings ein herkömmlicher Leuchtdiodenkörper des Optotrac Navigationssystems, der mit sechs Dioden bestückt ist, an einen von einem PUMA 260-Roboter getragenen Würfel befestigt.

2.3.5 Genauigkeitsuntersuchungen

Mehrere Autoren haben schon die Genauigkeit verschiedener Navigationssysteme untersucht. In [167] werden ein mechanischer Arm, ein Infrarotnavigationssystem und zwei Lasersysteme durch Versuche mit einer Styroporkugel, die mit Plastikstäben bestückt ist, verglichen. Die durchschnittliche Abweichung lag bei 3 mm; als mögliche Fehlerquellen wurden Fehler bei der Aufnahme von Computertomogrammen, Registrierungsfehler, Handhabungsfehler des Chirurgen und Meßfehler genannt. Zum gleichen Ergebnis kamen andere Forscher [112], wobei als Testobjekt ein geometrisches Modell aus drei orthogonalen Ebenen mit je 121 Würfeln benutzt wurde; in dieser Arbeit wurde auch die Präzision von zwei Operationsmikroskopen untersucht. Die technische Genauigkeit der Systeme lag im Gegensatz zum intraoperativen Einsatz bei 0,1-0,8 mm. Um die Genauigkeit beim Einsatz von Navigationssystemen in der craniofacialen Chirurgie zu verbessern, verwendeten Forscher ein Patientenmodell, das aus CT-Schichten mit 1 mm Abstand erstellt wurde und intraoperativ mit einem Videosystem und einem Infrarotsystem kombiniert wird [109]. Im Labor betrug der Lokalisierungsfehler des Navigationssystems 0,43 mm, erhöhte sich aber stark mit Vergrößerung des Schichtabstandes. In der Neurochirurgie ist die Abweichung der mit Navigationssystemen bestimmten Lage zur realen Position von Weichgewebe relativ groß, da sich bei verschiedenen intraoperativen Einflüsse das Gehirn und die Dura (harte Hirnhaut) verschieben. Genaue Untersuchungen hierzu sind in [156] beschrieben. Es wurden auch erreichbare Positionen von intra- und postoperativ implantierten Pediculusschrauben (Schrauben in den Bogenfuß eines Wirbels) mit Hilfe eines mechanischen Arms untersucht; dabei ergaben sich Positionsabweichungen von 2-3 mm und 5-8 Grad [55].

2.3.6 Zusammenfassung

Navigationssysteme sind wichtige technologische Hilfsmittel im Operationssaal, um den Chirurgen bei der intraoperativen Orientierung am Patienten zu unterstützen. Probleme bereitet derzeit noch die genaue Registrierung des Patienten, da auf die Haut geklebte Marker sich leicht verschieben können. Titanminischrauben, die als künstliche Landmarken benutzt und schon vor den CT- oder MRT-Aufnahmen ambulant implantiert werden, stellen eine zusätzliche Belastung für den Patienten dar. Allein durch den Schichtabstand der Tomographieaufnahmen entsteht ein Genauigkeitsverlust von 1-1,5 mm, da bisher noch keine Marker mit einer eindeutigen geometrischen Form eingesetzt werden, die auf mindestens zwei CT-Schichtbildern zu sehen sind. Eine weitere Fehlerquelle ist die intraoperative Registrierung des Patienten (ob mit oder ohne Marker) aufgrund der Handhabungsungenauigkeit des Chirurgen, so daß sich der Fehler des Navigationssystems letztendlich in einem Rahmen von 1 bis 5 mm bewegt. Dennoch haben Navigationssysteme, gleich auf welchem physikalischen Prinzip sie basieren, eine hohe Qualitätsverbesserung der operativen Ergebnisse zur Folge, da sie optimale Zugangswege ermöglichen, Tumorgrenzen deutlich identifizieren und auch kleine Fremdkörper detektieren. Die Präzision von Navigationssystemen kann durch die Verwendung von besseren Markern, der automatischen Registrierung des Patienten und der Fusion verschiedener Navigationstechniken verbessert werden.

2.4 Robotersysteme in der Chirurgie

Die Unterstützung des Chirurgen durch einen Roboter wirft bei Ärzten wie bei Patienten nach wie vor noch kritische Fragen auf. Beide befürchten, daß ein Chirurgieroboter den Arzt vollkommen ersetzen könnte und die Kontrolle des chirurgischen Eingriffs allein nur noch dem Computer und dem Roboter unterliege. In allen gegenwärtigen Entwicklungen ist der Roboter jedoch nur als Assistent oder als intelligentes chirurgisches Instrument zu sehen, mit dem Ziel, die Qualität des chirurgischen Eingriffs zu verbessern und den Chirurgen bei solchen Handlungen zu unterstützen, die ein Roboter wesentlich präziser ausführen kann. Die Kontrolle des Robotereinsatzes muß auf jeden Fall dem Chirurgen obliegen, da ein als medizinisches Gerät eingesetzter Roboter strengen Sicherheitsauflagen unterliegt. Zur Veranschaulichung des Gegensatzes zwischen den in der Industrie und den in der Chirurgie eingesetzten Robotern wird nachfolgend ein kurzer Überblick über den Einsatz von Robotern in der Industrie gegeben und anschließend werden die Sicherheitsauflagen für Chirurgieroboter beschrieben. Danach werden die verschiedenen Entwicklungen auf dem Gebiet der Chirurgierobotik vorgestellt.

Die folgenden zwei Definitionen sollen dem Leser den Unterschied zwischen Roboter und Manipulator verdeutlichen, da beide Systeme in der Chirurgierobotik eingesetzt werden, sich in ihrer Ansteuerung aber wesentlich unterscheiden.

Definition 2.1 (Manipulator) *Ein Manipulator ist eine mechanische Nachbildung eines menschlichen Arms bzw. der menschlichen Hand, dessen Bewegungen durch Teleoperation gesteuert werden. Bei diesem Verfahren wird der Manipulator durch die Bewegung eines Arms desjenigen geführt, der den Manipulator bedient [135]. Heute sind auch noch weitere Steuerungsmöglichkeiten des Manipulators wie durch Kopfbewegungen oder Spracheingabesignale denkbar.*

Definition 2.2 (Roboter) *Als Roboter wird ein Manipulator bezeichnet, dessen Operator durch ein programmierbares Gerät, beispielsweise einen Rechner, ersetzt worden ist [135]. Auf diese Weise lassen sich die Bewegungen des Roboters steuern, analog zur manuellen Steuerung eines mechanischen Manipulators bei der Teleoperation.*

Definition 2.3 (Industrieroboter) *Ein Industrieroboter ist ein universell einsetzbarer, programmierbarer, multifunktioneller Manipulator [135]. Die spezialisierte, variable Programmierung seiner Bewegungen ermöglicht ihm die Handhabung von Werkstoffen, Objekten oder Werkzeugen und damit die Durchführung einer Vielzahl von Aufgaben. Ein Roboter stellt im Gegensatz zu einer starren, auf eine spezifische Aufgabe zugeschnittenen Fertigungseinrichtung eine automatisierte, flexible Fertigungseinrichtung dar.*

2.4.1 Industrieroboter

Roboter werden seit langer Zeit schon in vielfältiger Weise in der Industrie verwendet. Ein Überblick über die Einsatzmöglichkeiten von Industrierobotern ist in [146] zu finden; ein Erfahrungsbericht über typische Aufgaben von Robotern in der Automobilindustrie wird in [76] gegeben. Solche Aufgaben sind:

- Gußputzen,
- Punktschweißen,
- Bogenschweißen,

2.4. ROBOTERSYSTEME IN DER CHIRURGIE

- Lackieren,
- Montieren,
- Fräsen [103, 13],
- Positionieren,
- Handhabung von Objekten und
- Palettieren und Testen.

Im Servicebereich werden Roboter für Reinigungsaufgaben, Überwachungszwecke, Gebäudebau, Reparatur (Kanalroboter) und Transport entwickelt. Damit sind die Einsatzgebiete von Robotern jedoch nicht ausgeschöpft, es kommen ständig neue Anwendungen hinzu. Dabei gelten für jede Einsatzumgebung andere Anforderungen an das Robotersystem bezüglich Agilität, Sicherheit, Ausfallsicherheit, Hygiene und Sterilität, insbesondere für den Betrieb eines Roboters in Reinräumen, Unterwasser, im Weltraum, in der Nahrungsmittelindustrie oder gar in der Medizin.

2.4.2 Sicherheitsaspekte

In der Industrie arbeiten Menschen nicht direkt mit dem Roboter zusammen, wie es in der Chirurgie notwendig ist. So gibt es beispielsweise abgeschottete Arbeitszellen, die durch Gitter oder Plexiglas den Arbeitsraum abschirmen. Betritt ein Arbeiter die Zelle, wird sofort der Betrieb des Roboters durch eine Lichtschranke unterbrochen und damit die Gefährdung des Menschen verhindert [145]. Die Industrieroboter sind in der Regel als autonom arbeitende Systeme konzipiert, die praktisch nicht in engem Kontakt mit Menschen arbeiten. Serviceroboter sind hingegen autonome mobile Systeme, die statische und dynamische Hindernisse orten und ihnen ausweichen können.

In der Medizin müssen die benutzten Chirurgieroboter besonders strengen Sicherheitsauflagen genügen [168, 34]. Da der Robter einerseits direkt am lebenden Menschen und andererseits zusammen mit den Chirurgen arbeitet, müssen sie die Anforderungen der Medizingeräteverordnung und des Medizinproduktegesetzes erfüllen [124], im Reinraum betreibbar, sterilisierbar bzw. autoklavierbar sein und dürfen unter keinen Umständen den Patienten oder das Operationsteam gefährden. Dies bedeutet, daß Chirurgieroboter schon von Anfang an mit ihrer Hard- und Software entsprechend für ihren Einsatz im Operationssaal konzipiert werden müssen. Von größter Bedeutung ist eine Nutzen- und Risikoanalyse des einzusetzenden Robotersystems, so daß beim Gebrauch des Roboters eine Gefährdung des Patienten und des Operationsteams weitestgehend ausgeschlossen wird. Neben einer entsprechenden redundanten Auslegung von Motoren und Encodern und der Reinraumtauglichkeit sind zusätzliche redundante Sensoren zur Überwachung des Robotereinsatzes erforderlich, wie beispielsweise Sensorsysteme zur Wahrnehmung von Bewegungen eines

Knochens, an dem gerade operiert wird. Das Steuerungssystem des Roboters muß stabil gegen jegliche Ausfälle sein und ständig mit Prüfroutinen den laufenden Betrieb des Roboters überwachen. Der Kommunikationsschnittstelle zwischen Roboter und Planung wird auch einer strengen Prüfung unterzogen und muß einen sicheren Datentransfer gewährleisten. Eine ausführliche Beschreibung des Medizinproduktegesetzes und der Sicherheitsvorkehrungen für einen Chirurgieroboter ist in [168] zu finden.

2.4.3 Chirurgieroboter

Robotersysteme werden schon in vielfältiger Weise als invasive oder nichtinvasive Systeme in der Chirurgie erprobt, dennoch gibt es bisher nur sehr wenige kommerziell vertriebene Chirurgierobotersysteme; alle anderen Entwicklungen werden bisher nur als Prototypen realisiert und sind auch nur zum Teil im klinischen Einsatz erprobt. Die häufigsten Einsatzgebiete für Roboter in der Chirurgie sind die Orthopädie, die Neurochirurgie, die Endoskopie und die Strahlenchirurgie. Invasiv verwendete Roboter kommen in direkten Kontakt mit dem zu operierenden Patienten und führen einzelne Operationsschritte aus. Nicht invasiv eingesetzte Systeme geben dem Chirurgen konkrete Hilfe, indem beispielsweise ein auszuführender Schnitt mittels Laser auf den Patienten projiziert wird.

2.4.4 Klassifizierung von Chirurgierobotern

Es sind schon mehrere Klassifizierungen von Medizinrobotern vorgenommen worden. So werden in Quelle [33] drei Klassen vorgeschlagen:

- Makrorobotik,
- Mikrorobotik und
- Biorobotik.

Zu den Makrorobotern gehören Chirurgieroboter, Hilfen für Behinderte, Roboter im Krankenhausbetrieb und Geräte für die Funktionale Elektrische Stimulation (FES). In der Mikrorobotik gibt es Geräte für die Endoskopie und die Mikrochirurgie. Die Biorobotik ist eine Zukunftstechnologie; bei ihr geben biologische Systeme Inspirationen zum Einsatz von sensomotorischen und gleichzeitig intelligenten Komponenten in der Robotik. Eine andere Klassifikation von Robotern und elektromechanischen Geräten für den Einsatz in der Chirurgie wird in [159] vorgenommen: Nach diesem Vorschlag gibt es zur Umsetzung eines präoperativen Plans

- Hilfen zur intraoperativen Positionsbestimmung (dies sind die oben beschriebenen Navigationssysteme),
- Chirurgieroboter und

2.4. ROBOTERSYSTEME IN DER CHIRURGIE

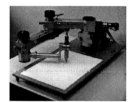 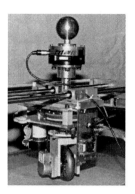 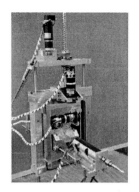

Abbildung 2.7: *Passive Arm with Dynamic Constraints (PADyC)* [158]

Abbildung 2.8: *Collaborative Robot (Cobot)* [158]

Abbildung 2.9: *ACROBOT: Orthopädieroboter mit vier Freiheitsgraden* [63]

- synergistische Geräte.

Als synergistische Geräte werden Leithilfen für den Chirurgen bezeichnet, die auf verschiedenen Prinzipien basieren und sich deutlich von den autonomen Chirurgierobotern abgrenzen: Dabei werden die in der Chirurgie gängigen Leithilfen für Bohroder Nageloperationen sowie Schlüssellocheingriffe in der Neurochirurgie und Sägeschablonen, die für den Chirurgen sehr brauchbare Werkzeuge sind, schon als eine einfache Form von synergistischen Geräten bezeichnet. Eine Weiterentwicklung solcher Hilfsmittel ist ein passiver Navigationsarm, der mit Anschlägen ausgestattet ist, um die Bewegungen des Chirurgen für eine definierte Aufgabe einzugrenzen. Auch PADyC (Abb. 2.7), ein zweidimensionaler passiver Arm mit dynamischen Begrenzungen, kann vom Chirurgen am Endeffektor geführt werden, während dieses Gerät seine Bewegungen restriktiert. Coboter (Abb. 2.8) und das ACROBOT-System (Abb. 2.9) [63] begrenzen die Bewegungen des Chirurgen, der diese Geräte an einem Griff am Endeffektor manuell führt.

Bei PADyC bestimmen gegenläufige Kupplungsplatten, die sogenannte Fenster bilden, die Bewegungsfreiheit. Cobot ist hingegen ein collaborativer Roboter mit zwei Freiheitsgraden, der aus einem rollenden Rad mit einem kugelförmigen Griff besteht. Die antreibende Kraft muß vom Chirurgen aufgebracht werden, die Steuerung der Richtung wird vom einem Computer übernommen. ACROBOT benutzt schließlich reversierbare Motoren und Übersetzungen, um dem operierenden Arzt eine Bewegung des Endeffektors mit begrenzten Freiheitsgraden zu ermöglichen. Auch hier greift der Chirurg die am Roboter fixierte chirurgische Säge und führt Osteotomien innerhalb einer vorgegebenen Schnittebene aus; dabei restriktiert ACROBOT seine Bewegungen.

30 KAPITEL 2. STAND DER FORSCHUNG

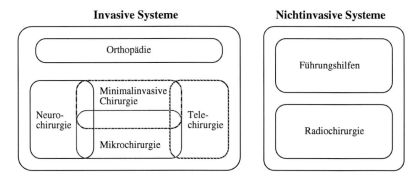

Abbildung 2.10: *Klassifizierung von Chirurgierobotersystemen*

In dieser Arbeit wird eine andere Klassifizierung vorgenommen, die im Folgenden und in Abbildung 2.10 beschrieben wird. Im Gegesatz zu den oben geschilderten Einteilungen werden hier nur in der Chirurgie eingesetzte Roboter und Manipulatoren betrachtet. Eine erste Klassifikation erfolgt danach, ob der Roboter mit seinem Endeffektor, beispielsweise einem Endoskop oder einer Säge, invasiv am Operationsgeschehen teilnimmt oder nur als nichtinvasive Führungshilfe oder Trägersystem dient und nicht mit dem Patienten in Kontakt kommt. Des Weiteren lassen sich die invasiven Robotersysteme nach ihrem Anwendungsgebiet, dem auch unterschiedliche Steuerungsprinzipien und Kinematiken zu Grunde liegen, klassifizieren. Ein Gerät kann hierbei gleizeitig mehreren Klassen angehören. So sind die Orthopädie und die Neurochirurgie zwei weite Anwendungsbereiche der invasiven Chirurgierobotik: Dabei werden in der Orthopädie primär Makroboter mit offenen kinematische Ketten (Roboterarme) oder parallelen Kinematiken (Stewardplattform) verwendet. In der Neurochirurgie werden robotergestützte Biopsien durchgeführt, wobei der Patient während der Operation in einem Stereotaxierahmen fixiert ist. Wie in der Orthopädie werden auch hier Roboterarme oder Stewardplattformen eingesetzt. In der minimalinvasiven Chirurgie gibt es sehr viele Versuche zum Einsatz von Halte- und Steuerungssystemen für die Endoskopie, die auch in der Telechirurgie verwendet werden können. Die Mikrochirurgie ist aber nur ein kleines Einsatzgebiet von Chirurgierobotern und benutzt Telemanipulationsprinzipien zur Kontrolle der Roboter.

2.4.5 Invasiv eingesetzte Systeme in der Orthopädie

Zwei bekannte, häufig eingesetzte und derzeit kommerziell vertriebene Chirurgieborotersysteme für das Fräsen des Paßloches von Hüftendoprothesen im Oberschenkel sind ROBODOC (ISS) (Abb. 2.11) und CASPAR (orto-MAQUET). Bei der präoperativen Planung wird zuerst für das Ersatzgelenk mittels eines Operationsplanungssystems das passende Implantat für den Patienten ausgesucht und die zu fräsende

2.4. ROBOTERSYSTEME IN DER CHIRURGIE

Öffnung im Knochen berechnet; hierzu dient ein sogenannter „Stift in ein Loch Füge-Algorithmus"[83]. Intraoperativ wird der Femur nach der Osteotomie mit einer Knochenklemme mit dem Roboter verbunden. Die Position des Oberschenkelknochens wird anhand von Landmarken (implantierten Schrauben oder natürlichen Landmarken) registriert und ein Sensor zur Bestimmung von Knochenbewegungen angebracht. Schließlich fräst der Roboterarm in zwei Bearbeitungsschritten die präoperativ geplante Implantatskavität [8, 87, 121, 105].

Die Autoren der Quelle [11] berichten über eine zweijährige postoperative Beobachtung von 490 Patienten, die mit der Unterstützung von ROBODOC neue Hüftgelenke erhielten. Beim robotergestützten Eingriff traten weder Frakturen noch Fissuren (Haarrisse) auf; beides sind häufige Komplikationen bei manuell durchgeführten Operationen; ähnliche Erfolge wurden bei Tierversuchen erzielt. Die Patienten waren nach der Operation schmerzfreier, und das operierte Bein war schon ab dem ersten postoperativen Tag voll belastbar. Trotz 30–minütiger längerer Operationsdauer beim Einsatz des Roboters, kam es im Vergleich zum konventionell durchgeführten Eingriff zu keiner höheren Komplikationsrate durch Infektionen, Thrombosen oder Embolien.

Das robotergestützte Fräsen von Paßlöchern in Knochen, insbesondere im Beckenbereich und die rahmenlose Registrierung des Patienten ist in [36] beschrieben. Auch die Quellen [123, 122] befassen sich mit der Hüftgelenkschirurgie, insbesondere mit der robotergestützten Ausführung von Osteotomien im Femur (Oberschenkelknochen), um die Position des Hüftgelenks durch Verschieben oder Abwinkeln zu korrigieren. Der Roboter soll hierbei als Navigationshilfe, als Führungshilfe für die Säge mit begrenzten Freiheitsgraden oder als autonomes operierendes System arbeiten.

Anstelle eines Roboterarms benutzen die Autoren der Quellen [18, 19] für das Fräsen von Paßlöchern und für das Einsetzen von Knieendoprothesen eine modifizierte Stewardplattform. Dies ist ein Roboter mit paralleler Kinematik, bestehend aus sechs translatorischen Gelenken. Anstatt ein dreidimensionales Abbild des Patienten bzw. der zu operierenden Region zu erstellen, wird ein anderes Verfahren gewählt: Nachdem der Roboter vom Chirurgen grob positioniert worden ist, werden mittels C-Bogen Röntgenaufnahmen gefertigt. Während der Röntgenaufnahme trägt der Roboter eine Kalibrierungsplattform, die auf den Röntgenbildern von einem Computerprogramm automatisch erkannt wird. Der Chirurg plant nun den Eingriff und das am besten sitzende Implantat anhand der zweidimensionalen Röntgenbilder. Anschließend führt der Roboter entweder Bohr- und Fräsvorgänge autonom aus oder positioniert Leithilfen für den Chirurgen. Bisher arbeitet nur ein Prototyp dieses Roboters im Labor.

Um Femur und Tibia (Unterschenkelknochen) für den Einsatz einer Kniegelenksendoprothese korrekt zurechtzusägen, verwenden die Forscher der Quelle [92] einen Roboter, der einen Sägeblock positioniert. Als Referenzpunkte werden auch hier in die Knochen eingebrachte Schrauben benutzt. Die Aufgabe des Roboters besteht darin, die Position der implantierten Schrauben zu bestimmen und das Zentrum des Femurkopfes zu berechnen. Hierzu wird der Roboter mit einer speziellen Klammer am Femur fixiert; während der Chirurg den Oberschenkel bewegt, registriert der

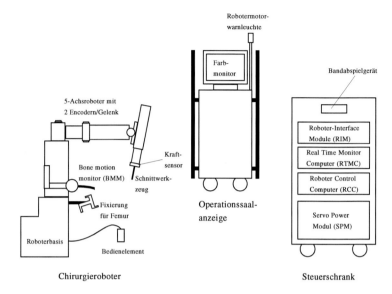

Abbildung 2.11: *Das ROBODOC-Chirurgierobotersystem für die Orthopädie*

Roboter die ausgeführten Rotationen [106]. Schließlich positioniert er für jeden auszuführenden Schnitt den Sägeblock und zeigt mit einer im Endeffektor integrierten Bohrführung die korrekte Position der Bohrlöcher des Sägeblocks an. Die eigentliche Osteotomie wird dann aber vom Chirurgen vorgenommen.

Ein anderer Ansatz der robotergestützten Kniechirurgie wird in [72, 35] vorgestellt. Der Chirurg führt hierbei manuell eine am Roboter fixierte Säge, um Knochenschnitte für eine einzusetzende Knieprothese an Femur und Tibia vorzunehmen. Diese Knochenschnitte werden immer nur in je einer Schnittebene ausgeführt, wobei der Roboter die Schnittbewegungen des Chirurgen innerhalb dieser Ebenen begrenzt.

Das Sägen des Knochens wird hier vom Chirurgen ausgeführt; ihn leitet der Roboter quasi entlang der präoperativ bestimmten Osteotomielinien. Zur Realisierung dieser Art von Knieoperationen wurde ein spezieller Manipulator mit vier Freiheitsgraden entwickelt, ACROBOT genannt [63, 159]. Jede einzelne Schnittebene wird von der präoperativen Planung in erlaubte und verbotene Regionen eingeteilt. Je nach dem, in welcher Region sich der Chirurg gerade während des Sägevorgangs befindet, setzen die Gelenkmotoren des Roboters dem Chirurgen kraftgeregelt einen größeren oder kleineren Widerstand entgegen. Wird versucht, den Endeffektor in eine nicht von der präoperativen Planung zugelassenen Region zu führen, so wird der Widerstand der Roboters so hoch, daß der Endeffektor vom Chirurgen nur entlang der Grenzen zwischen erlaubter und verbotener Schnittzone gelenkt werden kann. Es ist dem Chirurgen nicht möglich, die erlaubte Schnittzone zu verlassen.

2.4.6 Invasive Systeme in der Neurochirurgie

Neurochirurgische Eingriffe erfordern ein Höchsmaß an Präzision, um so wenig Hirngewebe wie möglich zu verletzen. Konventionelle neurochirurgische Operationsmethoden verwenden deshalb zur Fixierung des Patienten einen sogenannten Stereotaxierahmen, der unter anderem auch für das exakte Positionieren einer Leitschiene für Biopsien dient. Der optimale Eintrittspunkt einer Sonde und der zurückzulegende Weg durch die weiße und die graue Hirnsubstanz können anhand von MRT-Tomogrammen mit einem Planungssystem bestimmt werden. Für die sogenannten Schlüssellocheingriffe in der Neurochirurgie gibt es verschiedene kommerziell erhältliche Robotersysteme und mehrere, teilweise in der Klinik schon erprobte Prototypen. Eines dieser Chirurgierobotersysteme ist MINERVA [20, 111], das den chirurgischen Eingriff in einem Computertomographen ausführt (Abb. 2.12). Der Patient ist hierbei in einem Stereotaxierahmen fixiert, der gleichzeitig auch mit dem Roboter verbunden ist und anhand von Referenzstäben im CT erkannt werden kann. MINERVA muß als autonomes System folgende Funktionen erfüllen können:

- die Inzision der Kopfhaut mittels eines kreisförmigen Skalpells,

- das kraftgesteuerte Durchbohren der Schädeldecke,

- die Perforierung der Dura und

- das Einbringen einer Sonde bis zum gewünschten Ziel, um beispielsweise ein Hämatom oder eine Zyste abzusaugen, oder um Parkinsonpatienten zu behandeln.

Die gesamte Operation wird mithilfe von CT-Aufnahmen überwacht. Bisher wurde im klinischen Einsatz eine maximale Abweichung der eingebrachten Sonde von ihrem Weg von 0,3 mm gemessen.
Auch die Autoren der Veröffentlichung [114] benutzen einen Computertomographen, um die Arbeit eines Roboters zu kontrollieren, der eine Sonde in den Schädel des Patienten einführt und einen Tumor bestrahlt. Maschinelles Sehen wird hierbei verwendet [115], um jederzeit die intraoperative Position des Roboters mit den präoperativen Patientendaten zu korrelieren. Das Chirurgierobotersystem in Quelle [31] positioniert eine Bohrführung in genauen Einklang mit der gewünschten linearen Trajektorie. Der Chirurg führt dann alle weiteren Operationsschritte durch die Bohrhilfe hindurch aus. Dieses sowie das folgende Robotersystem sind auch der Kategorie *Nichtinvasive Chirurgierobotersysteme* zuzuordnen. Das gleiche Verfahren ist laut Quellen [104, 66] im klinischen Einsatz getestet worden, wobei auch hier, wie bei MINERVA, das Einführen der Sonde und die Bewegung des Roboters mittels intraoperativem CT kontrolliert werden.

34   KAPITEL 2. STAND DER FORSCHUNG

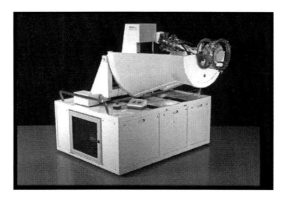

Abbildung 2.12: *Das MINERVA-Chirurgierobotersystem [20]*

2.4.7 Telechirurgiesysteme

Telechirurgie ist eine weitverbreitetes Verfahren, das bei vielen computer- und roboterunterstützten Eingriffen angewandt wird, wobei der Begriff Telechirurgie verschiedene Bedeutungen haben kann. Einerseits wird damit einfach eine intraoperative Telekonsultation eines unerfahrenen Chirurgen mit einem Experten verstanden, wobei der Experte Bilder des Operationsfeldes sowie prä- und intraoperative Patientendaten auf einem Monitor sehen kann. Andererseits kann Telechirurgie das Steuern von chirurgischen Manipulatoren, Endoskopen, Mikroskopen oder Mikrochirurgischer Instrumente über ein schnelles Kommunikationsnetz bedeuten. Dabei kann der Chirurg zur Steuerung der Systemkomponenten im Operationssaal beispielsweise einen Mastermanipulator benutzen, dessen komplette Bewegungen dann von einem Slavemanipulator im Operationssaal nachvollzogen werden. Die auszuführenden Aktionen der Systeme im Operationssaal können auch mittels Spracheingabe, Joystick oder einem anderem Medium aus grösserer Entfernung über ein Breitbandkommunikationsnetz kontrolliert werden. Limitierender Faktor sind hierbei die Signallaufzeiten.

Die Telechirurgie soll dazu eingesetzt werden, um in unzugänglichen Gebieten oder Krisenregionen der Erde entweder unerfahrene Chirurgen zu unterstützen oder gar eine Operation mittels eines Roboters von einem entfernten Experten ausführen zu lassen. Die Autoren der Quelle [58] haben ein, auch schon im klinischen Einsatz erprobtes, integriertes neurochirurgisches Fernsystem erarbeitet, das einem Experten erlaubt, ein Operationsmikroskop in einem entlegenen Operationssaal zu steuern, indem er die gewünschten Bewegungen mittels eines Tischroboters, eines PUMA 260, an seinem Arbeitsplatz ausführt.

2.4.8 Robotersysteme in der minimal-invasiven Chirurgie und der Mikrochirurgie

Ein Hauptziel der minimalinvasiven Chirurgie (MIS) ist die Belastung des Patienten möglichst gering zu halten. Die Einsatzgebiete der minimalinvasiven Chirurgie sind vielfältig:

- Laparoskopie,
- Appendektomie,
- Gynäkologie,
- Thorakoskopie,
- Arthroskopie und
- Neurochirurgie.

Die Mikrochirurgie selbst ist nicht sehr deutlich von der minimalinvasiven Chirurgie abzugrenzen, da einerseits viele der minimalinvasiven Instrumente zugleich mikrochirurgische Instrumente sein können. Andererseits ist minimale Invasivität kein zwingendes Kennzeichen für die Mikrochirurgie, die beispielsweise bei großen Schädeleröffnungen und unter Verwendung eines Operationsmikroskops angewandt wird. Allen Anwendungsgebieten gemeinsam ist, daß

- der Chirurg mit Mikroinstrumenten operiert, so daß er über keine haptische und palpatorische Wahrnehmung beim Benutzen der Instrumente und zu Diagnosezwecken verfügen kann,
- er keine dreidimensionale Ansicht seines Arbeitsraumes hat und
- der Zugang zum Operationssitus sehr begrenzt ist [75].

Werden chirurgische Eingriffe von einem Manipulator ausgeführt, der telechirurgisch oder durch einen Master gesteuert wird, so ist die Effektivität des entwickelten Systems nur sehr schwer abzuschätzen. Es wurde ein ein System konzipiert, mit dem der Chirurg Mikromanipulationen sowohl direkt mit seinem Spezialinstrument als auch von einem Master gesteuert durchführen und vergleichen kann [140]. Die entwickelten Mikroinstrumente verfügen hierzu über spezielle Sensoren.
Es gibt nun unterschiedliche Bestrebungen in der minimalinvasiven Chirurgie und der Mikrochirurgie, um die haptische Wahrnehmung des operierenden Chirurgen zu verbessern und das Endoskop per Manipulator zu führen. Ungelöst ist dabei die Frage, welche Sensoren zur Erfassung der Kräfte und Momente dienen können.
Wie die Steuerbefehle eines Manipulators können auch die Kräfte und Gewebeelastizitäten über ein schnelles Kommunikationsnetz an den Chirurgen übermittelt werden. Ob ein minimal invasives oder mikrochirurgisches Instrument nun direkt vom

Chirurgen gehandhabt oder über ein Glasfaserkabel aus einiger Entfernung gesteuert wird, spielt beim Prinzip der Kraftrückkopplung keine Rolle, solange keine Laufzeitverzögerungen auftreten. Ansonsten besteht die Gefahr von Rückkopplungen und Schwingungen und einer damit verbundenen Instabilität. In allen Fällen hat der Chirurg keinen direkten Kontakt mit der Operationsstelle und muß sich auf die ihm mitgeteilten Sensorwerte verlassen.

Robotergestützte Mikrochirurgie

Ein Forscherteam hat ein Konzept zur Vermittlung von haptischen Wahrnehmungen bei mikrochirurgischen Instrumenten entwickelt. Sie verwenden ein Sensormodul, das die vom Instrument ausgeübten Kräfte und die Winkelverschiebung der Instrumentenzange ermittelt und an den Chirurgen weiterleitet [15]. So konnten mit 90% iger Wahrscheinlichkeit die verschiedenen elastischen Gewebearten korrekt erkannt werden. Es wurde auch ein Mikrogreifer konzipiert, der auf dem Master–Slave–Prinzip basiert und auch für die Teleoperation verwendet werden kann [101]. Bei diesem Gerät werden die vom Chirurgen ausgeübten Kräfte über den Master direkt auf das Mikroinstrument übertragen, und der Chirurg erhält über Rückkopplung die auf das Gewebe ausgeübten Kräfte. Gleichzeitig werden mittels einer speziellen Reglers zu große auf den Patienten ausgeübte Kräfte und der Tremor der Hand des Chirurgen ermittelt und ausgeglichen, was wesentlich zur Sicherheit des Patienten beiträgt. Das Prinzip des verwendeten Mikrogreifers kann auch an andere Mikrochirurgieinstrumente angepaßt werden.

Das Nähen von Mikroblutgefäßen führen die Autoren der Veröffentlichung [120] mittels zweier Mikroroboter vor, die von einer CCD Kamera in einem Mikroskop beobachtet werden. Der Chirurg steuert die beiden Manipulatoren, je einen für die rechte und einen für die linke Hand per Master–Slave–Prinzip.

Punktgenaue Injektionen können auch mithilfe von Robotersystemen vorgenommen werden. Das Robotersystem LARS wird zur perkutanen Behandlung von Lebertumoren und Metastasen verwendet [147]. Der mit einem Injektionssystem ausgestattete Manipulator wird intraoperativ über Fluoroskopie geleitet und injiziert an den präoperativ geplanten Stellen radioaktive Pellets zur Zerstörung der Metastasen.

Ein paralleler Roboter zur Injektion von Medikamenten oder zur invasiven Messung des Blutdrucks in den Gefäßen der Retina wird in [82] vorgestellt. Das Gerät ist eine modifizierte Stewardplattform, die mit einem Joystick gesteuert wird; sie kann die Bewegungen des Chirurgen, der eine Mikropipette in die Retinagefäße einbringt, begrenzen und ermöglicht einen sicheren mikrochirurgischen Eingriff am Auge.

Aktive Endoskope und Koloskopieroboter

Ein Katheter für den Einsatz in intrakraniellen Gefäßen, der über eine große Entfernung steuerbar ist, wird in [6] präsentiert. Der Katheter besteht aus kleinen Gelenken mit je zwei Freiheitsgraden. Mittels eines Joysticks, dessen Compliance proportional

2.4. ROBOTERSYSTEME IN DER CHIRURGIE

zu den ausübbaren Kräften ist, kann die Bewegung des Katheters über einen Master kontrolliert werden. Über einen ähnlichen Ansatz berichten die Quellen [78]; das beschriebene hyperaktive Endoskop hat 10 mm Durchmesser, besteht aus fünf Gliedern mit je zwei Freiheitsgraden und wird in der Bauchchirurgie eingesetzt. Das aktive Endoskop wird per Telesteuerung mittels des Master–Slave–Prinzips und Kraftübertragung gesteuert.

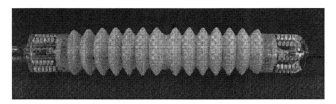

Abbildung 2.13: *Der Koloskopieroboter von Carozza bewegt sich wie eine Raupe fort.* [29]

Anstelle eines aktiven Endoskops, wurde für die Forschungsarbeiten der Quelle [29] einen Mikroroboter entwickelt, der sich wie eine Raupe fortbewegt und mit einer Kamera und kleinen Instrumenten für Eingriffe ausgestattet ist (Abb. 2.13). Der Roboter wird für die Koloskopie eingesetzt, arbeitet halb autonom, wird über ein Versorgungskabel gesteuert und mit Luft zur Fortbewegung versorgt.

Manipulatoren für die Laparoskopie

Der Einsatz eines Manipulators in der Laparoskopie unterliegt besonderen Bedingungen, da der Zugang des Laparoskops zum Operationsfeld durch kleine Öffnungen in der Bauchdecke über Trokare erfolgt. Dies bedeutet, daß der Arbeitsraum sehr begrenzt ist. Ein solcher Arbeitsraum läßt sich wie folgt beschreiben [75]:

- nur vier Freiheitsgrade sind möglich

- drei Rotationsbewegungen um die drei Koordinatenachsen,

- eine Linearbewegung zur Einführung des Instruments in den Trokar und

- alle Bewegungen haben den Trokarmittelpunkt als Fixpunkt.

Es gibt schon sehr viele Systeme für die robotergesteuerte Laparoskopie, die sich hauptsächlich in der Anzahl der verwendeten Freiheitsgrade, der Kinematik oder der Steuerung unterscheiden. Quelle [98] verwendet einen Manipulator mit zwei Freiheitsgraden und einer Spracheingabe zur Steuerung des Gerätes. Ein anderer Manipulator besitzt vier Freiheitsgrade und wird durch die Kopfbewegungen des Chirurgen gelenkt [49]. Andere Forscher steuern ihre Laparoskopiemanipulator durch spezielle

Bildverarbeitungsprogramme, indem das robotergestützte Laparoskop die Position der verwendeten chirurgischen Instrumente automatisch verfolgt [30] und [160] . Ein Laparoskopiemanipulator mit gemischter Kinematik wird in [94] beschrieben; der Manipulator besteht nicht nur aus einem Arm, sondern zur besseren Stabilisierung sind mehrere Gelenke parallel angeordnet. Aus Sicherheitsgründen ist der Arbeitsraum des Manipulators beschränkt. Damit der Chirurg so wenig wie möglich durch den Roboter behindert wird, steht dieser etwas entfernter vom Operationsfeld. Die Chirurgen bemängeln bei diesem Endoskopführungssystem allerdings die beschränkte Einsatzfähigkeit. Die Ergonomie steht auch beim Haltesystem von Quelle [45] im Vordergrund. Der Roboter besitzt drei Kugelgelenke und wird in der Laparoskopie sowie zum Halten von Haken eingesetzt. Die einzelnen Gelenke werden mittels piezoelektrischer Aktuatoren blockiert, lassen aber nur einen Widerstand zur Bewältigung von Kräften von 35 N bis 50 N zu.

Es gibt auch Geräte mit drei zusätzlichen Freiheitsgraden zur einfachen Fixierung des Manipulators am OP-Tisch [127, 162]. Ein Werkzeugwechsler, der am Roboter angebracht ist, erlaubt sowohl den Einsatz eines Endoskops als auch anderer chirurgischer Werkzeuge. Der hier verwendete Telemanipulator wird per Master–Slave–Prinzip gesteuert. Auch Quelle [155] beschränkt sich nicht nur auf das robotergestützte Führen des Laparoskops, sondern hat den verwendeten Manipulator mit zusätzlichen Funktionen ausgestattet. Dieser kann als Assistent des Chirurgen dienen und autonom kleinere, vom Chirurgen kontrollierte Eingriffe ausführen.

2.4.9 Nichtinvasive Robotersysteme

Nichtinvasive Robotereinsätze in der Chirurgie dienen zum Führen von chirurgischen Instrumenten oder Strahlenquellen, zum Anzeigen von Bohrpositionen oder zum präzisen Positionieren von Bohrhülsen. Bei den Autoren der Veröffentlichungen [149, 150] wird eine Strahlenquelle von einem Roboter entlang einer vorab errechneten Bahn bewegt, so daß eine optimale Bestrahlung und Zerstörung eines Tumors gewährleistet wird (Abb. 2.14).

Das robotergestütze Nageln des Bogenfußes von Lumbalwirbeln wird in [126, 158, 31] vorgestellt, wobei verschiedene Ansätze gewählt wurden. In [126] werden dazu herkömmliche intraoperative Röntgengeräte verwendet. Der Chirurg bestimmt präoperativ die geeignete Position und die Orientierung des zu implantierenden Nagels. Ein PUMA 560 Roboter, der eine Kalibrierungsvorrichtung trägt, positioniert dann die Bohrhilfe gemäß den Angaben des Chirurgen an der geplanten Stelle. Die Position der Kalibrierungsvorrichtung ist auf allen Röntgenbildern zu sehen. Der Roboter der Quelle [31] trägt anstelle einer Bohrhülse einen Laser, dessen Strahl dann dem Chirurgen die genaue Position und Orientierung des zu implantierenden Nagels angibt.

Die roboterassistierte interstitielle Radiothermotherapie wird an der Charité in Berlin erforscht [68]. Auch bei diesem Verfahren werden von einem Chirurgierobter Führungsschienen exakt parallel ausgerichtet an den gewünschten Stellen platziert;

2.5. ZUSAMMENFASSUNG

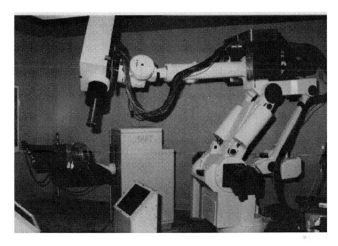

Abbildung 2.14: *In der Strahlenchirurgie wird ein Roboter zum exakten Führen der Strahlenquelle verwendet. [150]*

die Katheter werden dann vom Chirurgen selbst implantiert.

2.5 Zusammenfassung

Sehr viele Forschergruppen sind auf dem Gebiet der Chirurgierobotik aktiv; einige kommerzielle Systeme wie ROBODOC, CASPAR und AESOP, die mit Erfolg verkauft werden, sind dabei entstanden. Der weitaus größere Teil der vorgestellten Roboter und Manipulatoren hat bisher jedoch nur prototypischen Charakter. Verschiedene Bestrebungen sind zu beobachten, die auch diese Arbeit beeinflußt haben. Zu Beginn der Entwicklung steht die Frage: Soll ein Spezialroboter, der auf eine spezifische Anwendung zugeschnitten worden ist, gebaut werden, oder ist ein modifizierter, die Sicherheitsauflagen erfüllender Industrieroboter ratsamer, da das Anwendungsspektrum für seinen Einsatz später leichter erweitert werden kann. In dieser Forschungsarbeit wird ein modifizierter Industrieroboter verwendet, der in Zukunft durch kleine Spezialkonstruktionen, sogenannte aktive Endeffektoren, erweitert werden soll. Des Weiteren wird hier explizit ein Chirurgieroboter gewählt, der autonom Knochenschnitte ausführen soll, anstelle eines Manipulators, der vom Chirurgen ferngesteuert wird. Ansonsten wäre der Zweck dieses Robotersystems, eine präoperativ geplante Osteotomie präzise während des Eingriffs umzusetzen, fraglich. Die Entscheidung, ob ein Roboter oder ein Manipulator verwendet wird, ist abhängig von der jeweils beabsichtigten Anwendung in der Chirurgie.
In der gesamten Literatur wurden keine Roboter- oder Manipulatorsysteme gefunden,

die Kenntnis über das intraoperative Operationsfeld haben und eine kollisionsfreie Trajektorie durchfahren können. Dies läßt sich auch damit erklären, daß beim Einsatz in der Orthopädie der Zugang zum Operationsfeld sehr groß ist und somit die Kenntnis über die Lage des zu bearbeitenden Knochens und der auszuführenden Trajektorie ausreicht. Werden Manipulatoren eingesetzt, kann der Chirurg über die Endoskopkamera das Operationsfeld sehen, so daß keine Modellierung des Operationssitus notwendig ist.

Einige Robotersysteme führen auch Osteomien durch, wobei hier in der Orthopädie Schnitte in nur einer Ebene betrachtet werden. In den meisten der hier gefundenen Fälle wird vom Roboter lediglich ein Sägeblock auf dem Knochen positioniert. Das in dieser Arbeit konzipierte Chirurgierobotersystem soll dagegen entweder autonom oder kraftgeregelt geführt dreidimensionale Schnittrajektorien ausführen können. Der Betriebsmodus des kraftgeregelten begrenzenden Führens ist auch bei ACROBOT realisiert, wobei dieser nur vier Freiheitsgrade besitzt und die Bewegungen des Chirurgen nur innerhalb der festgelegten Schnittebene, nicht aber in drei Dimensionen begrenzt.

Folgendes Fazit kann aus dem Studium der derzeitigen laufenden Forschungsarbeiten auf dem Gebiet der robotergestützten Chirurgie gezogen werden: Bisher existiert noch kein Chirurgierobotersystem zum Bearbeiten von Knochen, das

- dem Chirurgen zwei verschiedene Betriebsmodi wie das autonome und das vom Chirurgen ausgeführte Bearbeiten von Knochen zur Verfügung stellt,

- ein Abbild des intraoperativen Operationsfeldes berechnet,

- eine komplexe kollisionsfreie Bahnplanung für einen Chirurgieroboter mit sechs Freiheitsgraden durchführt,

- automatisch Roboter und Patient durch ein Infrarotnavigationssystem registriert,

- einen redundanten Positionsregler mithilfe eines Infrarotnavigationssystems besitzt und

- vom Chirurgen bestimmte Roboterbewegungen entlang einer dreidimensionalen Trajektorie durch Kraftrückkopplung begrenzt.

Die im Rahmen dieser Arbeit vorgestellten neuen Methoden werden derzeit nicht von anderen Forschergruppen bearbeitet; die Evaluation der neuen Verfahren in der Klinik wird zeigen, wie groß der Benefit gegenüber derzeitigen Chirurgierobotersystemen und konventionellen chirurgischen Methoden ist.

Kapitel 3

Systemarchitektur

Im Mittelpunkt dieser Arbeit steht ein Chirurgierobotersystem, das als intelligentes Werkzeug den Chirurgen während des Eingriffs bei Sägevorgängen in der craniofacialen Chirugie unterstützen soll. Dazu wird eine erste Systemarchitektur entworfen, die das Zusammenspiel von Robotersystem, Sensoren, Operationsplanungssystem, Umweltmodellierung und kollisionsfreiem Bahnplaner unterstützt. Die große Herausforderung beim Erarbeiten dieser Systemarchitektur sind die sehr heterogenen Komponenten, die zum Großteil auf verschiedenen Plattformen, also auf Rechnern mit unterschiedlichen Betriebssystemen, laufen.

Des Weiteren soll der Roboter zur Umsetzung der robotergestützten Osteotomie in zwei verschiedenen Operationsmodi betrieben werden, denen die entworfene Systemarchitektur gerecht werden muß:

- dem autonomen Ausführen eines geplanten Knochenschnittes und

- dem kraftgeregelten manuell geführten Sägen, das die Werkzeugbewegungen des Chirurgen entlang der geplanten Trajektorie begrenzt.

Die Systemarchitektur und ihre Komponenten werden in diesem Kapitel im Einzelnen vorgestellt.

3.1 Systemaufbau

Der hohe Grad an Heterogenität und die Forderung nach einer Netzanbindung zeigen die Schwierigkeiten der aufgebauten Systemarchitektur. So wurde zu Beginn eine Architektur konzipiert, die als sogenanntes Stand-Alone System arbeiten kann. Erst durch die spätere Integration sowohl des chirurgischen Planungssystems als auch des Bahnplaners war eine Netzkommunikation zwischen einzelnen Komponenten notwendig.

Eine Reihe von heterogenen Komponenten ist in die Systemarchitektur integriert (Abb. 3.1):

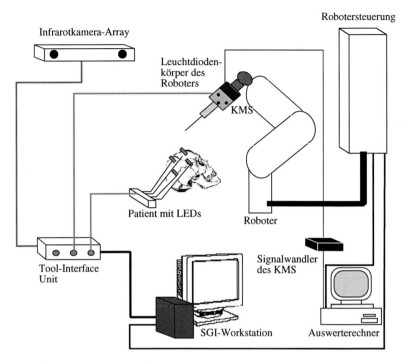

Abbildung 3.1: *Architektur des in dieser Arbeit verwendeten Chirurgierobotersystems und dazu benötigter Komponenten*

- ein Robotersystem mit dem Betriebssystem V+, dessen Komponenten über einen VME-Bus verbunden sind,

- ein Infrarotnavigationssystem mit Kommunikationsmöglichkeiten über eine serielle Schnittstelle

- ein Kraftmomentensensor, der über CAN-Bus angekoppelt ist,

- ein Auswerterechner für die Sensordaten des Kraftmomentensensors unter dem Betriebssystem Windows-NT und

- eine SGI-Workstation mit Ethernetanschluß zur Visualisierung der Patientendaten, zur Kommunikation mit dem Operationsplanungssystem, zur Umweltmodellierung und zur kollisionsfreien Bahnplanung. Im späteren Verlauf der

3.1. SYSTEMAUFBAU

Forschungsarbeiten mußten diese Prozesse auf zwei SGI-Arbeitsstationen aufgeteilt werden.
Die Aktionen des Roboters werden zusätzlich sowohl von einem Kraftmomentensensor als auch von einem Infrarotnavigationssystem überwacht, das bis zu drei unabhängige Objekte gleichzeitig kontrollieren kann. Das Navigationssystem ist über eine serielle Schnittstelle mit einer SGI–Workstation verbunden, die mit dem Navigationssystem über ein vorgegebenes Protokoll kommuniziert und die erhaltenen Positionsinformationen in zwei- und dreidimensionalen Ansichten des Patientenschädels auf dem Bildschirm der SGI–Workstation visualisiert.
Im Zentrum des Systemaufbaus steht das Chirurgierobotersystem des Typs RX-90 der Firma Stäubli, das über ein serielles Schnittstellenkabel mit der SGI-Workstation verbunden ist, um die vom Navigationssystem ermittelte Position der Werkzeugspitze oder die von der präoperativen Planung bestimmte Schnittrajektorie zu übertragen. Die SGI-Arbeitsstation ist zudem noch an das Ethernet des Instituts angeschlossen, damit sie die Planungsdaten der Operationsplanung und die segmentierten und triangulierten Patientendaten empfangen kann.
Der Kraft–Momenten–Sensor ist über CAN–Bus an einen PC mit dem Betriebssystem Windows NT angekoppelt, der wiederum die Kraftmomentenvektoren über die serielle Schnittstelle RS232 an die Robotersteuerung überträgt. Da diese Kopplung einerseits einen Flaschenhals bei der Übertragung der Daten darstellt, andererseits ein Sicherheitsrisiko mit sich bringt, wurde deshalb nach Abschluß der Experimente der Kraft–Momenten–Sensor direkt über eine CAN–VME-Bus–Karte mit der Robotersteuerung verbunden.
Die verschiedenen Betriebsmodi benutzen unterschiedliche Teile der Systemarchitektur: Beim autonomen robotergestützen Sägen ist sowohl eine Bedienerführung des kompletten Systems von einem Arbeitsplatzrechner aus als auch eine kollisionsfreie Bahnplanung und eine Sensorüberwachung durch das Infrarotnavigationssystem notwendig. Aus diesem Grund werden zwei SGI-Arbeitsstationen verwendet (Abb. 3.2). Auf der einen sind der Bedienerführungsprozeß, ein Robotersimulationsprogramm, die Abbildung des intraoperativen Operationsfeldes auf ein rechnerinternes Modell und die kollisionsfreie Bahnplanung aktiv. Die zweite Arbeitsstation ist mit dem Infrarotnavigationssystem verbunden und dient zur Visualisierung der Patientendaten. Beide SGIs sind über serielle Schnittstellen mit der Robotersteuerung vernetzt, da der Knochenschnitt von einem Positionsregler mithilfe des Infrarotnavigationssystems überwacht werden soll. Die Arbeitsstationen selbst kommunizieren untereinander über Ethernet. Es wurde damit begonnen, die verschiedenen Daten, zuerst die Positionsdaten des Navigationssystems, mittels CORBA allen Komponenten zur Verfügung zu stellen [130].
Der autonome Einsatz des Chirurgierobotersystems wird von einer SGI-Workstation aus gesteuert, die dem Chirurgen eine Bedienoberfläche dazu anbietet. Die hier aufgebaute Systemarchitektur basiert auf dem Client–Server-Modell, wobei die Bedieneroberfläche als Client, die Robotersteuerung, das Navigationssystem und der Bahnplaner als Server konzipiert worden sind (Abb. 3.3). Die Dienstgeber (Server) stellen in

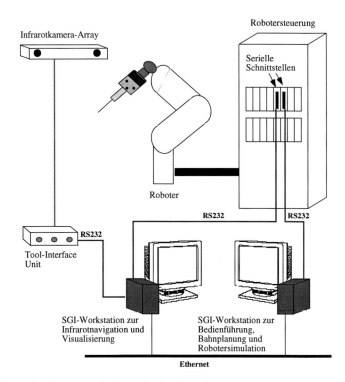

Abbildung 3.2: *Systemarchitektur für den Betriebsmodus des autonomen Sägens des in dieser Arbeit benutzten Chirurgieroboters*

dieser Konzeption dem Dienstnehmer (Client) auf Anforderung ihre Dienste wie das Planen einer Trajektorie, das Ermitteln von Positionen im Operationsfeld und die autonome Durchführung eines Operationsschrittes zur Verfügung. Dazu sind spezifische Kommunikationsprotokolle vonnöten.

CORBA, bekannt als *Common Object Request Broker Architecture*, ist ein Standard, der von einem internationalen Industriekonsortium (Object Management Group), das sich mit der Theorie und Praxis der objektorientierten Softwareentwicklung beschäftigt, ins Leben gerufen wurde [151]. Das Ziel ist die Definition eines gemeinsamen Architekturstandards zur plattformunabhängigen Realisierung verteilter, komponentenbasierter Programme, die über festgelegte Schnittstellen miteinander kommunizieren. So soll eine transparente Kommunikation zwischen den verschiedenen Dienstnehmern- und Dienstgebern erreicht werden. Kern der CORBA-Architektur ist der sogenannte *Object Request Broker*, der einen Kommunikationsbus für die einzel-

3.1. SYSTEMAUFBAU

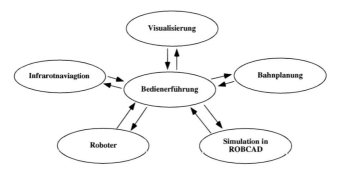

Abbildung 3.3: *Dienstgeber-Dienstnehmer Modell des hier verwendeten Robotersystems*

nen CORBA-Objekte darstellt. Dies wird durch nebenläufige Prozesse realisiert, die Objekte erzeugen und abschicken, die beispielsweise Anforderungen zur Ausführung einer bestimmten Aktion oder zur Übermittlung von benötigten Daten enthalten. Übertragen auf die Systemarchitektur für das autonome robotergestützte Sägen (Abb. 3.2) bedeutet dies, daß beispielsweise sowohl die Bedienerführung als auch die Visualisierung, die Bahnplanung und die Robotersteuerung gleichzeitig die ermittelten Positionsdaten des Navigationssystems erhalten können, indem ihre implementierten nebenläufigen CORBA-Prozesse sogenannte Anforderungsobjekte an das Navigationssystem schicken, die entweder Positionsdaten oder eine bestimmte Aktion des Navigationssystems anfordern. Der parallel zum Navigationssystem laufende CORBA-Prozess arbeitet die erhaltenen Objekte ab und führt die angeforderten Aktionen durch die Kommunikation mit dem Navigationssystem aus. Ohne die Verwendung von CORBA-Objekten hätte lediglich eine einzige Anwendung Zugriff auf das Infrarotnavigationssystem.

Die Befehle zur Initialisierung und Kontrolle des Infrarotnavigationssystems können dann plattformunabhängig allen Anwendern als CORBA-Objekte zur Verfügung gestellt werden [131]. Auch die ermittelten Positionsdaten werden als CORBA-Objekte an die Dienstnehmer zurückgeliefert. Auf diese Weise ist ein einfaches Ansprechen des Infrarotnavigationssystems durch verschiedene Anwender gewährleistet, ohne daß Initialisierungsbefehle und Kommunikationsprotokolle im einzelnen bekannt sein müssen. Die zugrundeliegende Kommunikationsarchitektur ist dabei für den Benutzer transparent.

Für das kraftgeregelte begrenzende manuelle Führen des Roboterarms wird derzeit nur eine SGI-Arbeitsstation benutzt, um der Robotersteuerung die Schnittdaten und Referenzpunkte mitzuteilen, den Roboter und den Patienten per Infrarotnavigation zu registrieren und deren Positionen zu visualisieren. Die zur Kraftregelung notwendigen Meßdaten werden vom Auswerterechner direkt an die Robotersteuerung übertragen. Eine weitere Ankopplung des Bahnplaners für einen Plausibilitätstest der auszuführenden Schnittrajektorie unter einer gegebenen Roboterkonfiguration ist in Zukunft denkbar. Desgleichen kann ein Kraftregler in das autonome robotergestützte Sägen mit integriert werden.

3.1.1 Überwachungsarchitektur

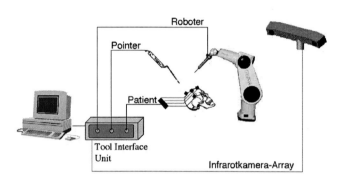

Abbildung 3.4: *Intraoperative Überwachung des Operationsfeldes per Infrarotnavigation*

Durch das Zusammenspiel von Robotersystem und Infrarotnavigation ist eine redundante Überwachung der Position des Roboterwerkzeugs und des Patienten möglich. Abbildung 3.4 zeigt, daß vom Navigationssystem gleichzeitig die Position des Roboterwerkzeugs, des Patienten und des Instruments des Chirurgen verfolgt werden kann. Durch die gegebene Systemarchitektur können leicht die folgenden Transformationsmatrizen berechnet werden:

- Transformation Roboterendeffektor – Navigationssystem
  Der TCP (Tool Center Point) des Roboters wird durch einen sogenannten Frame, eine Position und eine Orientierung, die in einer 4×4-Matrix stehen, angegeben (Anhang B.1.1). Die Koordinaten der Werkzeugspitze in Relation zum TCP des Roboters seien gegeben durch F_{TCP}^{TOOL}, die Koordinaten der Werkzeugspitze in Relation zum Infrarotnavigationssystem durch F_{INS}^{TOOL}. Dann berechnet sich die Transformationsmatrix T zwischen TCP und Navigationssystem wie folgt:

$$T_{INS}^{TCP} = (F_{TCP}^{TOOL})^{-1} \cdot F_{INS}^{TOOL} \qquad (3.1)$$

Ist die Transformationsmatrix T_{INS}^{TCP} berechnet, so kann ein Punkt $\vec{p}_{INS}$, dessen Position nur in Relation zum Navigationssystem bekannt ist, durch Multiplikation mit der Inversen der Transformationsmatrix T_{INS}^{TCP} in den Koordinaten

3.1. SYSTEMAUFBAU

des TCP dargestellt werden:

$$\vec{p}_{TCP} = (T^{TCP}_{INS})^{-1} \cdot \vec{p}_{INS} \qquad (3.2)$$

- Transformation Roboterbasis – Navigationssystem
  Die Matrix zur Umrechnung von Koodinatenwerten im Navigationssystem in Roboterkoordinaten wird wie unten angegeben berechnet. F^{TCP}_{ROB} bezeichnet dabei das Frame, das die Position des Tool-Center-Points in Bezug auf das Roboterbasiskoordinatensystem angibt.

$$T^{ROB}_{INS} = (F^{TCP}_{ROB})^{-1} \cdot ((F^{TOOL}_{TCP})^{-1} \cdot F^{TOOL}_{INS}) \qquad (3.3)$$

Durch Einsetzen der Gleichung 3.1 ergibt sich:

$$T^{ROB}_{INS} = (F^{TCP}_{ROB})^{-1} \cdot T^{TCP}_{INS} \qquad (3.4)$$

- Transformation CT-Datenvolumen des Patienten – Navigationssystem
  Zur Registrierung des Patienten werden Titanminischrauben benutzt, auf die während der Operation Infrarotleuchtdioden aufgesteckt werden. Die Position der Schrauben wird im CT-Datensatz segmentiert und ist damit bekannt. Eine solche Schraubenposition im CT sei durch das Frame $F^{Schraube}_{CT}$ gegeben. Während des Eingriffs wird die Position jeder segmentierten Schraube mithilfe des Navigationssystems mit der tatsächlichen Schraubenposition $F^{Schraube}_{INS}$ auf dem Patienten korreliert. Dann kann die Transformation zwischen CT-Datensatz des Patienten und dem Infrarotnavigationssystem folgenderweise bestimmt weden:

$$T^{INS}_{CT} = (F^{Schraube}_{INS})^{-1} \cdot F^{Schraube}_{CT} \qquad (3.5)$$

- Transformation Roboterbasis – CT-Daten des Patienten
  Mithilfe der Gleichungen 3.4 und 3.5 wird die Umrechnung zischen Koordinaten im CT-Datensatz und Koordinaten in der Roboterbasis möglich. Dies ist wichtig, um vom Planungssystem präoperativ festgelegte Schnittwege in CT-Koordinaten auf das Robotersystem zu übertragen und die Ausführung der Trajektorie zu überwachen.

$$T^{ROB}_{CT} = T^{ROB}_{INS} \cdot T^{INS}_{CT} \qquad (3.6)$$

Erst durch diese Transformationen kann das Chirurgierobotersystem mit der Fähigkeit ausgestattet werden, sowohl eine kollisionsfreie Bahnplanung für ein autonomes Sägen von Knochen durchzuführen als auch die Roboteraktionen aktiv zu kontrollieren.

3.2 Chirurgierobotersystem

Das Herz der verwendeten Systemarchitektur ist das Robotersystem RX 90 der Firma Stäubli; der Roboter steht auf einem fahrbaren Fuß eines Operationstisches, um zur Operation neben den Patienten in Position gebracht werden zu können und ihn auch wieder aus dem Weg zu räumen. Der RX–90 wird durch bürstenlose Servomotoren betrieben, die mit doppelten Resolvern zur Positionsbestimmung eines jeden Gelenks verbunden sind. Der Roboterarm besitzt sechs Freiheitsgrade; die sechs rotatorische Gelenke definieren somit einen kugelähnlichen Arbeitsraum. Dieser kann durch eine Programmierung des Roboters begrenzt und an die spezifischen Arbeitsraum– und Sicherheitsanforderungen einer bestimmten Operationsmethode angepaßt werden.
Die Steuerung des Roboters ist VME–Bus basiert und unterstützt drei verschiedene Betriebsmodi:

- Eingabe von Steuerbefehlen auf Betriebssystemebene,

- Bedienung mittels eines Handbediengerätes und

- Steuerung über anwendungsspezifische, erstellte Programme.

Das Betriebssystem V+ und die Programmiersprache V+ stellen umfangreiche Möglichkeiten zur einfachen Steuerung des Roboters auf einer schnellen Interpreterebene zur Verfügung. Die in dieser Arbeit entworfenen Methoden wurden durch eigene, in der Programmiersprache V+ geschriebene Roboterprogramme implementiert.
Die anschließend beschriebenen Hardware-Komponenten der Robotersteuerung sind in einem eigenen Steuerschrank untergebracht und über VME-Bus miteinander verbunden (Abbildung 3.5):

- Zwei CPU-Karten 040, die mit 68040 Mikroprozessoren ausgestattet sind, dienen der Steuerung der Anlage und der Verbindung mit dem alphanumerischen Terminal. Die Taktrate beträgt 40 MHz; der 68882 Coprozessor wird mit 33 MHz getaktet.

- Die IO-Karte SIO verwaltet das 3.5"–Diskettenlaufwerk und eine 40MB–Festplatte. Gleichzeitig regelt sie den Dialog mit dem Handbediengerät (MCP) und stellt vier globale serielle Schnittstellen des Typs RS232 zur Verfügung.

- Die Schnittstelle zwischen der zentralen Steuerung und den Leistungsverstärkern der Servomotoren wird durch die Karte MI6 repräsentiert, über die alle sechs Achsen des Roboters gesteuert werden können.

- Die Karte ACB liest die Absolutwinkelgeber (Encoder) der Robotergelenke in den Achsverstärkern aus und ermittelt so die Absolutposition des Roboterarms. Ein Encoder besteht hierbei aus je zwei Grob– und einem Feinresolver pro Achse. Der Roboter wird beim Einschalten durch das Bestimmen der Absolutposition aller sechs Gelenke kalibriert, so daß eine eindeutige Zuordnung zwischen Gelenkwinkeln und kartesischen Koordinaten existiert.

3.2. CHIRURGIEROBOTERSYSTEM

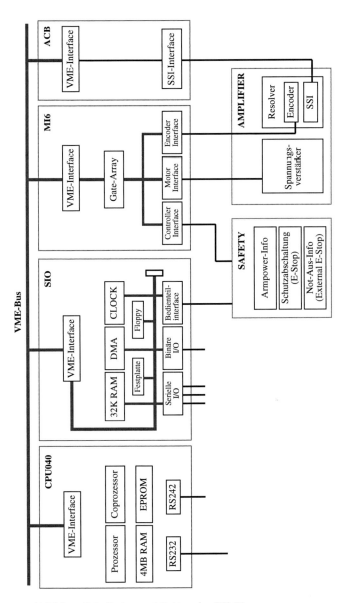

Abbildung 3.5: *Systemarchitektur des RX 90*

- Die Sicherheitskarte SAFETY stellt Komponenten für den sicheren Betrieb des Roboters zur Verfügung. Hierzu zählen die Reihenschaltung aller in der Anlage vorkommenden Notausschalter und die Aktivierung von Kontrollsystemen (watch dogs) zur Überwachung der Mikroprozessoren.

3.3 Infrarotnavigationssystem

Ein Infrarotnavigationssystem der Firma Northern Digital dient zur Positionsüberwachung des Instruments des Chirurgen, des Patienten und des Roboters. Das Navigationssystem besteht aus (Abb. 3.1):

- einem Kamerasystem mit zwei CCD-Flächenkameras,

- einer Werkzeugschnittstelle, an die drei unabhängige, zu beobachtende Werkzeuge angeschlossen werden können, und

- Leuchtdiodenkörpern mit autoklavierbaren Infrarotdioden und einem SROM (Serial Read Only Memory), die mit den spezifischen chirurgischen Instrumenten fest verbunden sind. Das SROM enthält die eindeutige Kennung des Werkzeuges, dessen Geometriedaten, die Anzahl der Dioden und ihre Feuerungsrate. Während der Initialisierung eines Werkzeugs werden dessen spezifische Daten vom Navigationssystem aus dem SROM in einen virtuellen Speicher ausgelesen.

Mindestens drei Infrarotdioden müssen die Kameras sehen, um die Position eines Werkzeugs bestimmen zu können. Die Raumkoordinaten einer Infrarotdiode in Bezug zum Koordinatensystem der Navigationssystems werden durch Triangulation ermittelt.

3.3.1 Positionsbestimmung des Roboterwerkzeugs

Um die Position der Werkzeugspitze des Roboters zu kontrollieren, wurde ein Leuchtdiodenkörper mit 16 Infrarotdioden entworfen, die auf der Außenseite eines Zylinders in zwei Ringen angeordnet sind (Abb. 3.6). Der Abstand zwischen den beiden Diodenringen beträgt $56\,mm$; die Ringe sind um $22,5°$ gegeneinander versetzt; der Abstand zweier Dioden auf dem selben Ring beträgt $45°$. Diese Anordnung der Dioden wurde aus folgenden Gründen gewählt:

- Es müssen mindestens drei Dioden für das Kamerasystem sichtbar sein, maximal lassen sich mit dem Navigationssystem Polaris 20 Dioden pro Leuchtdiodenkörper verwenden.

- Der vom Hersteller vorgegebene Mindestabstand zweier Dioden beträgt mehr als 55 mm, damit die Leuchtioden von den Kameras eindeutig erkannt werden können.

3.3. INFRAROTNAVIGATIONSSYSTEM

- Der Abstrahlwinkel einer Diode beträgt ±60° zur Normalen.

Der geforderte Mindestabstand zwischen zwei Dioden konnte aus Konstruktionsgründen nicht eingehalten werden. Dieses Problem wird durch ein versetztes Feuern der einzelnen Dioden gelöst, so daß die Position dieses Leuchtdiodenkörpers nur mit einer Taktrate von 15 Hz anstelle von 33 Hz bestimmt werden kann.

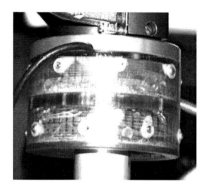

Abbildung 3.6: *Leuchtdiodenkörper zur Positionsbestimmung des Roboterwerkzeugs*

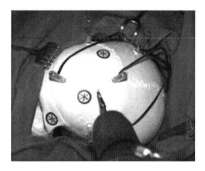

Abbildung 3.7: *Intraoperativ aufgesteckte Infrarotdioden zur Lagebestimmung eines Schädels*

Im Inneren des Zylinders befindet sich die Elektronik und ein SROM mit den Daten der Zylindergeometrie und der Dioden. Als Referenzpunkt des Leuchtdiodenkörpers wurde der Mittelpunkt des Zylinders gewählt; durch eine Koordinatentransformation kann anstelle der Position dieses Referenzpunkts die Position des TCP (Tool Center Point) des Roboters oder der Werkzeugspitze verfolgt werden. Das chirurgische Instrument selbst wird im Inneren des Zylinders am Flansch des Roboters befestigt.

3.3.2 Registrierung des Patienten

Zur Registrierung des Patienten wurde ein Satz Leuchtdioden entwickelt, der wie in Abbildung 3.7 zu sehen ist während des chirurgischen Eingriffs auf präoperativ implantierte Titanminischrauben aufgesteckt werden kann und ein eigenes Patientenkoordinatensystem aufspannt. Die fünf Infrarotdioden sind als Matrix verschaltet und mit einem SROM verbunden, das vom Navigationssystem beschrieben wird, sobald die Position der leuchtenden Schrauben auf dem Schädel feststeht. Das Patientenkoordinatensystem wird auf die folgende Weise erstellt:

- Mit einer Prüfroutine wird anhand des elekrischen Widerstands geprüft, welche Dioden detektiert werden können. Der Schaltkreis der Dioden besteht dabei aus einer Matrix mit 20 Steckplätzen für die Dioden, die jedoch nicht alle besetzt sein müssen. Wird nun ein Strom angelegt, so kann anhand des gemessenen elektrischen Widerstandes ermittelt werden, welche Diodenplätze belegt sind.

- Die Position jeder einzelnen Leuchtdiode auf dem Kopf des Patienten wird nun mithilfe der Infrarotkameras ermittelt und den aus den Computertomographiedaten berechneten Koordinaten zugeordnet.

- Als Ursprung des patientenspezifischen Koordinatensystems dient der Mittelpunkt der ersten drei ermittelten Leuchtdiodenpositionen.

- Seien die drei Leuchdiodenpositionen P_{L1}, P_{L2}, P_{L3} durch ihre Ortsvektoren $\vec{p}_{L1}, \vec{p}_{L2}$ und $\vec{p}_{L3}$ gegeben. Dann ist der x-Vektor des patientenindividuellen Koordinatensystems der Richtungsvektor $\vec{x}$ mit

$$\vec{x} = \vec{p}_{L2} - \vec{p}_{L1}. \tag{3.7}$$

Der z-Vektor wird aus dem Kreuzprodukt des x-Vektors und des zweiten Richtungsvektors $\vec{r} = \vec{p}_{L3} - \vec{p}_{L1}$ berechnet:

$$\vec{z} = \vec{x} \times \vec{r}. \tag{3.8}$$

Das Kreuzprodukt von x- und z-Vektor ergibt schließlich den y-Vektor des Patientenkoodinatensystems:

$$\vec{y} = \vec{x} \times \vec{z}. \tag{3.9}$$

Wird der Kopf des Patienten nun bewegt, erfolgt die Korrelation zwischen seiner neuen Position und den CT-Daten durch die Berechnung einer Transformationsmatrix T_{INSalt}^{INSneu}. Die CT-Daten können nun wie folgt bezüglich der neuen Schädelposition dargestellt werden:

$$T_{CT}^{INSneu} = (T_{INSalt}^{INSneu})^{-1} \cdot T_{CT}^{INSalt}. \tag{3.10}$$

3.3.3 Kommunikation mit dem Navigationssystem

Das Infrarotnavigationssystem ist über eine serielle Schnittstelle RS 232 an die SGI-Workstation angebunden und kann mit einer Übertragungsrate von 19200 Baud oder 38400 Baud angesprochen werden. Die Befehlssätze zur Kommunikation sind vom Hersteller fest vorgegeben und überlassen dem Entwickler lediglich das Einstellen der Baudrate, der Anzahl der Datenbits, der Parität, der Anzahl der Stopbits und des Hardware Handshakes. Die Navigationsprotokoll gibt zwei verschiedene Modi vor: einen Trackingmodus zum Verfolgen eines Instruments und einen Diagnosemodus für die Initialisierung des Systems und die Kontrolle der angeschlossenen Instrumente. Während des Trackingmodus wird die Position aller Instrumente kontinuierlich angegeben; es können aber keine anderen Kontrollbefehle abgesetzt werden.

3.4. KRAFTMOMENTENSENSOR

Das Navigationssystem liefert bei der Kommunikation immer einen Datenstring zurück. Im Tracking-Modus enthält dieser pro Taktzyklus für jedes verfolgtes Instrument vier Quaternionen, drei kartesische Koordinaten in Millimetern und eine Fehlergröße. Quaternionen sind ein in Nordamerika gängiges Format zur Darstellung der Orientierung. Im Anhang B.1.4 ist das Verfahren zur Umrechnung der Quaternionen in eine 3 × 3-Rotationsmatrix zu finden.

Zur Gewährleistung der Datensicherheit bei der Informationsübertragung wird ein CRC16-Code (Cylic Redundancy Check) benutzt. Hierbei wird eine 16 bit lange Prüfsumme an die Nachricht angehängt, die durch das folgende Prüfpolynom erzeugt wird:

$$CRC16 - X^{16} + X^{15} + X^2 + 1 \tag{3.11}$$

Eine Division der erhaltenen Prüfsumme durch das Prüfpolynom liefert den aufgetretenen möglichen Fehler, so daß dieser sofort vom Empfänger korrigiert werden kann.

Um dem Chirurgen die Möglichkeit einer intraoperativen visuellen Kontrolle zu geben, wurde ein Visualisierungswerkzeug entwickelt, das sowohl die Position des Instruments des Chirurgen als auch die Position der Spitze der am Roboter befestigten Säge in Relation zum Patienten auf dem Bildschirm in zweidimensionalen Schichtbildern und in einer dreidimensionalen Ansicht des Patientenschädels darstellen kann. Dazu müssen vor Beginn der Operation im Bilddatensatz die Referenzpunkte segmentiert werden. Während des chirurgischen Eingriffs erfolgt dann die sogenannte Registrierung; die gewählten Referenzpunkte auf dem Patienten selbst werden mit den Referenzpunkten im Bilddatensatz korreliert. Dies kann manuell oder automatisch geschehen. Wird die Lage des Patienten verändert, so wird dennoch die korrekte Position der chirurgischen Instrumente angezeigt, da durch die auf den Schädel des Patienten angebrachten Infrarotdioden die zugehörige Transformationsmatrix zu einer Umlagerung ermittelt werden muß. Voraussetzung hierfür ist aber, daß die implantierten Dioden weiterhin für die Infrarotkameras sichtbar bleiben.

3.4 Kraftmomentensensor

Die einzelnen Schritte des Roboters werden von einem Kraft–Momenten–Sensor kontrolliert. Innerhalb des Versuchsaufbaus wird eine Kraftmeßdose des Typs JR-3 verwendet, die sich durch einen Meßbereich von $\pm 100\,N$ in x- und y-Richtung und von $\pm 200\,N$ in z-Richtung auszeichnet. Der Meßbereich der Momente beträgt $\pm 16\,Nm$. Der Sensor beinhaltet 6 Dehnungsmeßstreifen, die sich bei Krafteinwirkung verformen und so ihren elektrischen Widerstand ändern. Dadurch ergibt sich eine Spannungsänderung am Sensorausgang. Mithilfe einer Entkopplungsmatrix können aus den auftretenden Spannungen am Ausgang des Sensors die zugehörigen Kräfte und Momente berechnet werden (Anhang B.2).

Der Kraftmomentensensor ist über einen CAN-Bus (Controller Area Network) mit einem PC verbunden (Abb. 3.8). Diese Kommunikationsstruktur wurde gewählt, da einerseits eine größtmögliche Datenrate übertragen werden soll, um den Echtzeitanforderungen eines Chirurgieroboters zu genügen (die Abtastrate der Daten sollte hierfür bei mindestens 500 Hz liegen). Andererseits ist die Übertragungsstrecke zwischen Sensor und Rechner- bzw. Robotersteuerung relativ kurz, so daß sich die Verwendung eines Feldbussystems anbietet. Der CAN-Bus hat hierbei den Vorteil, daß bei einer geringen Nutzdatenmenge – in diesem Fall ein Kraftmomentenvektor – kein großer Protokolloverhead notwendig ist. Im Auswerterechner werden die Kraftmomentenvektoren aus den ankommenden CAN-Nachrichten ausgelesen und über die serielle Schnittstelle RS232 der Robotersteuerung zur Verfügung gestellt.

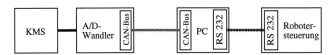

Abbildung 3.8: *Weg der Daten, die vom Kraftmomentensensor kommen*

3.5 Chirurgische Säge

In der craniofacialen Chirurgie werden Osteotomien mithilfe verschiedener Schneidewerkzeuge vorgenommen, beispielsweise mit oszillierenden Stichsägen, Pendelsägen oder Fräsen. Als Endeffektor des Roboters wurde ein erster Prototyp einer an die craniofaciale Chirurgie angelehnten Stichsäge konstruiert, der sowohl das Sägeblatt als auch den Schaft einer handelsüblichen craniofacialen Säge verwendet. Die Stichsäge wurde als erstes Schnittwerkzeug für den Roboter gewählt, da sie bei craniofacialen Eingriffen sehr häufig zum Einsatz kommt und sich durch einen sehr geringen Verschnitt auszeichnet. Als Antrieb wird ein pneumatischer Motor verwendet, der wie in Abbildung 3.9 und 3.10 zu sehen, parallel zum Schaft der Säge angeordnet ist.

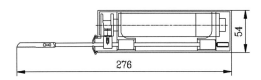

Abbildung 3.9: *Konstruktionsskizze der chirurgischen Säge*

Die Säge besitzt zwei definierte Zustände; das sind der obere und der untere Wendepunkt des Hubs. Zur Kalibrierung wird der Schaft der Säge immer bis zum Einrasten aus dem Gehäuse herausgezogen (unterer Wendepunkt des Sägeblatts), um die maximal erreichbare Länge des Endeffektors zu berücksichtigen.

3.6. ZUSAMMENFASSUNG

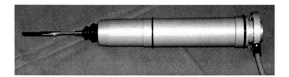

Abbildung 3.10: *Prototyp der chirurgischen Säge für den Robotereinsatz*

Alle Komponenten der Säge, auch der Motor, sind autoklavierbar (durch Dampf sterilisierbar). Die chirurgische, am Roboter angebrachte Säge hat die folgenden charakteristischen Werte:

Betriebsdruck	max. 4 bar
Hub	3 mm
Hübe pro Minute	18.000
Gewicht	600g
Länge	276 mm
Betriebsart	pneumatisch

3.6 Zusammenfassung

Die hier erarbeitete Systemarchitektur muß sich zwei Herausforderungen stellen: Einerseits müssen viele heterogene Sensor- und Rechnersysteme in Einklang gebracht werden, andererseits muß die Systemarchitektur verschiedene Betriebsmodi des Chirurgieroboters unterstützen. Dies ist in einem ersten Schritt gelungen und auch schon im Experiment evaluiert worden. So können die Aktionen des Roboters redundant durch ein Infrarotnavigationssystem und einen Kraftmomentensensor überwacht werden, um damit das Risiko des robotergestützten Eingriffes für den Patienten und das Operationsteam zu reduzieren und die Genauigkeit des Systems zu erhöhen. Ein weiterer Aspekt, der dazu beiträgt, ist die kollisionsfreie Bahnplanung der auszuführenden Trajektorie, die auf einer SGI-Arbeitsstation läuft und mit der Robotersteuerung kommuniziert. Ferner unterstützt die vorgestellte Architektur das nullkraftgeregelte begrenzende manuelle Führen der am Roboter befestigten Säge entlang des vorgegebenen Knochenschnitts innerhalb eines Toleranzbereiches, so daß auch hier eine sichere Umsetzung der geplanten Osteotomie möglich ist.

In Zukunft kann durch die Verwendung von CORBA und eines speziellen Koordinationsrechners eine bessere Integration, Kommunikation, Koordination und Verfügbarkeitsüberprüfung der verschiedenen Komponenten sowie des am IPR entwickelten Operationsplanungssystems erzielt werden.

Kapitel 4

Konzeption eines Patientenmodells

Eine Herausforderung der Chirurgierobotik besteht in der hohen Komplexität der „Arbeitswelt" des einzusetzenden Chirurgieroboters: Ein dynamisch sich änderndes Operationsfeld mit einem Patienten, der durch eine individuelle Physiognomie oder auch pathologisch veränderte Anatomie charakterisiert ist. Im Gegensatz dazu ist die Geometrie der Werkstücke beim Einsatz von Robotern in der Industrie schon bekannt und durch CAD-Modelle fest vorgegeben.

Um vom Roboter auszuführende Operationsschritte zu planen, ist deshalb eine genaue Kenntnis der zu bearbeitenden anatomischen Struktur notwendig. Die in Kapitel 1.2 erläuterte Arbeitskette von der Bilddatenakquisition über die Bilddatenaufbereitung und die Operationsplanung bis hin zum robotergestützten chirurgischen Eingriff zeigt eine grobe Einteilung der durchzuführenden Schritte, die zu der gewünschten Information über den Patienten führen.

Im Einzelnen steht an erster Stelle das Erstellen eines dreidimensionalen Bilddatensatzes des Kopfes des Patienten mittels eines Computertomographen, da das in dieser Arbeit entworfene Chirurgierobotersystem nur den Schädelknochen des Patienten bearbeiten soll. Abbildung 4.1 zeigt die einzelnen Verarbeitungsschritte. Dann müssen die Bildinformationen über den Schädelknochen des Patienten extrahiert und in ein geeignetes rechnerinternes Abbild gebracht werden, das vom hier konzipierten Gesamtsystem weiterverarbeitet werden kann. Dazu wurden in dieser Arbeit zwei neue Verfahren entworfen: die automatische Segmentierung der Gewebebildinformation und die Erzeugung eines konsistenten Oberflächenmodells mit einer geringen Anzahl von Oberflächendreiecken. Dabei ist die Segmentierung der Gewebedaten eine Voraussetzung für die anschließende Oberflächenmodellierung dieser anatomischen Struktur (beispielsweise des Schädelknochens). Das generierte Oberflächenmodell dient dann dem hier konzipierten Chirurgierobotersystem in weiteren Arbeitsschritten zur Planung der Knochenschnitte mithilfe des chirurgischen Planungssystems, zur Berechnung des intraoperativen Umweltmodells für das autonome robotergestützte Sägen des Knochens und zur Simulation des robotergestützten Eingriffes (Abb. 4.1).

Das Ziel der *Segmentierung* von Gewebe ist die Extraktion spezifischer Bildinfor-

58 KAPITEL 4. KONZEPTION EINES PATIENTENMODELLS

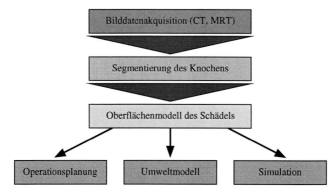

Abbildung 4.1: *Die einzelnen Schritte zur Erzeugung eines Patientenmodells im Rechner*

mation. Im Falle der robotergestützten Osteotomie ist es notwendig, Kenntnis über den zu durchtrennenden Knochen zu haben; dabei bildet die Segmentierung die erste Stufe zur Aufbereitung dieser Information. Das in dieser Arbeit erarbeitete Segmentierungsverfahren benutzt eine *Grauwertübergangsmatrix* und einen *Minimum-Distance-Klassifikator* zum automatischen Erstellen eines *Gewebemodells*; die Zusammenhänge der einzelnen Arbeitsschritte sind in Abbildung 4.2 dargestellt. In der *Grauwertübergangsmatrix* werden hierzu die Häufigkeit des Auftretens aller Grauwertkombinationen direkt benachbarter Voxel verzeichnet. Die Grauwertübergangsmatrix weist mehrere Gruppierungen um bestimmte Grauwertkombinationen herum auf; der *Minimum-Distance-Klassifikator* teilt die verschiedenen Grauwertpaare einzelnen Gruppen zu, so daß einige voneinander abgegrenzte Gruppen bzw. Klassen resultieren. Eine sogenannte Gewebeklasse wird nun durch ihr Zentrum und ihre Varianz charakterisiert. Das automatisch generierte *Gewebemodell* wird dann durch die gewonnenen Gewebeklassen bestimmt, die beispielsweise den Grauwertbereich für die zum Knochen des individuellen Patienten gehörende Bildinformation angeben.

Die generierten *Oberflächenmodelle* approximieren den zu modellierenden Schädelknochen mit einer Vielzahl von Dreiecken. Um dies zu erreichen, wird zuerst in jeder Schicht des segmentierten Bilddatensatzes die den gezeigten Knochen umgebene *Konturlinie* berechnet. Diese *Konturlinien* repräsentieren hier den Übergang zwischen Knochengewebe und anderen in der Tomogrammaufnahme dargestellten Geweben; sie bilden sozusagen eine Vielzahl von Oberflächenpunkten auf dem zu modellierenden Schädelknochen. Um die Anzahl der Oberflächenpunkte zu verringern, werden nur noch diejenigen Punkte betrachtet, an denen eine Richtungsänderung der Kontur erfolgt: diese werde nachfolgend als *charakteristische Konturpunkte* bezeichnet. Mithilfe der dreidimensionalen *Delaunay-Triangulation* wird nun eine die charakteristischen Konturpunkte umgebende konvexe Hülle berechnet, die aus Tetraedern be-

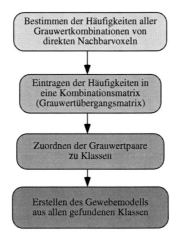

Abbildung 4.2: *Arbeitsschritte zur Erstellung des Gewebemodells*

steht, deren Eckpunkte zu der Menge der charakteristischen Konturpunkte gehören. Da diese konvexe Hülle auch sehr viele Tetraeder enthält, die kein Knochengewebe repräsentieren, müssen diese gelöscht werden. Dazu wurde ein *Tetraederlöschverfahren* erarbeitet, das für jeden Tetraeder eine Anzahl von Kontrollpunkten berechnet und die zu den Kontrollpunkten korrespondierenden Grauwerte ermittelt. Zeigt sich dabei, daß die Mehrzahl der korrespondierenden Grauwerte der Kontrollpunkte nicht das Knochengewebe repäsentiert, wird der Tetraeder gelöscht. Aus den resultierenden Tertaedern können dann die Oberflächendreiecke, die letztendlich nur die Oberfläche des Schädelknochens approximieren, bestimmt werden.

4.1 Segmentierung medizinischer Bilddaten

Der erste Schritt zur Modellierung eines individuellen Patienten ist das Erstellen einer computertomographischen (Abb. 4.3) oder einer magnetresonanztomographischen Aufnahme (Abb. 4.4).

Die erhaltenen Volumendaten (CT, MRT, ...) werden dann in ein spezielles, am Institut für Prozeßrechentechnik, Automation und Robotik entwickeltes Datenformat umgesetzt (Abb. 4.5). Dieses Format besteht aus einem Quader mit Matrizen von Grauwerten, die den einzelnen Tomogrammschichten entsprechen, und wird als Basis für alle weiteren Operationen, die auf Tomogrammen ausgeführt werden, verwendet. Eine Tomogrammschicht hat eine endliche Dicke und setzt sich aus Volumenelementen mit definierten Abmessungen, in der Regel dem Schichtabstand, zusammen. Diese Volumenelemente werden, in Anlehnung an *volume pixel*, Voxel genannt. Jedem Vo-

60 KAPITEL 4. KONZEPTION EINES PATIENTENMODELLS

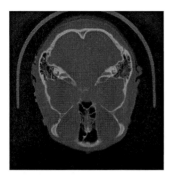

Abbildung 4.3: Typischer waagrechter Schnitt eines Computertomogramms durch den Kopf eines Menschen

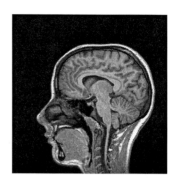

Abbildung 4.4: Typischer senkrechter Schnitt eines Magnetresonanztomogramms durch den Kopf eines Menschen

xel wird ein bestimmter Grauwert zugeordnet, der zu der anatomischen Struktur gehört, die an dieser Stelle des Tomogramms abgebildet worden ist. Diese Grauwerte wurden klassifiziert und in der sogenannten Houndsfieldskala beschrieben. Allerdings variieren die festgestellten Grauwerte je nach Patient und Aufnahmegerät, so daß keine allgemeine Zuordnung von Gewebe und Grauwert möglich ist. Selbst innerhalb des gleichen Tomogramms kann die Grauwertintensität des gleichen Gewebes in unterschiedlichen Tomogrammschichten verschieden sein.

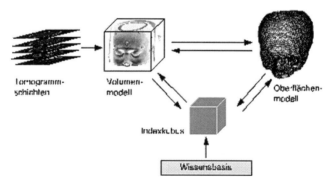

Abbildung 4.5: *Schritte zur Erstellung eines Patientenmodells*

Die Volumendaten können nach verschiedenen Verfahren verarbeitet werden, wie beispielsweise das Matchen und die Fusion unterschiedlicher Aufnahmemodalitäten. Bei

4.1. SEGMENTIERUNG MEDIZINISCHER BILDDATEN

der Segmentierung der Volumendaten wird ein Indexkubus erstellt (Abb. 4.5), wobei jede erkannte, extrahierte Struktur einen eigenen Index erhält, über den sie adressierbar ist. In einer zusätzlichen Wissensbasis stehen weitere, zu den anatomischen Strukturen gehörende spezifische Informationen wie Form, Lage, Nachbarn oder Gewebeart.

Das Volumenmodell dient auch als Grundlage für die Berechnung eines Oberflächenmodells (Abb. 4.5) aus den segmentierten Bilddaten. Umgekehrt können wiederum zu Punkten im Oberflächenmodell die zugehörigen Voxel im Volumenmodell bestimmt werden; dies wird auch durch den Pfeil vom triangulierten Schädel zum Volumenmodell in Abbildung 4.5 angezeigt.

Im Rahmen der hier vorgestellten Forschungsarbeiten wurde ein neues Segmentierungsverfahren entworfen, das den Grauwertraum eines Tomogramms analysiert und in einen Gewebeklassenraum abbildet. Das so entstandene Gewebemodell beschreibt die Verteilung der Grauwertstruktur für jede vorgegebene Gewebeklasse [26, 27, 129]. Weitergehende Verarbeitungsschritte nutzen die in dem erstellen Gewebemodell enthaltenen Informationen, um eine Superquadrik, die eine vorgegebene anatomische Struktur approximiert, an die reellen Gegebenheiten anzupassen.

4.1.1 Einführung in die Problematik

Segmentierungsverfahren werden benötigt, um spezifische Informationen aus Bilddaten zu gewinnen, beispielsweise die Volumenelemente, die in einer Computertomogrammaufnahme den Schädelknochen des Patienten repräsentieren. Die meisten dieser Verfahren lassen sich in regionen- und kantenorientierte Methoden unterteilen. Durch eine Schwellwertsegmentierung können Strukturen, die im angegebenen Grauwertbereich liegen, segmentiert werden. Hierbei findet jedoch keine genaue Klassifikation der Gewebe statt; selbst innerhalb eines Gewebes wie beispielsweise bei Knochen sind die genauen Schwellwerte nur sehr schwer zu bestimmen.

Bei der Saatpunktsegmentierung wächst eine segmentierte Region von einem vorgegebenen Anfangspunkt einer anatomischen Struktur so lange weiter, bis sie an eine markierte Kante oder den Bildrahmen stößt [62]. Eine Kante setzt sich dabei aus einer Menge von Punkten zusammen, die einen hohen Grauwertgradienten haben. In Tomogrammaufnahmen sind die unterschiedlichen Gewebe jedoch nicht immer durch eindeutige Kanten getrennt, so daß die Markierung eines Gewebes in eine andere Gewebeart „auslaufen"kann. Anschaulich kann die Saatpunktsegmentierung wie folgt beschrieben werden: An einer festgelegten Stelle (dem Saatpunkt) wird Wasser in eine Form gegossen, das schließlich die ganze Form ausfüllt. Ist diese aber nicht eindeutig zu anderen Formen durch einen Rand abgegrenzt, so kann das Wasser auch in weitere Formen, die nicht dazugehören, fließen.

Das Split–and–Merge–Verfahren unterteilt ein Bild solange in immer kleiner Regionen, bis diese einem gegebenen Homogenitätskriterium genügen (Split). Einzelne Regionen, die das selbe Kriterium erfüllen, werden wieder zusammengefügt (Merge) [108].

Kantenorientierte Verfahren suchen nicht die homogenen Regionen, sondern deren Grenzen in den Bilddaten. Dazu wird ein Kantenoperator verwendet, der gleichzeitig auch eine Glättung des Bildes vornimmt [80]. Sowohl regionen– als auch kantenorientierte Verfahren können als Vorverarbeitungsschritt einer modellbasierten Segmentierungsmethode dienen.

4.1.2 Erstellen eines Gewebemodells

Das zu berechnende, an die Tomogrammaufnahme angepaßte Gewebemodell hat die Funktion, automatisch eine Vorsegmentierung der Bilddaten in verschiedene Gewebeklassen vorzunehmen, so daß patienten- und gerätespezifische Unterschiede in der Abbildung der Gewebe auf Grauwerte nicht mehr ins Gewicht fallen. Es findet sozusagen eine Normierung der Bilddaten statt.

Berechnung der Grauwertübergangsmatrix

Als erstes wird die Grauwertübergangsmatrix für jede Schicht des Tomogramms berechnet. Sie ist ein wichtiges Hilfsmittel zur Beschreibung von Bildeigenschaften [62]. Dazu wird eine Relation ρ zwischen zwei Bildpunktpaaren (x_1, y_1) und (x_2, y_2) definiert. Diese kann beispielsweise die rechte oder linke Nachbarschaftsrelation sein. Seinen g_1 und g_2 die zu den Bildpunkten zugehörigen Grauwerte, dann läßt sich die zu einer Tomogrammschicht S zugehörige Grauwertmatrix $W_{S,\rho}$ bezüglich der Relation ρ beschreiben durch

$$W_{S,\rho}(g_1, g_2) = (a_{g_1, g_2}). \tag{4.1}$$

a_{g_1, g_2} ist die Häufigkeit des Auftretens der Grauwertkombination (g_1, g_2) bezüglich der Relation ρ.

Beispiel 4.1 *Gegeben sei das Bild S (eine Tomogrammschicht) mit den Grauwerten $G = (0, 1, 2, 3)$ durch*

$$\begin{matrix} 0 & 0 & 1 & 1 & 2 & 3 \\ 0 & 0 & 0 & 1 & 2 & 3 \\ 0 & 0 & 1 & 2 & 3 & 3 \\ 0 & 1 & 1 & 2 & 3 & 3 \\ 1 & 2 & 2 & 3 & 3 & 3 \\ 2 & 2 & 3 & 3 & 3 & 3 \end{matrix} \tag{4.2}$$

Die Relation ρ sei $\rho = $ „rechter Nachbar". Zu Bestimmung der Grauwertmatrix wird nun die Häufigkeit des Auftretens eines Grauwertespaares (g_i, g_j) mit g_j als rechtem Nachbar ermittelt und an die Stelle (i, j) in der Matrix $W_{S,\rho}$ eingetragen. Die zu diesem Beispiel gehörende Matrix lautet nun

$$W_{S,\rho}(g_1, g_2) = \begin{pmatrix} 4 & 4 & 0 & 0 \\ 0 & 2 & 5 & 0 \\ 0 & 0 & 2 & 6 \\ 0 & 0 & 0 & 7 \end{pmatrix} \tag{4.3}$$

4.1. SEGMENTIERUNG MEDIZINISCHER BILDDATEN

In dieser Arbeit wird die Relation ρ_1 verwendet, die alle Nachbarn eines Bildpunktes mit den Koordinaten (x_1, y_1) in einer Viererumgebung definiert, die nicht auf einer Kante liegen. Dazu wird von jeder Tomographieaufnahme ein binärisiertes Kantenbild

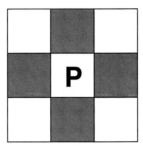

Abbildung 4.6: *Viererumgebung des Punktes P*

E durch Anwendung des Sobelkantenoperators erstellt. Der Sobeloperator basiert auf einer diskreten Approximation der ersten Ableitung des Grauwertgradienten [62]. Zwei Filterkerne (Gleichung 4.4) führen eine Differenzierung in der zur Kante jeweils senkrechten Bildrichtung durch. Dann wird das Ergebnis in Kantenrichtung geglättet.

$$S_x = \begin{pmatrix} 1 & 2 & 1 \\ 0 & 0 & 0 \\ -1 & -2 & -1 \end{pmatrix}; S_y = \begin{pmatrix} -1 & 0 & 1 \\ -2 & 0 & 2 \\ -1 & 0 & 1 \end{pmatrix} \quad (4.4)$$

Dabei wird der Gradient des Grauwertes zwischen zwei Bildpunkten P_1 und P_2 berechnet. Ist der Gradient groß, so liegt der Bildpunkt auf einer Kante.

Die Viererumgebung eines Bildpunktes ist festgelegt als die Menge aller horizontalen und vertikalen direkten Nachbarn des Punktes im Grauwertbild (Abb. 4.6). Dies bedeutet, daß eine Maske über jeden Punkt des Grauwertraumes gelegt wird, in der nur alle direkten horizontalen und vertikalen Nachbarn betrachtet werden. Nun wird gezählt, wie häufig eine spezielle Grauwertkombination auftritt, beispielsweise wie oft der Punkt P den Grauwert 158 besitzt und sein rechter Nachbar den Grauwert 156. Diese Zahl wird dann in der Grauwertübergangsmatrix an der Stelle (158, 156) eingetragen. Dabei wird ein Grauwertpaar nur gezählt, wenn weder der Punkt P noch sein Nachbar auf einer Kante liegen, d.h. einen hohen Grauwertgradienten aufweisen. Die Relation ρ_1 lautet nun:

$$\begin{aligned} (x_1, y_1)\rho_1(x_2, y_2) \iff & (x_2, y_2) \; ist \; Nachbar \\ & in \; einer \; Viererumgebung \; von \; (x_1, y_1), \\ & (x_1, y_1), (x_2, y_2) \notin E. \end{aligned} \quad (4.5)$$

Die Relation ρ_1 beschreibt also die homogenen Regionen in einem Grauwertbild.

Die Häufigkeiten des Auftretens der Grauwertpaare, die der Relation ρ_1 unterliegen, werden für jede Tomogrammschicht bestimmt und in einer einzigen Grauwertübergangsmatrix dargestellt. Diese Darstellung weist einige Gruppierungen auf; solche Gruppierungen sind charakteristisch für Paare von Grauwerten, die häufig in homogenen Bildbereichen auftreten und bestimmte Gewebearten repräsentieren.

Klassifikation des Gewebes

Im nächsten Schritt werden die in der Grauwertübergangsmatrix auftretenden Gruppierungen mithilfe eines sogenannten *clustering*-Algorithmus, dem *häufigkeitsbasierten Minimum-Distance-Verfahren*, deutlich voneinander abgegrenzt. Anschaulich beschrieben wird zuerst für alle erwarteten Klassen die Lage ihres Schwerpunktes geschätzt. Dann erfolgt die Zuteilung der einzelnen Elemente, der Merkmalsvektoren $\vec{g}$, aufgrund ihrer Eigenschaften. In dieser Anwendung charakterisiert die Auftretenshäufigkeit eines Grauwertpaares im Tomogramm, das aus direkten Nachbarn besteht, die Eigenschaft des Merkmalsvektors $\vec{g}$. Dann wird für den Merkmalsvektor $\vec{g}$ die Distanz d_i zu den verschiedenen Klassenzentren Z_i berechnet und der Merkmalsvektor derjenigen Klasse K_i zugeteilt, zu deren Zentrum Z_i er die kleinste Distanz d_i besitzt.

Haben sich die Klassen durch neue Elemente vergrößert, wird von neuem ihr Schwerpunkt berechnet und die Menge weiter klassifiziert. Dies erfolgt so lange, bis entweder die Änderung der Klassenschwerpunkte einem Abbruchkriterium (Schwellwert) genügt oder eine festgelegte maximale Anzahl von Iterationen erreicht worden ist. Das Setzen einer maximalen Iterationsdauer ist notwendig, um ein Festfahren der Methode zu verhindern. Erfolgreiche Versuche zeigten, daß eine Anzahl von maximal 100 Iterationen zu sehr guten Ergebnissen führten.

Zu Beginn des Verfahrens werden für eine erwartete Anzahl von Gewebeklassen K_i Clusterzentren gleichverteilt über die Hauptdiagonale der Grauwertübergangsmatrix festgelegt. Bei Computertomogrammen sind dies 3, bei Maganteresonanztomogrammen 5 Gewebeklassen. Diese Zentrumsvektoren $\vec{z}_i$ dienen als erste Schätzung. Eine erste Schätzung der Streuung jeder Klasse erwies sich hier als überflüssig.

Solange die Änderung der Clusterzentren den vorgegebenen Schwellwert überschreitet oder die maximale Anzahl an Iterationsschritten noch nicht erreicht ist, wird folgendes berechnet:

- die Klassenkonstanten c_i für jede Klasse K_i,

- die Streuungsvektoren $\vec{q}_i$, die die Streuung einer Klasse in x- und y-Richtung angeben,

- die Zurückweisungsradien r_i für jede Klasse K_i,

- die Distanz der Merkmalsvektoren $\vec{g}$ zur Klasse K_i,

- die Zuordnung des Merkmalsvektoren $\vec{g}$ zur Klasse K_j und

4.1. SEGMENTIERUNG MEDIZINISCHER BILDDATEN

- der Schwerpunkt S_i als neuer Zentrumsvektor $\vec{z}_i$ für jede Klasse K_i.

Durch den Minimum-Distanz-Klassifikator wird ein Merkmalsvektor derjenigen Klasse zugeordnet, zu der er im Merkmalsraum den kürzesten Abstand besitzt [62]. Seien der Merkmalsvektor $\vec{g}$ und die Clusterzentren $\vec{z}_i$ der unterschiedlichen Objektklassen gegeben, so wird die Distanz des Merkmalsvektors zur Klasse K_i berechnet durch

$$d_i = d(\vec{g}, \vec{z}_i) = \sqrt{(\vec{g} - \vec{z}_i)^T (\vec{g} - \vec{z}_i)}. \tag{4.6}$$

Da die Quadratfunktion monoton ist, kann in Gleichung 4.6 auch d_i^2 anstatt d_i verwendet werden:

$$d_i^2 = (\vec{g} - \vec{z}_i)^T (\vec{g} - \vec{z}_i) = \vec{g}^T \vec{g} - 2\vec{g}^T \vec{z}_i + \vec{z}_i^T \vec{z}_i = \vec{g}^T \vec{g} - 2(\vec{g}^T \vec{z}_i - \frac{1}{2} \vec{z}_i^T \vec{z}_i). \tag{4.7}$$

Der Term $\vec{g}^T \vec{g}$ hat auf die Zuordnung des Merkmalsvektors $\vec{g}$ zu einer Klasse K_i keinen Einfluß. Der Term $\frac{1}{2} \vec{z}_i^T \vec{z}_i$ ist für jede tatsächliche Gruppierung in der Grauwertübergangsmatrix konstant. Diese Konstante c_i wird für jede Klasse K_i wie folgt bestimmt:

$$c_i = -\frac{1}{2} \vec{z}_i^T \vec{z}_i. \tag{4.8}$$

Um die Merkmalsvektoren zu klassifizieren, die noch keiner Klasse zugeordnet werden konnten, werden die Zurückweisungsradien r_i berechnet. Die Berechnung ist nur notwendig, wenn ein Merkmalsvektor nicht klassifiziert werden kann. Diese Zurückweisungsklasse wird durch den Paramter c gesteuert.

$$r_i = c \cdot \max \sqrt{q_{i,n}}, n = 0, 1, \cdots, N - 1. \tag{4.9}$$

Abbildung 4.7 zeigt, daß der Punkt P_1 der Klasse „Knochen"zugeordnet wird; der Punkt P_2 befindet sich außerhalb aller Zuweisungsradien und kann somit keiner Gewebeklasse zugeteilt werden.
Um einen Merkmalsvektor $\vec{g}$ einer Klasse $K_i, i = 0, 1, \cdots, t - 1$ zuweisen zu können, wird nun für alle Klassen die Größe d'_i bestimmt:

$$d'_i = \vec{g}^T \vec{z}_i + c_i. \tag{4.10}$$

Ein Merkmalsvektor $\vec{g}$ wird nun einer Klasse K_j zugewiesen, wenn gilt:

$$d'_j > d_i, \; i = 0, 1, \cdots, t-1, \; i \neq j \; und \tag{4.11}$$

$$d'_j > \frac{1}{2} \left(\vec{g}^T \vec{g} - r_i^2 \right) \tag{4.12}$$

Beim häufigkeitsbasierten, lernenden Minimum-Distance-Klassifikator werden die Zentren der Klassen (Clusterzentren) in jedem Iterationsschritt anhand der schon klassifizierten Daten neu berechnet. Als neues Zentrum einer Klasse wird der Schwerpunkt der klassifizierten Menge verwendet:

66   KAPITEL 4. KONZEPTION EINES PATIENTENMODELLS

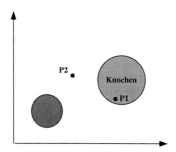

Abbildung 4.7: *Zuordnen eines Punktes zu einer Gewebeklasse durch Berechen der Abstände zu den Klassenzentren und durch Berechnen der Zurückweisungsradien, falls der Punkt nicht zugeordnet werden kann*

Definition 4.1 (Schwerpunkt einer Merkmalsklasse) *Gegeben seinen M Elemente $\vec{g}_i, i = 0, 1, \cdots, M-1$ einer Merkmalsklasse K mit den dazugehörigen Häufigkeiten $h(\vec{g}_i)$. Der Schwerpunkt einer Klasse K ist definiert als:*

$$\vec{s} = \frac{\sum_{i=0}^{M-1} h(\vec{g}_i)\, \vec{g}_i}{\sum_{i=0}^{M-1} h(\vec{g}_i)}. \tag{4.13}$$

Für einen zweidimensionalen Merkmalsvektor $\vec{g}_i = (g_{i,x}, g_{i,y})^T$ gilt:

$$\vec{s}_x = \frac{\sum_{i=0}^{M-1} h(\vec{g}_i)\, \vec{g}_{i,x}}{\sum_{i=0}^{M-1} h(\vec{g}_i)} \tag{4.14}$$

$$\vec{s}_y = \frac{\sum_{i=0}^{M-1} h(\vec{g}_i)\, \vec{g}_{i,y}}{\sum_{i=0}^{M-1} h(\vec{g}_i)}. \tag{4.15}$$

Sind die neuen Clusterzentren bestimmt worden, so erfolgt eine Neuklassifizierung der Grauwertübergangsmatrix. Dieses Verfahren wird solange fortgesetzt, bis entweder die Änderung der Clusterzentren einen vorgegebenen Schwellwert unterschreitet oder die maximale Anzahl an Iterationen erreicht ist.
Die zweidimensionalen Klassenzentren werden nun auf die Hauptdiagonale des zweidimensionalen Merkmalsraums projiziert, um den Mittelwert jeder Gewebeklasse zu ermitteln. Die Gewebeklassen werden als normalverteilt angenommen. Die zugehörige Varianz des Grauwertes einer jeden Gewebeklasse wird aufgrund der gewonnenen Erkenntnis während der Entwicklung auf 1/3 der Distanz zweier Clusterzentren festgelegt. Die Schätzung der Varianz und der Mittelwerte mittels Maximum-Likelihood-Funktion brachten keine zusätzlichen Ergebnisse. Die einzelnen Gewebeklasssen lassen sich nun als Gaußfunktionen modellieren. Das oben beschriebene Gewebemodell kann nun einfach in die Schätzung der Position geometrischer Modelle im Patientenbilddatensatz integriert werden. [26, 129]

4.1. SEGMENTIERUNG MEDIZINISCHER BILDDATEN

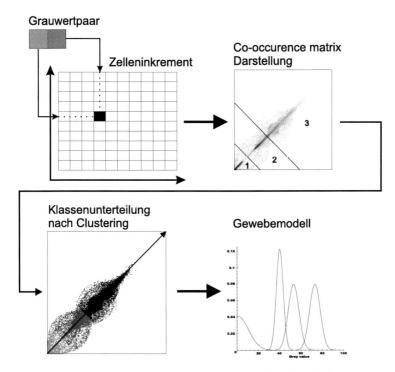

Abbildung 4.8: *Automatisch generiertes Gewebemodell*

Abbildung 4.8 veranschaulicht nochmals die automatische Generierung des Gewebemodells: Zuerst wird die Häufigkeit des Auftretens eines Grauwertpaares aus direkten Nachbarn in allen Tomogrammschichten gezählt und in einer Grauwertübergangsmatrix festgehalten. Charakteristische Gruppierungen sind in dieser Matrix erkennbar, die mithilfe eines Clustering-Algorithmus deutlich voneinender abgegrenzt werden: es entstehen Klassen, deren Zentren dann auf die Hauptdiagonale der Grauwertübergangsmatrix projiziert werden. Die ermittelten Gewebeklassen werden als normalverteilt eingestuft und können als Dichtefunktionen über dem Grauwertraum abgebildet werden.

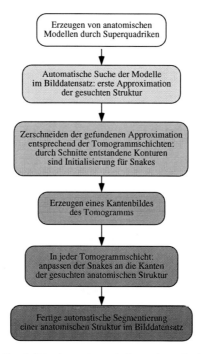

Abbildung 4.9: *Arbeitsschritte der automatischen wissensbasierten Segmentierung anatomischer Strukturen*

4.1.3 Automatische Segmentierung mittels Superquadriken und Snakes

Die weitere, entwickelte Segmentierung anatomischer Strukturen mithilfe von Superquadriken und aktiven Konturen wird im folgenden nur kurz dargestellt (Abb. 4.9). Anatomische Strukturen werden in einem ersten Schritt durch verformbare Superquadriken angenäht [10]. Einfache Verformungsfunktionen wie beispielsweise die konische Verformung oder die Krümmung bewirken eine große Formenvielfalt der Superquadriken (Abb. 4.10). Aus einer Wissensbasis werden für jede gesuchte anatomische Struktur die Grenzwerte für die Lage, die Orientierung, die Verformungsparameter für die geometrischen Modelle sowie die erwartete Gewebeklasse entnommen. Dann wird jedes Modell gezielt in den Bilddaten des Patienten gesucht, wobei ein genetischer Optimierungsalgorithmus zur Anpassung der Superquadrikmodelle an die berechneten Bildkanten dient.

Im Gegensatz zu anderen modellbasierten Segmentierungverfahren wird hier die In-

4.1. SEGMENTIERUNG MEDIZINISCHER BILDDATEN

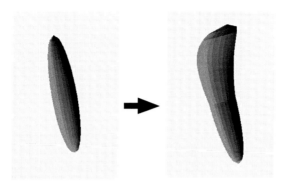

Abbildung 4.10: *Originalquadrik und Approximation des Hirnstamms*

formation über die Grauwertverteilung im Inneren des zu segmentierenden Objekts mit zur automatischen Positionierung und Anpassung des Modells im Bilddatensatz herangezogen. Dabei dient das oben beschriebene Gewebemodell dem Vergleich der Grauwertverteilung der von der Superquadrik eingeschlossenen Region mit der in der Wissensbasis erwarteten Gewebeklasse. Diese Vorgehensweise bewirkt im Vergleich zu Verfahren, die eine Modellanpassung nur anhand der Regionenkonturen durchführen, eine weitaus bessere und schnellere Positionierung der Modelle in den Bilddaten.

Da verformbare Superquadriken eine anatomische Struktur nur grob approximieren können, werden aktive Konturen (Snakes) zur weiteren Formanpassung verwendet [84]. Die angepaßte Superquadrik wird entsprechend der Tomogrammschichten in Schnitte unterteilt, die als erste Initialisierung der aktiven Konturen dienen. Zur Anpassung einer aktiven Kontur wird eine Energiefunktion minimiert, die sich aus einer internen und einer externen Energiekomponente zusammensetzt.

$$E^*_{Snake} = \int_0^1 E_{Snake}(v(s))ds = \int_0^1 E_{int}(v(s)) + E_{Image}(v(s)) + E_{con}(v(s))ds \quad (4.16)$$

Dabei erreicht die externe Energiekomponente $E_{Image}(v(s)) + E_{con}(v(s))$ an den Bildkanten ein niedriges Niveau; die interne Energiekomponente $E_{int}(v(s))$ beschreibt die lokale Krümmung an den Stützstellen $v(s) = (x(s), y(s))$ der aktiven Kontur. Wird die Energiefunktion minimiert, so wird die aktive Kontur an die Bildkanten der gesuchten anatomischen Struktur angepaßt, wobei scharfe Richtungswechsel im Konturverlauf vermieden werden.

4.1.4 Ergebnisse und Bewertung

Ein allgemein form uliertes Modell des Hirnstamms mit Übergang zum P ons (Brücke) und ein einfaches Modell für das Auge wurden mit untersc hiedlichen MR T-Aufnahmen getestet. Dabei v erlief die Segmentierung in allen Fällen erfolgreich und zeigte sehr präzise Ergebnisse. Die Ausführungszeiten lagen pro Modell un terhalb von 3 Min uten auf einer SGI-On yx; dies liegt auch in der schnellen Berechnung der Superquadrikmodelle begründet [10].

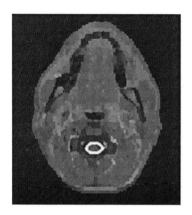 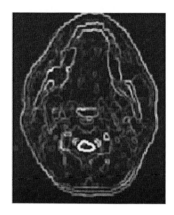

Abbildung 4.11: *Erste automatische Schätzung des Hirnstamms und w eitere Anpassung der modellierten Superquadrik mittels aktiver Konturen*

Wie in Abbildung 4.11 links zu sehen ist, führt die Verwendung des automatisc h berechneten Gewebemodells zu einer w eitaus besseren Schätzung der Modellposition als ein rein kantenorientiertes Verfahren. Durch die Anpassung der aktiven Konturen wird ein genauer Formschluß erreicht (Abb. 4.11).

4.2 Erzeugung eines Oberflächenmodells

Zur adäquaten Berechnung von Osteotomien, Bohrloc hpositionen oder Fäsvorgängen ist sowohl ein Oberflächenmodell als auch ein Volumenmodell des Kopfes des Patienten erforderlich. Als Grundlage für die Bahnplanung wurde im Rahmen dieser Arbeit ein Verfahren zur Generierung eines Oberflächenmodells mittels dreidimensionaler Delaunaytriangulation entwickelt, das im Gegensatz zu bereits bestehenden Triangulationsverfahren den Bezug zu den Volumendaten nich t verliert, aus einer wesentlich geringeren Anzahl v on Oberflächendreiecken besteht und auch Strukturen von der Größe eines Voxels berücksichtigt [56, 57].

4.2. ERZEUGUNG EINES OBERFLÄCHENMODELLS

Zuerst wird der Knochen des Patienten segmentiert, die Daten werden dann in einen Binärkubus geschrieben (Wert 1 für Knochen, Wert 0 sonst). Danach erfolgt eine schichtweise Extraktion der Konturpunkte der Knochenoberfläche mit einstellbarer Schrittweite, wobei Regionen der Größe eines Voxels auch eine Kontur zugewiesen bekommen. Die Gewinnung der Konturpunkte kann, werden die Schichten im Volumenmodell betrachtet, sowohl in x-, als auch in y- und z-Richtung erfolgen, damit eine bestmögliche Extraktion zusammenhängender segmentierter Strukturen ermöglicht wird.

Anschließend werden die gewonnenen Oberflächenpunkte der dreidimensionalen Delaunaytriangulation unterzogen; es entsteht die konvexe Hülle des Körpers, die aus lauter Tetraedern besteht. Nun werden nicht zum Körper gehörende Tetraeder gelöscht, indem überprüft wird, ob die Majorität einer Anzahl von Kontrollpunkten im Volumenmodell im Binärkubus einen Grauwert besitzt, der den Tetraeder als eindeutig zum Körper gehörig oder als außerhalb des Körpers liegend klassifiziert. Ist keine Entscheidung möglich, so wird der betrachtete Tetraeder unterteilt, dann erfolgt eine erneute Überprüfung der Teiltetraeder.

Das Resultat dieser Vorgehensweise ist ein konsistent triangulierter Körper, der sehr regelmäßige Tetraeder aufweist und selbst Strukturen von einem Voxel Dicke, beispielsweise den Nasennebenhöhlenwänden, ein Volumen gibt [56, 57]. Das Oberflächenmodell besteht dann aus allen Oberflächendreiecken des triangulierten Körpers. Im Vergleich zu anderen Triangulationsverfahren geht hier der Bezug zum Volumenmodell nicht verloren, sondern wird zum einem ausgenutzt, um die einzelnen Tetraeder zu klassifizieren, und zum anderen, um bestimmten Punkten auf dem Oberflächenmodell, beispielsweise berechneten Schnittpunkten, wieder einen entsprechenden Voxel im Volumenmodell zuzuordnen.

4.2.1 Bestimmung von Konturpunkten

Durch die Segmentierung des Knochens in den Bilddaten des Patienten wird ein sogenanntes binäres Voxelmodell erstellt, das einem Voxel, der Knochen repäsentiert, den Wert 1 (gesetzt) zuordnet, ansonsten den Wert 0. Im nächsten Schritt werden nun schichtweise die Konturlinien des Schädels erzeugt, wobei sich die Konturlinien in jeder Schicht des Tomogramms auf einer Ebene durch die Voxelmittelpunkte befinden. Hierzu wird eine modifizierte Variante des zweidimensionalen *marching cube*-Algorithmus verwendet: Eine Tomogrammschicht werde durch ein Gitter repräsentiert, wobei jeder Eckpunkt in diesem Raster für ein Voxel steht. Die vorhergehende Segmentierung bestimmt die zum Knochen gehörenden Voxel; diese werden in Abbildung 4.12 als gesetzt markiert, indem die entsprechenden Rasterpunkte mit dicken, ausgefüllten Punkten versehen werden.

Es existieren 16 verschiedene Belegungsmuster eines Rasterquadrates; durch das Ausnutzen von Symmetrien können diese auf die in Abb. 4.13 dargestellten Grundmuster reduziert werden. Je nach Konstellation der Gitterpunkte ist es nun möglich eine Randkurve zu definieren (Abb. 4.12). In dieser Arbeit wurde für die Behandlung der

72   KAPITEL 4. KONZEPTION EINES PATIENTENMODELLS

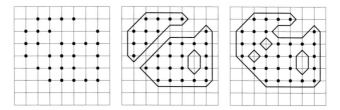

Abbildung 4.12: *Rasterdarstellung einer segmentierten Tomogrammschicht und unterschiedlicher Behandlung der Diagonalsituation beim Erstellen der Konturen um die segmentierte Struktur herum*

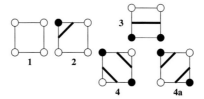

Abbildung 4.13: *Zweidimensionale Grundmuster der Gitterkonstellationen*

Diagonalversion die Regel 4 (Abb. 4.13) verwendet. So schließen die Konturlinien selbst sehr feine Strukturen mit der Dicke eines Voxels ein.

Die einzelnen Schritte zur Oberflächenmodellierung des Patientenschädels sind am leichtesten anhand eines zweidimensionalen Beispiels, hier eines Schnittes durch den Unterkiefer, zu verstehen. Abbildung 4.14 zeigt als ersten Schritt eine Schicht eines segmentierten Tomogramms, wobei die Mittelpunkte der markierten Voxel durch schwarze Punkte repräsentiert werden.

Als nächstes werden die Konturlinien des segmentierten Unterkiefers berechnet (Abb. 4.15); alle Punkte der Konturlinien sind zugleich die Oberflächenpunkte der segmentierten Struktur. Zur Weiterverarbeitung müssen die Konturpunkte noch stärker ausgedünnt werden. Erfolgt an einem Konturpunkt eine Richtungsänderung im Konturverlauf, so wird dieser Punkt als *charakteristisch* markiert. Abbildung 4.16 zeigt die mithilfe der charakteristischen Konturpunkte repräsentierte Struktur des Unterkiefers.

Im nächsten Schritt werden von einem Startpunkt P_0 aus alle signifikanten Konturpunkte im Uhrzeigersinn betrachtet. Ist hierbei der Abstand eines charakteristischen Konturpunktes P_j zur Geraden durch den betrachteten Konturpunkt $P_i, 0 < j < i$ und den Startpunkt P_0 größer als ein vorgegebener Gütewert a_{max}, wird der Punkt P_j als *gesetzt* markiert und dient als neuer Startpunkt. Dieser Schritt endet, wenn alle charakteristischen Konturpunkte betrachtet worden sind. Sind nur zwei Konturpunkte als gesetzt markiert worden, werden noch ein oder zwei weitere Konturpunkte, an denen eine Richtungänderung der Konturlinie stattfindet, als gesetzt markiert, da ei-

4.2. ERZEUGUNG EINES OBERFLÄCHENMODELLS

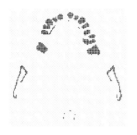 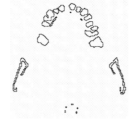 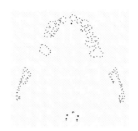

Abbildung 4.14: *Schicht eines segmentierten Unterkiefers*

Abbildung 4.15: *Darstellung der Konturen*

Abbildung 4.16: *Erzeugen der charakteristischen Konturpunkte*

ne Struktur durch mindestens drei Konturpunkte repräsentiert wird. So ist es möglich auch für sehr kleine Strukturen eine Kontur zu erzeugen. Schließlich wird durch lineare Interpolation der Menge der als gesetzt markierten Konturpunkte eine Konturlinie erzeugt, welche die ursprüngliche Umrandung, die aus allen Konturpunkten besteht, approximiert. Dabei wird durch den Gütewert a_{max} die maximal zulässige Abweichung der approximierten Kontur zur ursprünglichen Kontur angegeben. Des Weiteren kann eine gleichmäßige Verteilung der charaktersistischen Konturpunkte durch die Vorgabe eines zulässigen maximalen Abstands d_{max} zwischen zwei aufeinanderfolgenden Punkten erzielt werden. Wird dieser Abstand überschritten, so wird an dieser Stelle ein Konturpunkt gesetzt.

4.2.2 Dreidimensionale Delaunaytriangulation

Führt eine Zerlegung der konvexen Hülle einer Punktmenge P in einfachste geometrische Grundstrukturen zu einer Menge von Grundkörpern (Simplexen), deren Eckpunkte alle in P enthalten sind, so wird dies als Triangulation der Punktmenge bezeichnet [42, 43, 164].

Definition 4.2 (Triangulation einer Punktmenge) *Eine Triangulation einer Punktmenge P ist eine Zerlegung der konvexen Hülle von P in Simplexe mit den gegebenen Punkten als Eckpunkte (0-Simplexe).*

Die Triangulation einer Punktmenge, die in einer Ebene liegt, führt zu einer Zerlegung der konvexen Hülle in Dreiecke; im Raum zu einer Zerlegung in Tetraeder. Die Bedeutung der *Delaunay-Triangulation* liegt in ihrer gleichmäßigen Zerlegung der konvexen Hülle einer Punktmenge in Simplexe. Dies wird durch die folgenden Kriterien erreicht:

Definition 4.3 (Delaunay-Umkugelbedingung) *Eine Teilmenge $\mathcal{A}$ des d-dimensionalen Raumes $\mathcal{R}^d$ genügt der Delaunay-Umkugelbedingung bezüglich n gegebener*

Punkte $\vec{p}_1, \vec{p}_2, \cdots, \vec{p}_n \in \mathcal{R}^d$, *falls* $\mathcal{A}$ *eine umhüllende Hyperkugel besitzt, für die keiner der gegebenen Punkte* $\vec{p}_i$ *im Inneren liegt.*

Definition 4.4 (Delaunay-Simplex) *Ein Delaunay-Simplex einer Punktmenge* $P = \left\{ \vec{p}_1, \vec{p}_2, \cdots, \vec{p}_n \in \mathcal{R}^d \right\}$ *ist ein Simplex mit k Eckpunkten aus P, $1 \leq k \leq \min(n, d+1)$, der bezüglich P die Umkugelbedingung erfüllt.*

Definition 4.5 (Delaunay-Triangulation) *Die Delaunay-Triangulierung einer Punktmenge ist eine Triangulierung, die nur aus Delaunay-Simplexen bezüglich der gegebenen Punkte besteht.*

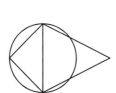
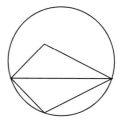

Abbildung 4.17: Mögliche Triangulation von vier Punkten: Links eine Delaunay-Triangulation, rechts jedoch nicht.

Die Delaunay-Triangulation wird durch die folgenden beiden Sätze charakterisiert:

Satz 4.1 (Existenzsatz) *Zu jeder endlichen Punktmenge P im d-dimensionalen Raum $\mathcal{R}^d$ gibt es eine Delaunay-Triangulierung.*

Satz 4.2 (Eindeutigkeitssatz) *Liegen nicht mehr als $d+1$ der gegebenen Punkte $\vec{p}_i \in P$, $i = 1, 2, \cdots, n$ auf einer Hyperkugel, so ist die Delaunay-Triangulation eindeutig.*

Eine Delaunay-Triangulation führt aufgrund der Umkugelbedingung zu einer sehr gleichmäßigen Zerlegung der konvexen Hülle einer Punkmenge P in Simplexe; jeder Punkt wird dabei mit seinem nächsten Nachbarn verbunden. Durch die oben genannten Eigenschaften ist die Delaunay-Triangulation ein mächtiges Werkzeug, das sich sowohl für geometrische Modelle, die Interpolation von Meßwerten und auch für die Generierung von Netzen, die aus finiten Elementen bestehen, eignet.

4.2.3 Tetraederlöschverfahren und Generierung des Oberflächenmodells

Zur Rekonstruktion des Patientenschädels aus den erzeugten Oberflächenpunkten werden diese in einem ersten Schritt der dreidimensionalen Delaunay-Triangulation

4.2. ERZEUGUNG EINES OBERFLÄCHENMODELLS

unterzogen. Abbildung 4.18 zeigt die analoge Vorgehensweise im Zweidimensionalen anhand einer Tomogrammschicht des Unterkiefers. Da nur ein Teil der erzeugten Tetraeder dem darzustellenden Schädel angehört, müssen die überflüssigen Teraeder gelöscht werden. Der triangulierte Körper wird nicht nur durch die Tetraeder, sondern

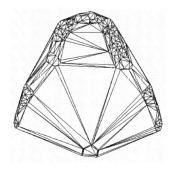 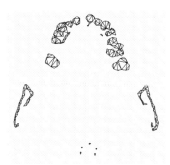

Abbildung 4.18: *Delaunaytriangulation der charakteristischen Konturpunkte*

Abbildung 4.19: *Darstellung des Unterkiefers mittels Dreiecken (Tetraedern) nach dem Löschen der nicht dazugehörigen Dreiecke (Tetraeder)*

auch durch die Menge der gesetzten Voxel im binären Voxelmodell repräsentiert. Diese Information wird beim folgenden Tetraederlöschverfahren verwendet.

Eine Reihe von Kontrollpunkten innerhalb eines Tetraeders werden zur Bestimmung seiner Zugehörigkeit zum zu modellierenden Körper benutzt. Diese Punkte entstehen durch eine rekursive Zerlegung des Tetraeders in kleinere Tetraeder. Werden r Rekursionen durchgeführt, so zerfällt der Tetraeder in 2^r kleinere Tetraeder, deren Schwerpunkte im weiteren Verlauf als Kontrollpunkte dienen. Die Position aller Kontrollpunkte im Verhältnis zum Schädel im binären Voxelmodell wird nun ermittelt. Die Zuordnung eines Tetraeders anhand der Kontrollpunkte wird wie folgt vorgenommen:

1. Liegt ein Großteil der Kontrollpunkte, beispielsweise 80%, innerhalb des darzustellenden Körpers, so kann der Tetraeder mit hoher Wahrscheinlichkeit diesem zugeordnet werden.

2. Liegt der Großteil der Kontrollpunkte außerhalb des darzustellenden Körpers, so gehört der Tetraeder mit hoher Wahrscheinlichkeit diesem nicht an und kann gelöscht werden.

3. Kann nicht eindeutig festgestellt werden, ob der Tetraeder innerhalb oder außerhalb des zu modellierenden Körpers liegt, so ist keine genügende Approximation der Objektoberfläche durch den gerade betrachteten Tetraeder gegeben. In

diesem Fall wird der Mittelpunkt der längsten Kante des Tetraeders den Oberflächenpunkten hinzugefügt. Alle Tetraeder, die diese Kante enthalten, werden durch neue Tetraeder ersetzt, die sich durch die Erweiterung der Punktmenge ergeben. Mit den neu erzeugten Tetraedern wird analog wie oben beschrieben verfahren.

Das Löschverfahren terminiert, wenn alle Tetraeder betrachtet worden sind. Die nicht gelöschten Tetraeder repräsentieren den darzustellenden Körper (Abb. 4.19), hier den Unterkiefer des Patienten.

4.2.4 Ergebnisse und Bewertung

Zur Oberflächendarstellung des Schädels werden nur noch Randflächen der verbleibenden Tetraeder betrachtet, die ein geschlossenes Dreiecksnetz erzeugen. Sehr flache Tetraeder, deren Abstand zum Mittelpunkt ihrer Umkugel fast so groß ist wie der Umkugeldurchmesser, werden vor der endgültigen Oberflächengenerierung noch gelöscht. Sie können zu Artefakten bei der Visualisierung des triangulierten Schädels führen, tragen aber nur unwesentlich zur räumlichen Struktur des Körpers bei.

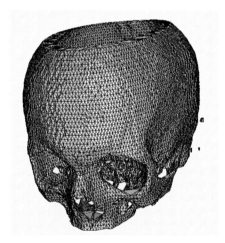

Abbildung 4.20: *Trianguliertes Schädel mit 41.256 Oberflächendreiecken*

Das Ergebnis der Oberflächenmodellierung eines menschlichen Schädels ist in Abbildung 4.20 zu sehen. Der hier abgebildete Schädel besteht aus 41.256 Oberflächendreiecken; die Approximationsgüte zur initialen Kontur wurde auf 50% festgelegt, der maximale Abstand d_{max} zwischen zwei Konturpunkten beträgt 5. Auch sehr dünne Strukturen wie das knöcherne Nasenbein werden noch korrekt trianguliert. Eine schattierte Visualisierung dieses Schädels ist in Abbildung 4.21 dargestellt; Abbildung 4.22

4.2. ERZEUGUNG EINES OBERFLÄCHENMODELLS

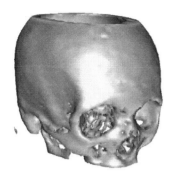
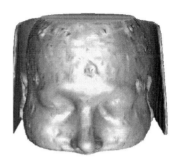

Abbildung 4.21: *Geglättete Darstellung des triangulierten Schädels*

Abbildung 4.22: *Geglättete Darstellung der Haut*

zeigt die triangulierte Darstellung des auf Haut segmentierten Patientenkopfes. Eine transparente Illustration vom triangulierten Schädel und der modellierten Haut zeigt, daß eine einzelne, konsistente Modellierung der verschiedenen segmentierten Gewebe möglich ist (Abb. 4.23).

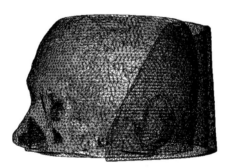

Abbildung 4.23: *Transparente Darstellung des triangulierten Knochens und der triangulierten Haut*

Testläufe mit unterschiedlicher gewählter Approximationsgüte und verschiedenem maximalen Abstand zwischen den charakteristischen Konturpunkten an einer Reihe von Patientendaten haben gezeigt, daß die Erhöhung der Approximationsgüte selbst nicht zu einer neuen strukturellen Datenmenge führt. Vielmehr nährt sich die Oberfläche dem Rastermodell des Datenvolumens an. So konnten sehr gute Ergebnisse mit einer Approximationsgüte von 50% erzielt werden.

Einen entscheidenden Einfluß auf die Güte der Triangulierung hat der gewählte maximal zulässige Abstand zwischen zwei aufeinanderfolgenden charakteristischen Konturpunkten. Hierdurch wird einerseits eine sehr gleichmäßige Triangulierung erreicht, andererseits werden auch die Oberflächen sehr feiner Strukturen modelliert. Eine weitere Reduktion der Anzahl der Oberflächendreiecke kann durch Anwendung des Verfahrens von Schroeder [148] erreicht werden.

Komplexität des Triangulationsverfahrens

Die Konturlinien werden schichtweise erzeugt, wobei jeweils vier benachbarte Voxel genau einmal betrachtet werden. Mit linearem Aufwand werden die zu triangulierenden Oberflächenpunkte bestimmt, so daß die Komplexität des Verfahrens für ein aus n Voxeln bestehendes Tomogramm $O(n)$ beträgt. Werden nur die signifikanten Konturpunkte betrachtet, so kann eine tatsächliche Komplexität von $O(n)$ erzielt werden.

Die dreidimensionale Delaunay-Triangulierung von m Oberflächenpunkten hat eine quadratische Laufzeit ($O(m^2)$). Dabei werden $O(m^2)$ Tetraeder erzeugt, wobei anschließend die Zugehörigkeit eines jeden Tetraeders zum Körper genau einmal überprüft wird. Werden die Tetraeder nicht weiter zerlegt, ist die Gesamtkomplexität $O(m^2)$, andernfalls kann im schlechtesten Fall jeder Tetraeder in zwei kleinere Tetraeder zerfallen. Bei i Zerlegungsschritten werden insgesamt $O(2^i \cdot m^2)$ Tetraeder erzeugt. Das Oberflächennetz kann dann aus k zu betrachtenden Tetraedern mit logarithmischen Zeitaufwand $O(k \cdot \log k)$ generiert werden.

Im Vergleich zu anderen Triangulationsverfahren wie dem *marching cube*-Algorithmus [110] oder dem *cuberille*-Modell [71] ist die Anzahl der erzeugten Oberflächendreiecke sehr gering, das Modell ist konsistent und selbst sehr feine Strukturen können dargestellt werden. Damit eignet sich diese Methode auch als Basis für eine Umweltmodellierung zur Bahnplanung des Roboters. Zusätzlich kann die erzeugte Zerlegung des Körpers in Tetraeder als Ausgangsbasis für Simulationen mit Finiten-Elementen dienen.

4.3 Zusammenfassung

In diesem Kapitel wurde ein im Rahmen dieser Arbeit entworfenes neues Verfahren zur Abbildung des individuellen Patienten auf ein rechnerinternes Modell vorgestellt, um die Arbeitskette für den Einsatz des hier verwendeten Chirurgieroboters in der craniofacialen Chirurgie zu schließen. Dabei kommt das Verfahren nach der Bilddatenerhebung des Patientenkopfes durch einen Computertomographen zum Einsatz; das generierte Modell des Patienten wird anschließend sowohl vom chirurgischen Operationsplanungssystem, das am IPR entwickelt wurde, als auch zur Berechnung des intraoperativen Umweltmodells und zur kollisionsfreien Bahnplanung des Chirurgieroboters sowie zur Simulation der Roboteraktionen verwendet.

4.3. ZUSAMMENFASSUNG

Das erarbeitete Modellierungsverfahren gliedert sich in zwei Arbeitsschritte: die Segmentierung der vom Roboter zu bearbeitenden Gewebe und eine konsistente Oberflächenmodellierung der segmentierten Strukturen. Da weder vorhandene zufriedenstellende Segmentierungsmethoden noch Triangulationsverfahren mit einer geringen Anzahl von Oberflächendreiecken gefunden werden konnten, kam im Rahmen dieser Forschungsarbeiten nur der Entwurf neuer Methoden, die auf neuen Ansätzen basieren, in Frage.

Das neue, hier vorgestellte Segmentierungsverfahren analysiert im kompletten Bilddatensatz des Patientenkopfes die Häufigkeit, mit der verschiedenen Grauwertkombinationen von direkt benachbarten Volumenelementen auftreten und trägt diese in einer Grauwertübergangsmatrix ein. In dieser Matrix bilden sich Gruppierungen um einzelne Grauwertkombinationen herum aus, die dann mithilfe eines Minimum-Distance-Klassifikators deutlich voneinander abgegrenzten Klassen zugeordnet werden. Diese Klassen entsprechen verschiedenen auftretenden Gewebearten und bilden zusammen ein Gewebemodell. Neben ihrem Zentrum ist jede Klasse durch die Streuung ihrer Grauwerte charakterisiert. Durch dieses Gewebemodell ist nun eine Art Normierung der Patientenbilddaten auf vorgegebene Gewebeklassen möglich, so daß die Problematik, daß abhängig vom jeweiligen Patienten und vom jeweiligen Aufnahmegerät das gleiche Gewebe durch andere Grauwerte repräsentiert wird, überkommen werden kann. Die Ergebnisse dieses Verfahrens zeigen, daß auch das Knochengewebe mithilfe dieser Methode sehr gut in den Bilddaten segmentiert wird.

Das konzipierte Triangulationsverfahren verfolgt einen neuen Ansatz, der auf der dreidimensionalen Delaunay-Triangulation charakteristischer Konturpunkte der segmentierten Strukturen beruht. Dazu werden die Konturlinien, die das segmentierte Knochengewebe von den übrigen Bilddaten abgrenzen, berechnet und die Konturpunkte bestimmt, an denen eine Richtungsänderung auf der Konturlinie erfolgt. Da diese charakteristischen Konturpunkte gleichzeitig auch Oberflächenpunkte des zu modellierenden Patientenschädels sind, wird aus ihnen mithilfe der dreidimensionalen Delaunay-Triangulation eine konvexe Hülle gebildet, die den kompletten Schädel des Patienten umschließt. Die konvexe Hülle besteht aus einer Vielzahl von Tetraedern, von denen diejenigen, deren zugehörige Grauwerte im Volumenmodell nicht dem Knochengewebe zugeordnet werden können, gelöscht werden. Das Resultat ist ein Oberflächenmodell des Schädels, das sich durch eine geringe Anzahl von Dreiecken, Konsistenz, regelmäßige Triangulation und die Darstellung selbst sehr feiner Strukturen von einem Voxel Dicke auszeichnet.

Durch diese beiden neuen Methoden ist es möglich eine Abbildung des Operationsfeldes inklusive des individuellen Patienten auf ein Modell vorzunehmen, das für die kollisionsfreie Bahnplanung autonom durchgeführter, robotergestützter Operationsschritte zwingend notwendig ist.

Kapitel 5

Autonomes Sägen von Knochen

Nach der Abbildung des Patienten auf ein rechnerinternes Modell (Kap. 4) sind die nächsten Arbeitsschritte der in Kapitel 1.2 erläuterten Arbeitskette die Planung des vom Roboter auszuführenden Knochenschnitts und die intraoperative Umsetzung dieser Osteotomie mit Unterstützung des Chirurgieroboters; das autonome robotergestützte Sägen von Knochen stellt hierbei einen möglichen Betriebsmodus des Chirurgierobotersystems zur Durchführung des Knochenschnitts dar.

Der auszuführende Knochenschnitt selbst wird von einem Operationsplanungssystem, das im Rahmen des Sonderforschungsbereiches „Rechner- und sensorgestützte Chirurgie" am IPR entwickelt wird, geplant. An das Chirurgierobotersystem wird dann eine *Schnitttrajektorie* übergeben, die sich aus einer Folge von Punkten auf dem Oberflächenmodell des Patientenschädels und dazugehörigen Orientierungen der chirurgischen Säge zusammensetzt und so die durchzuführende Osteotomie beschreibt.

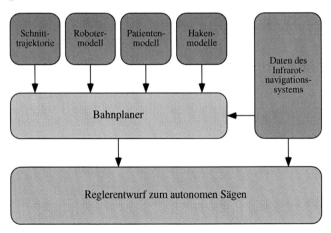

Abbildung 5.1: *Komponenten des autonomen Sägens*

Zur robotergestützten Umsetzung des geplanten Knochenschnittes sind noch eine Reihe weiterer Faktoren notwendig, die Abbildung 5.1 illustriert; dabei spielt die Sicherheit des Patienten eine wesentliche Rolle. Um zu verhindern, daß die Roboterbewegungen abgesehen vom Knochenschnitt dem Patienten weitere Verletzungen zufügen, muß eine *kollisionsfreie Trajektorie* für den robotergestützten Schnitt berechnet werden. Dazu benötigt ein kollisionsfreier *Bahnplaner* an erster Stelle neben den Daten des auszuführenden Knochenschnittes eine Abbildung des intraoperativen Operationsfeldes auf ein rechnerinternes Modell, damit ein kollisionsfreier Weg durch diesen Hindernisraum ermittelt werden kann. Dieser Hindernisraum, auch *Umweltmodell* genannt, beinhaltet ein Modell des verwendeten Chirurgieroboters, das rechnerinterne Abbild des Patienten und auch Modelle der verwendeten Wundhaken (Abb. 5.1). Die Position der verschiedenen, im Operationsfeld vorhandenen Objekte erfaßt ein Infrarotnavigationssystem und übermittelt diese Daten sowohl an den Bahnplaner, als auch an einen *Positionsregler* in der Robotersteuerung, der Abweichungen des Roboterwerkzeugs von der geplanten Schnittrajektorie korrigiert.

Die Abbildung des intraoperertiven Operationsfeldes auf ein rechnerinternes *Umweltmodell* erfolgt mithilfe einer hier neu entworfenen Methode: Anstelle einer rechen- und speicheraufwendigen Modellierung des Weichgewebes wird hier die Operationswunde indirekt durch die verwendeten Wundhaken approximiert. Dazu fusioniert das erarbeitete Verfahren Modelle der verwendeten Wundhaken, die das Weichgewebe des freipräparierten, zu duchtrennenden Knochens abhalten und approximiert gleichzeitig die Operationswunde. Die so fusionierten Wundhakenmodelle werden nun auf eine den Patienten umgebende Hülle projiziert, deren Maße die vom Patienten überdeckte Länge, Breite und Höhe auf dem Operationstisch sind. Diese Approximation des Operationsfeldes, die bei jeder Positionsveränderung eines Wundhakens oder des Patienten neu berechnet wird, ist ein Bestandteil des Hindernisraumes des Bahnplaners.

Eine Roboterbahn, die beim Durchfahren nicht zu Verletzungen des Patienten führt, wird als *kollisionsfreie Trajektorie* bezeichnet. Zu ihrer Berechnung dient ein *kollisionsfreier Bahnplaner*, der am Institut für Prozeßrechentechnik, Automation und Robotik entworfen wurde. Dieser Bahnplaner kann für einen Roboter mit sechs Freiheitsgraden eine Folge von zu durchfahrenden Gelenkwinkelpositionen berechnen, so daß es zu keinem Zusammenstoß zwischen dem Roboter und den statischen Objekten im Arbeitsraum kommt. Voraussetzung dabei ist, daß der Arbeitsraum und der Roboter als rechnerinterne Modelle vorliegen; dies wurde durch das neu entworfene Verfahren zur Abbildung des Operationsfeldes erreicht.

Der Bahnplaner gibt die vom Chirurgieroboter zu durchfahrende Solltrajektorie vor; zur zusätzlichen Sicherheit des Patienten wurde im Rahmen dieser Forschungsarbeiten ein *Positionsregler* konzipiert, der redundant die Position des Roboterwerkzeugs überwacht und Abweichungen von der Sollschnittrajektorie korrigiert. So ermitteln sowohl die Encoder in den Gelenken des Roboters als auch das Infrarotnavigationssystem die Position der Werkzeugspitze; beide Datenwerte werden miteinander verglichen und nach einer Plausibilitätskontrolle miteinander fusioniert. Die so berechnete neue Position der Werkzeugspitze ist die Eingangsgröße des roboterinternen Bahn-

planers zur roboterinternen Positionsregelung.
Alle neu entworfenen und verwendeten Verfahren zur Umsetzung des autonomen robotergestützten Sägens von Knochen werden in diesem Kapitel ausführlich vorgestellt.

5.1 Operationsplanungssystem

Ein chirurgischer Eingriff erfolgt mithilfe eines chirurgischen Planungssystems, das im Rahmen des Sonderforschungsbereiches 414 am Institut für Prozessrechentechnik, Automation und Robotik erarbeitet wird [25, 125]. Dieses System dient zur Unterstützung des Chirurgen während des kompletten Behandlungsverlaufs: präoperativ, intraoperativ und postoperativ. Vor dem chirurgischen Eingriff wird das Operationsziel definiert, die Bilddaten erhoben und ein Ablaufplan ausgearbeitet. Während der Operation wird der erstellte Operationsplan vom Chirurgen und den verschiedenen operationsunterstützenden Geräten abgearbeitet. Dabei kann auch eine Neuplanung aufgrund geänderter Verhältnisse während der Operation erfolgen. Für die postoperative Behandlung wird ein Plan zur Nachsorge und für eventuelle Nachoperationen wie das Entfernen von Schrauben generiert.
Die Systemarchitektur des Planungssystems ist in vier Ebenen unterteilt (Abb. 5.2):

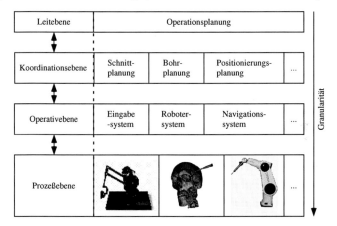

Abbildung 5.2: *Die vier Ebenen des Operationsplanungssystems [125]*

die Leitebene, die Koordinationsebene, die Operativebene und *die Prozeßebene* [134]. Der Abstraktiongrad nimmt von der Leitebene zur Prozeßebene immer mehr ab, während die Verfeinerung des erstellten Operationsplans zunimmt. In der *Leitebene* erfolgt die grobe Planung des Operationsablaufs. Die einzelnen Komponenten der *Koordinationsebene* sind hingegen auf bestimmte Aufgaben wie das Planen eines

84 KAPITEL 5. AUTONOMES SÄGEN VON KNOCHEN

Schnittes, eines Bohrlochs oder der Positionierung einer Osteosyntheseplatte spezialisiert. Da an einem auszuführenden Operationsschritt mehrere Komponenten beteiligt sein können, werden diese von der Koordinationsebene koordiniert. Auf der *Operativebene* werden schon die gerätespezifischen Parameter mit in die Planung einbezogen. Die detaillierten Planungsdaten werden dann während des chirurgischen Eingriffs an die einzelnen ausführenden Instanzen der *Prozeßebene* weitergeleitet, beispielsweise an die Robotersteuerung oder das Navigationssystem.

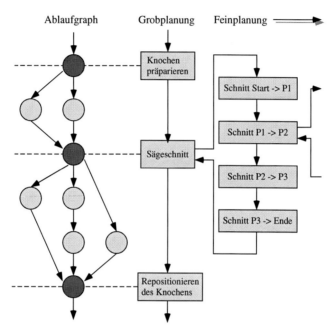

Abbildung 5.3: *Ablaufgraph einer Operation [125]*

Stehen die gewählte Operationsmethode und das Operationsziel fest, so wird präoperativ ein Operationsplan vom Planungssystem generiert, der jeden einzelnen Schritt einer Operation und alle daran beteiligten Komponenten berücksichtigt. Dazu wird der Operationsablauf in nicht mehr weiter unterteilbare Operationsschritte, sogenannte Elementaroperationen, zerlegt [74, 16] und auf einen Ablaufgraphen abgebildet [25, 134]. Zu Beginn eines auszuführenden Operationsschrittes erfolgt eines Synchronisation, danach können je nach der Anzahl der an einem Operationsschritt beteiligten Operateure und Geräte mehrere parallele Unterpläne durchgeführt werden (Abb. 5.3). Beispielsweise trennt der Roboter die Maxilla ab und wird dabei vom

Infrarotnavigationssystem überwacht, während ein Assistentsarzt mit einem Wundhaken das Weichgewebe abhält. Ein einzelner Knoten des Ablaufgraphen repäsentiert eine Elementaroperation; als Parameter werden darin unter anderem das zu benutzende Instrument, die Art der Operation, und die betroffenen Gewebe spezifiziert. So enthält ein Knoten des Ablaufgraphen, der den Roboter anweist, einen Knochenschnitt durchzuführen, neben der betroffenen anatomischen Struktur und der chirurgischen Säge des Roboters die auszuführende Schnitttrajektorie. Diese besteht aus einer Reihe von Bahnpunkten und Werkzeugorientierungen.

Die Schnittbahnen werden mithilfe eines haptischen Eingabegerätes, das dem Chirurgen durch Kraftrückkopplung den Eindruck vermittelt, er schneide Gewebe oder Knochen, auf den Oberflächenmodellen der Patientendaten geplant und in einer Datei abgespeichert. Auf diese Datei kann dann sowohl von der Robotersteuerung, dem Bahnplanungswerkzeug und der Visualisierungssoftware für die Infrarotnavigation zugegriffen werden.

5.2 Modellierung des intraoperativen Operationsfeldes

Sowohl das intraoperative Operationsfeld als auch sich darin befindened Gegenstände müssen auf ein rechnerinternes Modell abgebildet werden, um eine kollisionsfreie Robotertrajektorie zur Durchführung einer robotergestützten Osteotomie im Operationsfeld berechnen zu können, so daß der Patient, abgesehen vom Knochenschnitt, nicht durch den Roboter verletzt wird. Verschiedene Verfahren bieten sich zur Modellierung an: die *Grundkörpermethode* benutzt dreidimensionale geometrische Grundkörper, aus denen das zu modellierende Objekt zusammengesetzt wird [37]. Das Verfahren der *Constructive Solid Geometry* geht hingegen noch etwas weiter [136]; zur Darstellung von Objekten wird die Addition, die Subtraktion und der Durchschnitt von dreidimensionalen geometrischen Grundkörpern verwendet. Die Methode der *Cell Decomposition* erlaubt hingegen nur das „Zusammenkleben" von geometrischen Grundkörpern, um ein Objekt zu modellieren [79, 14]. Das Verfahren *Spatial Occupation* benutzt nur Würfel unterschiedlicher Größe zur Darstellung eines Objekts. Dazu wird die Umgebung des Objekt in immer feinere Würfelstrukturen unterteilt und alle Würfel, die das Objekt beinhalten, als besetzt markiert.

Im Gegensatz zu den oben genannten Methoden verwenden das *Konturverfahren* [37] und die *Boundary Representation-Methode* (BRep) [119] Flächen, Kanten und Punkte zur Darstellung eines Objekts. Das Konturverfahren modelliert Objekte, indem eine Kontur aus Geraden, Kreisen, Ellipsen oder Rechtecken erstellt wird. Mittels einer Verschiebung oder einer Rotation entsteht aus der zweidimensionalen Kontur ein dreidimensionaler Körper. Die Boundary Representation-Methode benutzt hingegen nur die das Objekt umgebenden Flächen, Kanten und Punkte zur Modellierung. Die Flächen werden hierbei durch die Kanten charakterisiert, diese wiederum durch

86 KAPITEL 5. AUTONOMES SÄGEN VON KNOCHEN

ihre Endpunkte. Da die Kanten gerichtet sind, ist auch die Orientierung des Normalenvektors der Flächen festgelegt, so daß die Lage einer Fläche leicht bestimmt werden kann. Wegen ihrer Flexibilität wurde diese Methode als Grundlage für die Modellierung des Operationsfeldes verwendet.

5.2.1 Vorgehensweise

Die Modellierung des intraoperativen Operationsfeldes stellt eine Herausforderung dar, da ein geeignetes Verfahren gefunden werden muß, das eine Neuberechnung des Modells und eine Neuplanung einer kollisionsfreien Robotertrajektorie in Sekundenschnelle ($< 3\ sec$) während des chirurgischen Eingriffs zuläßt, wenn beispielsweise ein Wundhaken umgesetzt wird. Die Schwierigkeit besteht in der Modellierung des Weichgewebes, die sehr rechen- und zeitintensiv ist. Deshalb wurde hier ein vollkommen anderer Ansatz gewählt [28, 67], den Abbildung 5.4 illustriert.

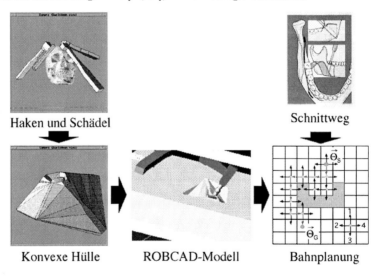

Abbildung 5.4: *Gesamtablauf der Trajektorienplanung*

Die Chirurgen benutzen Wundhaken zum Aufhalten der Operationswunde und zum Abhalten des Weichgewebes vom freipräparierten Knochen. Die verschiedenen vorkommenden Hakentypen werden mittels Flächen approximiert und in einer Datenbank abgelegt. Gleichzeitig liegt der Schädelknochen des Patienten schon als trianguliertes Oberflächenmodell vor. Die Position der Haken und des Patienten, sowie dessen Grenzen und höchste Erhebung im Operationsfeld können durch ein Infrarotnavigationssystem bestimmt werden. Es erfolgt eine Fusion der Haken unter Modellierung

5.2. MODELLIERUNG DES INTRAOPERATIVEN OPERATIONSFELDES

der Operationswunde; die entstandene Hülle wird auf einen Quader projiziert, der den Patienten komplett umschließt. Das so modellierte Operationsfeld wird dann in einen kollisionsfreien Bahnplaner eingebunden.

Fusion der Haken

Die Fusion der Modelle der verwendeten Haken und die gleichzeitige Abbildung der Operationswunde wird in mehreren Schritten durchgeführt. Die Grundvoraussetzung für die Anwendung des folgenden Verfahrens ist, daß alle Punkte des vom Roboter auszuführenden Knochenschnittes zwischen den Vorderflächen der Haken liegen, ansonsten wäre die Schnittbahn noch von Weichgewebe verdeckt.

1. Als erstes wird ein *Haken-Sortier-Koordinatensystem* aufgespannt.

2. Dann wird die Reihenfolge der zu betrachtenden Wundhaken festgelegt.

3. Alle sich gegenüberliegenden Seitenflächen von zwei benachbarten Haken werden berechnet und deren Rand bestimmt.

4. Als nächstes werden die Seitenränder der benachbarten Haken durch Dreiecke miteinander verbunden.

5. Schließlich wird der Abschluß der erstellten Zwischenfläche und der Hakenschlußflächen generiert.

Das *Haken-Sortier-Koordinatensystem* besitzt die Orientierung des Roboterinstruments im Startpunkt des Schnitts als z-Achse (Abb. 5.5). Die x-Achse steht senkrecht auf der z-Achse und führt durch den rechten unteren Punkt P der Frontfläche des ersten Hakens. Der Ursprung des erstellten Koordinatensystems ist der Lotfußpunkt der Geraden durch den Punkt P des ersten Hakens auf die z-Achse. Die y-Achse wird aus dem Vektorprodukt der z-Achse und der x-Achse bestimmt.
Um die Reihenfolge der Haken für die Fusion automatisch festzulegen, wird von jedem Haken H_i der untere rechte Punkt P_i der Hakenvorderseite in das Haken-Sortier-Koordinatensystem transformiert und auf die x-y-Ebene projiziert. Die Haken werden dann nach der Größe des Winkels α_i sortiert, der sich durch den Einschluß der Geraden durch den projizierten Punkt P_i' und den Ursprung sowie der x-Achse ergibt.
Nun werden schrittweise benachbarte Haken betrachtet und einander „gegenüberliegende" Seitenflächen gesucht. Seien H_1 und H_2 zwei benachbarte Haken und $\vec{n}_1$ bzw. $\vec{n}_2$ die dazugehörigen Normalenvektoren ihrer Vorderflächen. Dann wird für den Haken H_1 der Flächenrichtungsvektor $\vec{r}_1$ und für H_2 der Vektor $\vec{r}_2$ berechnet.

$$\vec{r}_1 = \vec{n}_1 \times \vec{z} \tag{5.1}$$
$$\vec{r}_2 = \vec{n}_2 \times \vec{z} \tag{5.2}$$

KAPITEL 5. AUTONOMES SÄGEN VON KNOCHEN

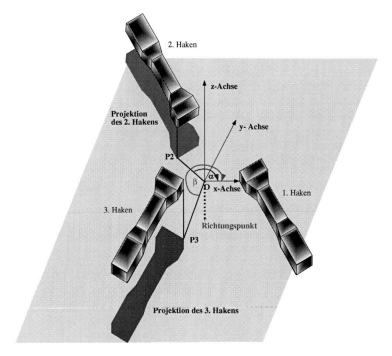

Abbildung 5.5: *Hakensortierkoordinatensystem*

Der Richtungsvektor $\vec{r}_1$ zeigt dabei in die mathematisch positive Richtung, $\vec{r}_2$ in die negative. Die gegenüberliegenden Seitenflächen des Hakens $H_i, i = 1,2$ sind diejenigen Flächen F_k, deren Normalenvektor $\vec{n}_{F_k}$ mit dem Richtungvektor $\vec{r}_i$, $i \in \{1,2\}$ einen Winkel von weniger als $45°$ einschließen.

$$\cos(\frac{\pi}{4}) < \vec{r}_i \cdot \vec{n}_{F_k} \qquad (5.3)$$

Werden mehrere Flächengruppen eines Hakens gefunden, die das Kriterium in Gleichung 5.3 erfüllen, so ist diejenige Gruppe die Seite des Hakens, die am ehesten in die Richtung des Nachbarhakens zeigt, und von der die meisten Flächen das Kriterium 5.3 erfüllen. Die gefundene Seitenflächengruppe eines Hakens wird durch einen Rand zusammengefaßt, der aus den Außenkanten der Flächen zusammengesetzt ist. Als erste Kante wird die Kante festgelegt, die Teil der Hakenvorderfläche ist. Die Orientierung des bestimmten Seitenrandes eines Hakens H_i, $i = 1,2$ läuft mathematisch positiv um den berechneten Richtungsvektor $\vec{r}_i$.

5.2. MODELLIERUNG DES INTRAOPERATIVEN OPERATIONSFELDES

Zwei benachbarte Haken werden miteinander fusioniert, indem ausgehend von ihren Vorderflächen Dreiecke zwischen den Rändern gespannt werden. Dabei können verschiedenen Fälle auftreten:

1. Im einfachsten Fall werden die beiden Ränder der Haken ausgehend von der Vorderfläche abwechselnd durch Dreiecke verbunden (Abb. 5.6). Dabei enthält das erste Dreieck die erste Kante vom ersten Haken und den ersten Punkt vom zweiten Haken; das zweite Dreieck die erste Kante vom zweiten Haken und den zweiten Punkt vom ersten Haken. Die Orientierung der Dreieckskanten wird so berechnet, daß ihre Normalenvektoren immer nach oben zeigen.

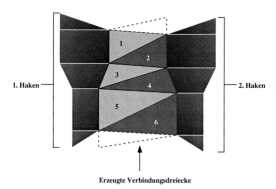

Abbildung 5.6: *Benachbarte Haken werden abwechselnd durch Dreiecke miteinander verbunden.*

2. Schneidet ein neu erzeugtes Verbindungsdreieck den Rand einer Fläche (Abb. 5.7), muß die Verbindung der beiden Ränder anders erfolgen. In diesem häufig auftretenden Fall ist das Skalarprodukt der Normalenvektoren des Dreiecks und der Hakenfläche, die eine der Dreieckskanten enthält, negativ.

Als erste Maßnahme wird im vorliegenden Fehlerfall der Rand des betroffenen Hakens durch das Einfügen eines Dreiecks, das die betroffene und die vorhergehende Kante des Hakenrandes enthält, geglättet (Abb. 5.8). Der Normalenvektor dieses Dreiecks zeigt nach außen.

3. Führt Fall 2 zu einem weiteren Fehler, so daß das neu erzeugte Verbindungsdreieck immer noch den Rand des Hakens schneidet, wird stattdessen ein Verbindungsdreick erzeugt, das anstelle der Kante des Glättungsdreiecks die nächste Kante des anderen Hakens benutzt. Schlägt auch diese Korrektur fehl, so wird auch der Rand des zweiten Hakens mithilfe eines zusätzlichen Dreiecks geglättet (Abb. 5.9).

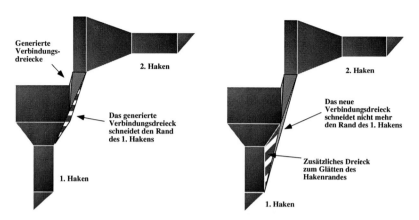

Abbildung 5.7: *Ein neu erzeugtes Dreieck schneidet den Rand des Hakens*

Abbildung 5.8: *Glätten des Hakenrandes durch ein weiteres Dreieck*

4. Ist der Rand der beiden betrachteten Haken aus einer unterschiedlichen Anzahl von Kanten zusammengesetzt, wird mit Hilfe des Quotienten aus der Anzahl der Kanten der Ränder ermittelt wie die Haken miteinander verbunden werden müssen. Besteht beispielsweise der Rand des ersten Hakens aus 8, der des zweiten aus 4 Kanten, so werden immer zwei aufeinanderfolgende Verbindungsdreiecke mit je einer Kante des ersten Hakens und dem selben Punkt des zweiten Hakens erzeugt, bevor ein Verbindungsdreieck in umgekehrter Richtung generiert wird. Auf diese Weise werden die Punkte der Rückseiten der beiden Haken zur selben Zeit erreicht.

Schließlich wird ein definierter Abschluß durch das Verbinden der beiden Rückseiten der benachbarten Haken erreicht. Der Rand dieses Abschlusses wird gesondert modelliert, da er für die nachfolgende Projektion der fusionierten Haken auf die den Patienten umgebende Hülle notwendig ist (Abb. 5.4).

Projektion auf die konvexe Hülle des Patienten

Sind die modellierten Wundhaken miteinander fusioniert und die Operationswunde geformt, erfolgt eine Projektion der erstellten Hülle auf einen den Patienten umgebenden Quader (Abb. 5.4). Der Chirurg ermittelt intraoperativ die Maße des Quaders mithilfe des Infrarotnavigationssystems: Es werden die Länge und Breite des Patienten sowie der Abstand vom höchsten Punkt des Operationsfeldes zur Oberfläche des Operationstisches bestimmt.

Die Lage der Haken ist ausschlaggebend für die Projektionsrichtung auf die Quaderoberfläche, da bei einer reinen senkrechten Projektion eine Approximation des

5.2. MODELLIERUNG DES INTRAOPERATIVEN OPERATIONSFELDES 91

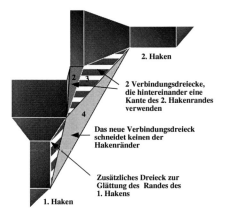

Abbildung 5.9: *Als drittes Verbindungsdreieck wird, genau wie beim zweiten, wieder eine Kante des zweiten Hakens benutzt. Durch die Durchbrechung der Alternierung bei der Erzeugung der Verbindungsdreiecke schneidet das nachfolgend generierte 4. Dreieck keinen der Hakenränder.*

Operationsfeldes entstehen könnte, die ein Anfahren des ersten Osteotomiepunktes mit schräger Orientierung des Roboterinstrumentes verhindert, obwohl dies nicht den tatsächlichen Gegebenheiten entspricht. Deshalb werden alle Kanten des Hakenrandes, die auf der Seite der Orientierungsrichtung des Roboterinstruments liegen, in dieser Richtung auf die Quaderoberfläche projiziert. Die senkrechte Projektion auf die Hüllenoberfläche wird für die übrigen Kanten des Hakenrandes verwendet. Abbildung 5.10 verdeutlicht das Problem: Der Roboter könnte bei einer geneigten Operationsrichtung am Erreichen des Zielpunkt Z durch die rechtwinklige Ecke oberhalb des Punktes P_1 gehindert werden, die bei einer senkrechten Projektion des Punkt P_1 auf die Oberseite der den Patienten umgebenden Hülle entsteht. Wird der Punkt P_1 des Randes des Hakens H_1 hingegen in der beabsichtigten Operationsrichtung auf die Oberfläche der den Patienten einschließenden Hülle Projiziert, ist ein Anfahren des Zielpunktes Z mit dem Roboter auch bei dieser vorgegebenen Operationsrichtung möglich.

Die Projektionrichtung wird folgenderweise bestimmt: Seien der Punkt P_i des Hakenrandes, die Operationsrichtung $\vec{r}_{OP}$ des Werkzeuges im ersten Punkt des Knochenschnitts und der Normalenvektor $\vec{n}_{Pat}$ der Oberseite des den Patienten umgebenden Quaders gegeben. Dann wird ein Vergleichsvektor $\vec{v}$ berechnet

$$\vec{v} = \vec{r}_{OP} \times \vec{n}_{Pat}, \tag{5.4}$$

der Vektor $\vec{r}_{\overline{PS}}$ vom Startpunkt S des Knochenschnitts zum Punkt P_i und ein Vektor

92 KAPITEL 5. AUTONOMES SÄGEN VON KNOCHEN

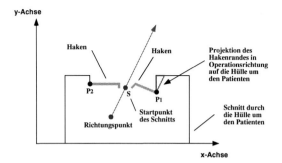

Abbildung 5.10: *Schnitt durch die den Patienten umgebende Hülle und die Operationswunde. Bei senkrechter Projektion des Randes des Hakens H_1 auf die den Patienten umgebende Hülle, könnte eine schräge Operationsrichtung dazu führen, daß die Ecke oberhalb von Punkt P_1 den Roboter am Erreichen des Startpunktes S der Schnittrajektorie hindert.*

$\vec{r}_{P_i}$ mit

$$\vec{r}_{P_i} = \vec{n}_{Pat} \times \vec{r_{PS}}. \tag{5.5}$$

Ist das Skalarprodukt

$$s = \vec{v} \cdot \vec{r}_{P_i} \tag{5.6}$$

positiv, so wird parallel zur Operationsrichtung des Roboterinstruments projiziert, andernfalls erfolgt eine senkrechte Projektion des Punktes P_i auf die Quaderoberseite. Die entstandene Projektionsfläche wird aus der Quaderoberseite „ausgestanzt" und der resultierende Rand um eine vorab festgelegte Distanz d (hier $2cm$) nach außen gestreckt. Dreiecke werden zur Verbindung der fusionierten Haken und des erzeugten Randes benutzt. Schließlich werden auch die Außenkanten der Quaderoberseite mit dem projizierten, um d gestreckten Hakenrand verbunden. Das entstandene Oberflächemodell kann dann in den am IPR entwickelten Bahnplaner eingebunden werden. Ändert sich die Konfiguration der Objekte im Operationsfeld, so wird ein neues Abbild des Operationssitus berechnet und an den Bahnplaner weitergegeben.

5.3 Kollisionsfreie Bahnplanung

Die kollisionsfreie Bahnplanung ist eine wichtige Voraussetzung für die autonome Durchführung einzelner Operationsschritte mit einem Chirurgierobotersystem. Kollisionsfrei bedeutet hierbei das Vermeiden von Zusammenstössen des Roboters mit dem Patienten, den Objekten im Arbeitsbereich des Roboters und auch dem Operationsteam. Da der Patient in Vollnarkose operiert wird, kann er als statisches Objekt

5.3. KOLLISIONSFREIE BAHNPLANUNG

angsehen und entsprechend modelliert werden. Eine wesentlich größere Herausforderung ist hingegen die Kollisionsdetektion des Roboters mit dynamischen Objekten wie den im Arbeitsraum des Roboters sich bewegenden Ärzten. Das in dieser Arbeit beschriebene Chirurgierobotersystem benutzt einen am Institut für Prozeßrechentechnik, Automation und Robotik entwickelten Bahnplaner für Industrieroboter mit sechs Freiheitsgraden, der normalerweise auf einem Parallelrechner läuft [170]. Für die Anwendung in der Chirurgie [28] wurde der Bahnplaner auf eine Silicon Graphics Workstation portiert, die mit der Robotersteuerung über eine serielle Schnittstelle verbunden ist. Der Bahnplaner und das Chirurgierobotersystem werden von einem Robotersimulationprogramm aus gesteuert; vor und während der Ausführung der geplanten Trajektorie kann die Roboterbewegung in einer Simulation dargestellt und überprüft werden.

5.3.1 Bahnplaner für Industrieroboter mit sechs Freiheitsgraden

Der von den Autoren der Quelle [170] am IPR entworfene Bahnplaner berechnet auf Basis der beabsichtigten Schnittrajektorie und des erstellten rechnerinternen Abbildes des Operationsfeldes eine kollisionsfreie Roboterbahn, um den Startpunkt des Knochenschnittes autonom per Roboter anzufahren und vom Endpunkt des Schnittes den Roboter wieder in eine sichere Ausgangsposition zu bewegen, ohne dabei den Patienten zu verletzen. Zusätzlich prüft der Bahnplaner, ob der intendierte Knochenschnitt in der vorhandenen Konfiguration von Roboter und Patient durchführbar ist oder ob der Roboter dabei in den Bereich seiner Gelenkwinkelanschläge gerät. In diesem Fall müßte die Basis des Chirurgieroboters neu in Relation zum Patienten positioniert werden.

Der Bahnplaner benutzt den bekannten A*-Algorithmus und gehört zur Klasse der gitterbasierten Ansätze. Hierzu wird der von den Gelenken des Roboters aufgespannte Konfigurationsraum diskretisiert. Den Kern des eigentlichen Algorithmus bildet ein implizit aufgebauter Graph, der alle möglichen Wege innerhalb des Gitters vom Start zum Ziel abbildet. Die Gelenkwinkelstellung am Anfang der zu planenden Roboterbewegung (Startkonfiguration) wird als Wurzelknoten des Graphen benutzt. Ausgehend davon werden in jedem Iterationsschritt alle möglichen Nachfolger des gerade betrachteten Knotens erzeugt (Expansion) und nach einer Bewertung in eine Liste mit Namen *OPEN* eingetragen. Der expandierte Knoten selbst wird in die sogenannte *CLOSED*-Liste geschrieben, die alle bis dahin gefundenen Teilwege beinhaltet. Für jeden Nachfolgeknoten wird überprüft, ob diese Gelenkwinkelstellung des Roboters mit einem Hindernis kollidiert. Die dazu notwendige Abstandsberechnung zwischen dem Modell des Roboters und den Hindernissen wird hierarchisch im wirklichen Arbeitsraum durchgeführt, um so die zeit- und speicheraufwendige Transformation der dargestellten Hindernisse vom dreidimensionalen Arbeitsraum in den sechsdimensionalen Konfigurationsraum zu vermeiden [70]. Somit ist eine schnelle Bahnplanung in einer on-line gegebenen Hindernisumgebung möglich.

5.3.2 Integration des intraoperativen Umfeldes in den Bahnplaner

Der Hindernisraum (Umwelt) wird in ROBCAD, einem **ROB**otersimulations- und **CAD**-Programm, modelliert und an den Bahnplaner weitergegeben, indem die einzelnen, in ROBCAD modellierten Komponenten in eine Datenstruktur transformiert werden, die vom Bahnplanungssystem interpretiert werden kann. Aus während des Robotereinsatzes gleichbleibenden Umgebungen wird ein sogenannter Benchmark erzeugt; im Falle des Chirurgieroboters beinhaltet der Benchmark ein Modell des Roboters und seines Werkzeugs, des Operationssaals, des Operationstisches und des Infrarotnavigationssystems. Die genaue Lage und Orientierung der genannten Komponenten wird zu Beginn der chirurgischen Operation mithilfe des Infrarotnavigationssystems ermittelt.

Das eigentliche Operationsfeld muß fortlaufend neu berechnet werden, da es einer kontinuierlichen Veränderung unterliegt. Lediglich während eines roboterausgeführten Operationsschrittes ist aus Sicherheitsgründen von einem gleichbleibenden Operationssitus auszugehen, da der Schädelknochen des Patienten während dieser Zeit fixiert ist. Das aktuelle Operationsfeld wird nach dem oben vorgestellten Verfahren berechnet, als neues Objekt im Benchmark eingebunden und dem Bahnplaner mitgeteilt. Die Modellierung des Operationsfeldes auf Basis der vom Infrarotnavigationssystem ermittelten Positionen erfolgt in 2 Sekunden; die Bahnplanung selbst nochmals in wenigen Sekunden. Somit ist eine Neuberechnung des Operationsfeldes und eine Neuplanung der kollisionsfreien Bahn während des chirurgischen Eingriffs innerhalb weniger Sekunden möglich.

5.4 Integration in das Gesamtsystem

Das autonome robotergestützte Sägen von Knochen und seine einzelnen in diesem Kapitel vorgestellten Komponenten wie die Modellierung des intraoperativen Operationsfeldes, die kollisionsfreie Bahnplanung sowie die Überwachung durch das Infrarotnavigationssystem werden mithilfe der in Kapitel 3.1 vorgestellten Systemarchitektur umgesetzt. Die folgenden acht nebenläufige Prozesse übernehmen dazu die Realisierung der robotergestützten Osteotomie:

1. Die Bedienerführung ist eine ROBCAD-Anwendung, die auf einer SGI-Workstation läuft und den Chirurgen durch den kompletten Ablauf der robotergestützten Osteotomie führt.

2. Prozeß 2 ist ein aktiver Prozeß der Robotersteuerung, der den Regelkreis zur Positionsregelung durch das Infrarotnavigationssystem realisiert.

3. Dieser Prozeß übernimmt das Auslesen der Navigationsdaten über VME-Bus in den Arbeitsspeicher der ersten CPU-Karte der Robotersteuerung.

5.4. INTEGRATION IN DAS GESAMTSYSTEM

4. Die Infrarotnavigation ist ein eigenständiger Prozess, der auf der Instrumentenschnittstelle (Tool Interface Unit) des Navigationssystems aktiviert ist und über eine serielle Schnittstelle mit einer SGI-Workstation kommuniziert.

5. Parallel zur Bedienerführung wird von dieser ein Visualisierungsprozeß auf einer zweiten SGI-Workstation initiiert. Er visualisiert die Volumendaten des Patienten in zweidimensionalen Schnittbildern und einer dreidimensionalen Ansicht; gleichzeitig werden die Position des Roboterendeffektors und des Instruments des Chirurgen in Relation zum Patienten angezeigt.

6. Die Umweltmodellierung benötigt die Daten des Navigationssystems, um das unmittelbare Operationsfeld zu modellieren und an den Bahnplaner weiterzuleiten. Sobald sich die Position des Patienten oder der Haken ändert, muß ein neues Abbild des unmittelbaren Operationsfeldes generiert und dem Bahnplaner mitgeteilt werden.

7. Auch das Bahnplanen ist ein eigenständiger Prozeß, der für eine gegebene Roboterkonfiguration und einen gegebenen Hindernisraum eine Folge von Gelenkwinkelkonfigurationen berechnet, die eine kollisionsfreie Roboterbahn von der Startkonfiguration bishin zu einen gegebenen Zielpunkt beschreibt. Derzeit wird der Weg von der Arbeitsposition des Roboters bishin zum Anfangspunkt des Knochenschnittes und die Bahn vom Endpunkt der Osteotomie wieder zurück in die Arbeitsposition des Roboters geplant, damit der Chirurgieroboter während der autonom durchgeführten Hin- und Rückfahrten zur Schnittposition am Knochen nicht den Patienten verletzt. Simulationen von geplanten und ungeplanten Roboterbewegungen zeigten, daß diese Roboterbewegungen zu Verletzungen des Patienten führen können, wenn keine kollisionsfreie Bahnplanung dieser Roboterbahnen erfolgt. Der Bahnplaner dient des Weiteren dazu, die Durchführbarkeit des Knochenschnittes mit der gegebenen Roboterkonfiguration zu überprüfen. Die Position der Roboterbasis in Relation zum Patienten muß dann verändert werden, wenn der Roboter während der Ausführung der Schnitttrajketorie an einen Gelenkwinkelanschlag geriete, da alle Robotergelenke nur innerhalb eines begrenzten Winkels rotierbar sind.

8. Optional kann eine Simulation des kollisionsfrei geplanten Robotereingriffs vorab oder parallel zur Ausführung des Knochenschnittes durchgeführt werden. Es besteht auch die Möglichkeit den chirurgischen Eingriff unter Berücksichtigung des aktuellen Operationsfelds nur in der Simulation und nicht robotergesteuert auszuführen.

5.4.1 Bedienerführung

Zu Beginn des robotergestützten Eingriffs muß die Trajektorie der auszuführenden Osteotomie geladen werden (Abb. 5.11). Da es noch keine Kommunikationsverbindung zwischen dem chirurgischen Planungssystem und dem Robotersystem gibt, wird der geplante Knochenschnitt in einer Datei abgespeichert und von der Bedienerführung geladen.

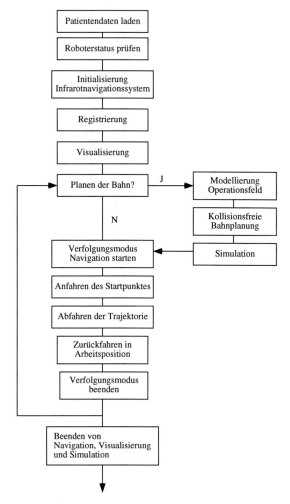

Abbildung 5.11: *Mensch-Maschine-Schnittstelle für das autonome robotergestützte Sägen von Knochen*

5.4. INTEGRATION IN DAS GESAMTSYSTEM

Im nächsten Schritt wird überprüft, ob das Robotersystem angeschaltet und kalibriert ist. Nach der Initialisierung des Infrarotnavigationssystems folgt die Registrierung von Roboter, Patient und CT-Datensatz mithilfe von intraoperativ auf den Schädel aufgesteckten Leuchtdioden, um die zugehörigen Transformationen zwischen den verschiedenen Koordinatensystemen berechnen zu können (Kap. 3.1.1). Stehen keine „Leuchtenden Schrauben"zur Verfügung, kann die Registrierung auch manuell mit dem Infrarotzeiger erfolgen, wobei dies auf Kosten der Genauigkeit geht. Zur Kontrolle der Registrierung und des weiteren Geschehens wird der Visualisierungsprozeß angestoßen.
Im Falle einer kollisionsfreien Bahnplanung der Roboterbewegung zum Startpunkt des Schnittweges wird das intraoperative Umfeld auf Basis der Daten des Navigationssystems modelliert (Kapitel 5.2). Dieses Abbild wird in das in ROBCAD vorhandene Modell des Operationssaals integriert und die Berechnung der kollisionsfreien Roboterbahn wird initiiert. Ist sie fertig geplant, so kann eine Simulation des Robotereingriffs durchgeführt werden.
Nun schaltet die Bedienerführung das Navigationssystem in den Verfolgungsmodus (Tracking Mode), um sowohl den Roboter als auch die Lage des Patienten überwachen zu können. Der Startpunkt des Knochenschnitts wird autonom angefahren, dann erfolgt ein überwachtes Sägen des Knochens. Weicht hierbei der Roboter innerhalb einer vorgegebenen Grenze von der Trajektorie ab, wird dies mithilfe des Infrarotnavigationssystems korrigiert. Beim Überschreiten dieser Grenze wird die robotergestützte Operation abgebrochen. Ist die Robotersäge am Endpunkt des Schnittes angelangt, bewegt sich der Roboter wieder in seine Arbeitsposition zurück.
Die Bedienerführung sendet nun den Befehl zum Beenden des Verfolgsmodus der Infrarotnavigation. Wenn kein weiterer Knochenschnitt beabsichtigt ist, werden die Instrumentennavigation, die Simulation und die Visualisierung beendet, ansonsten lädt die Bedienerführung die Daten des nächsten Knochenschnittes.

5.4.2 Kommunikationsprotokoll

Ein Austausch von Befehlen und Daten zwischen der Bedienführung und der Robotersteuerung ist während des Operationsverlaufs an vielen Stellen zum reibungslosen Ablauf notwendig. Dazu wurde ein Protokoll entworfen, das durch die Verwendung des *Handshake* und *Double Handshake*-Verfahrens Wert auf die korrekte Datenübertragung legt. Handshake bedeutet, daß eine Datensendung vom Empfänger bestätigt wird; beim double Handshake wird zuerst vom Absender die Absicht, Daten zu verschicken angezeigt und vom Empfänger die Bereitschaft zum Empfang gegeben. Sind die Daten angekommen, werden sie wiederum vom Empfänger bestätigt. Bleiben Bestätigungen oder angezeigte Datensendungen aus, werden die Daten nach Ablauf einer vorgegebenen Zeitspanne wieder verschickt. Erfolgt auch dann keine Reaktion des Kommunikationspartners, ist die Verbindung gestört und der Fehler muß behoben werden. Zur Überprüfung der Korrektheit der angekommenen Daten verwendet das Kommunikationsprotokoll einerseits Zeitstempel und andererseits den *Cylic Red-*

98 KAPITEL 5. AUTONOMES SÄGEN VON KNOCHEN

undancy Check-Code, kurz CRC-16 genannt (Kapitel 3.3.3).

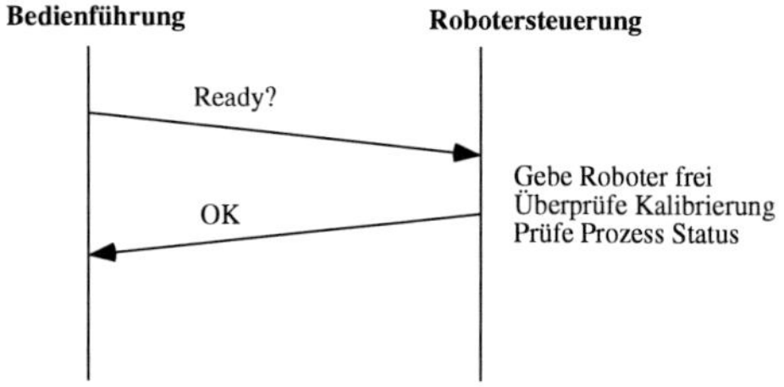

Abbildung 5.12: *Überprüfen der Betriebsbereitschaft des Roboters*

Die Bedienerführung ermittelt die Einsatzbereitschaft des Chirurgieroboters durch eine Anfrage (Abb. 5.12). Ist der Roboter kalibriert und sind die entsprechenden Roboterprozesse aktiviert, kommt eine Bestätigung zurück. Andernfalls ist der Roboter und der entprechende Prozeß noch nicht aktiviert, so daß die Anfrage der Mensch-Maschine-Schnittstelle in die Leere läuft und nach wiederholtem Anfragen ohne Gegenreaktion der Chirurg die Aufforderung bekommt, den Roboter zu starten.

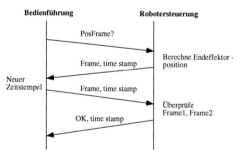

Abbildung 5.13: *Anfordern der Gelenkwinkelstellungen des Roboters*

Soll eine kollisionsfreie Bahnplanung der Roboterbewegung erfolgen, benötigt der Bahnplaner hierzu die Position des Tool-Center-Points in Bezug auf das Roboterbasiskoordinatensystem, um die Transformation zwischen Roboterbasis und Infrarotnavigationssystem zu berechnen. Die Position des TCP in Relation zum Navigationssystem liegt schon vor. Die inverse Kinematik des Roboters zur Berechnung der zu einer kartesischen Position zugehörigen Gelenkwinkel ist in dem kollisionsfreien Bahnplaner [170] integriert.

Abbildung 5.13 veranschaulicht die zugehörige Kommunikation. Hat die Robotersteuerung die Position des Endeffektors an die Bahnplanung geschickt, wird nochmals kontrolliert, ob die Positionsdaten auch wirklich korrekt übermittelt wurden.

5.4. INTEGRATION IN DAS GESAMTSYSTEM

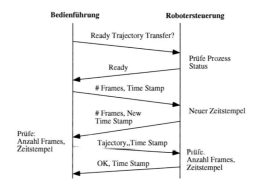

Abbildung 5.14: *Übertragen einer geplanten Trajektorie*

Vor deren Ausführung muß die Trajektorie, ob kollisionsfrei geplant oder nicht, an die Robotersteuerung übertragen werden(Abb. 5.14). Ist die Trajektorie nicht auf Kollisionsfreiheit geprüft worden, so besteht sie aus einer Liste von Frames, in denen die Position und Werkzeugorientierung eines jeden Knochenschnittpunkts vom chirurgischen Planungssystem angegeben worden ist. Andernfalls wird die Trajektorie in Form einer Reihe von einzunehmenden Gelenkwinkelpositionen direkt an die Robotersteuerung übertragen.

Jede Trajektorie bekommt eine festgelegte, eindeutige Identitätsnummer, die auch Rückschlüsse auf die Trajektorienart zuläßt (Liste aus Gelenkwinkeln oder Positionen und Orientierungen). Zur Kontrolle der Übertragung werden sowohl die Anzahl der gesendeten Positionen der Trajektorie als auch ihre Identitätsnummer überprüft.

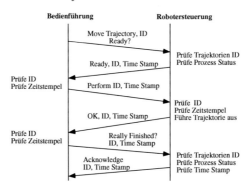

Abbildung 5.15: *Ausführen der neugeplanten Trajektorie*

Die konkrete Ausführung des Knochenschnitts wird von der Bedienerführung initiert (Abb. 5.15), da diese für den korrekten und kontrollierten zeitlichen Ablauf des robotergestützen Operationsschritts verantwortlich ist. Unter Angabe der Identitätsnummer der Trajektorie wird der Befehl zum autonomen Abfahren an die Robotersteuerung übergeben, nochmals überprüft und schließlich ausgeführt. Ist der Knochenschnitt beendet, erhält die Bedienführung eine entsprechende Statusmeldung von der Robotersteuerung.

5.4.3 Reglerentwurf zur Infrarotnavigation

Das Infrarotnavigationssystem dient nicht nur zur Registrierung des Roboters und des Patienten, sondern auch zur Positionsüberwachung des Roboters. Genauigkeitsuntersuchungen (Kapitel 7.1.2) haben gezeigt, daß die technische Genauigkeit des Navigationssystems im Bereich von $0,1\,mm - 0,2\,mm$ liegt; damit eignet sich dieser Sensor zur redundanten Positionskontrolle des Roboters. Arbeitet das Chirurgierobotersystem innerhalb eines relativ kleinen Breiches wie das in der craniofacialen Chirurgie der Fall ist, so beträgt seine relative Abweichung von der Solltrajektorie $\pm 0,1mm$. Müssen dagegen sehr große Strecken zurückgelegt werden, kann die relative Abweichung von der Trajektorie bis zu $\pm 4\,cm$ groß werden. Die Wiederholgenauigkeit des Roboters beträgt hingegen $\pm 0,01\,mm$.

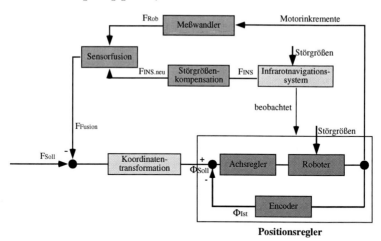

Abbildung 5.16: *Regelkreis zur Positionskontrolle des Roboters durch das Navigationssystem*

Der interne Positionsregelkreis des Roboters wird von einem Infrarotnavigationssystem als zusätzlichem Sensor beobachtet; die Regelstrecke bildet der interne Positionsregelkreis des Roboters selbst. Der Meßfühler besteht aus zwei Teilen; zum einen aus

5.4. INTEGRATION IN DAS GESAMTSYSTEM

den Encodern in den Robotergelenken, zum anderen aus den folgenden Komponenten des Infrarotnavigationssystems:

- 2 Infrarot CCD-Kameras,
- der Instrumentenschnittstelle,
- einem Referenzrahmen (hier: die auf den Patienten gesteckten Leuchtdioden) und
- einem Leuchtdiodenkörper auf dem Endeffektor des Roboters.

Der Infrarotsensor gibt die Positionsdaten und die Orientierung des verfolgten Werkzeugs als kartesische Koordinaten und Quaternionen aus, die mithilfe des im Anhang B.1.4 beschriebenen Verfahrens in eine 3×3-Matrix umgerechnet werden können. Anschließend erfolgt eine Elimination der verschiedenen auftretenden Störgrößen:

- Die Meßwerte des Koordinatensystems unterliegen statistischen Schwankungen: Sie sind gaußverteilt. Dabei ist das Maximum der Wahrscheinlichkeitsdichtefunktion für die x-Werte am kleinsten, für die z-Werte am größten (Kap. 7.1.2). Dies entspricht auch der Geometrie der Infrarot-CCD-Kameras, deren Auflösung in z-Richtung am geringsten ist.

- Licht mit hohem Infrarotanteil kann sich störend auf die Messungen auswirken: Entweder ist der Infrarotanteil so hoch, daß über ein größeres Zeitintervall hinweg gar keine Meßwerte ausgegeben werden oder gravierende Fehlmessungen vorkommen. Da bei Fehlmessungen die Abweichungen enorm groß sind, können diese schon durch eine Plausibilitätskontrolle eliminiert werden.

- Die Abschattung des Sichtbarkeitsbereiches stellt ein großes Problem dar, da in dieser Zeit keine Meßdaten ermittelt werden können. Diese Störgröße kann grundsätzlich nicht kompensiert werden. In diesem Fall werden für die Regelung die robotereigenen Daten alleine herangezogen, so daß der Roboter ein Bahnsegment ohne zusätzliche Überwachung verfährt bis der Leuchtdiodenkörper und der Referenzrahmen wieder sichtbar sind.

Die von den Encodern ermittelten Motorinkremente müssen zum Vergleich mit den gewonnen Positionsdaten des Infrarotnavigationssystems vom Meßwandler in kartesische Koordinaten überführt werden. Dann gewichtet und fusioniert der Fusionierer die von der Robotersteuerung und vom Infrarotnavigationssystem ermittelte Position, um eine neue Führungsgröße berechnen zu können. Hierbei werden folgende Werte berücksichtigt:

- die Auslesefrequenz des Navigationssystems f_{INS}, mit der Daten angeboten werden,
- die Encoderauslesefrequenz des Roboters f_{Rob},

- die Verfahrgeschwindigkeit des TCPs des Roboters $\vec{v}_{TCP}$,

- die Position des TCP in Bezug auf das Navigationssystem $F_{INS}^{TCP}(t_1)$ zum Zeitpunkt t_1 und $F_{INS}^{TCP}(t_2)$ zum Zeitpunkt t_2,

- die Position des TCP in Relation zur Roboterbasis $F_{Rob}^{TCP}(t_1)$ zum Zeitpunkt t_1 und $F_{Rob}^{TCP}(t_2)$ zum Zeitpunkt t_2. Für das Zeitintervall $[t_1, t_2]$ gilt:

$$t = t_2 - t_1 = \frac{1}{f_{INS}}, \tag{5.7}$$

- die Transformationsmatrix T_{Rob}^{INS} zwischen Infrarotnavigationssystem und Roboterbasiskoordinatensystem

- das empirisch gewonnene Genauigkeitsverhältnis zwischen Roboter und Navigationssystem, das als Gewichtungsfaktor k berücksichtigt wird. Da im hier gegebenen Fall die Genauigkeit vom Robotersystem und Navigationssystem fast gleich sind, ist $k = 1$.

Sowohl die serielle Schnittstelle, an der die Meßdaten des Navigationssystems anliegen, als auch die Encoder werden kontinuierlich ausgelesen. Nur wenn ein Frame F_{INS}^{TCP}, das die Position und Orientierung des TCP in Relation zum Navigationssystem beschreibt, anliegt, wird auch die zu diesem Zeitpunkt t aus den Encodern ausgelesene kartesische Position und Orientierung des Tool-Center-Points F_{Rob}^{TCP} zur Weiterverarbeitung ausgewählt.

Da die Abtastrate des Infrarotnavigationssystems und der Encoder verschieden ist, läßt sich aus beiden vorgegebenen Frequenzen f_{INS} und f_{Rob} die Konstante c berechnen, mit der sie sich unterscheiden:

$$c = \frac{f_{Rob}}{f_{INS}}. \tag{5.8}$$

Nun gilt es ein Auswahlkriterium zu finden, um den folgenden Bedingungen gerecht zu werden:

- Wird der Leuchtdiodenkörper am Roboterwerkzeug abgeschattet, so findet keine Sensordatenfusion statt.

- Werden die Meßdaten des Navigationssystems durch den Einfall von Streulicht mit hohem Infrarotanteil verfälscht, darf nur die aus den Encodern berechnete Position des Tool-Center-Points F_{Rob}^{TCP} verwendet werden.

- Liegt zum selben Abtastzeitpunkt von beiden Sensorsystemen die Position des TCP vor, werden die Sensordaten F_{Rob}^{TCP} und F_{INS}^{TCP} zur Berechnung der neuen Führungsgröße fusioniert.

5.5. ZUSAMMENFASSUNG

Dazu werden drei Geschwindigkeiten berechnet, die alle die Bahngeschwindigkeit des Tool-Center-Points (hier der Werkzeugspitze) angeben und bei störungsfreien Ablauf sich nur durch einen sehr kleinen festgelegten Wert ϵ unterscheiden dürfen. $\vec{v}_{INS}$ gibt hierbei die aus den Daten des Infrarotnavigationssystems ermittelte Geschwingikeit des TCP an, $\vec{v}_{Rob}$ die aus den Encoderdaten bestimmte Geschwingikeit der Werkzeugspitze und $\vec{v}_{TCP}$ die der Robotersteuerung vorgegebe Geschwindigkeit der Werkzeugspitze. Unter Verwendung der Gleichung 5.8 ergeben sich folgende Beziehungen:

$$\vec{v}_{INS} = \frac{|\vec{F}_{INS.pos}^{TCP}(t_2) - \vec{F}_{INS.pos}^{TCP}(t_1)|}{\frac{1}{f_{INS}}} \tag{5.9}$$

$$\vec{v}_{Rob} = \frac{|\vec{F}_{Rob.pos}^{TCP}(t_2) - \vec{F}_{Rob.pos}^{TCP}(t_1)|}{\frac{c}{f_{Rob}}} \tag{5.10}$$

Der Geschwindigkeitsvektor $\vec{v}_{TCP}$ wird im Roboterprogramm festgelegt. Das Auswahlkriterium und die davon abhänige Führungsgröße F_{neu}^{TCP} lauten nun:

$$F_{neu}^{TCP} = \begin{cases} \frac{1}{2} \cdot (F_{Rob}^{TCP} + F_{INS}^{TCP}) & ||\vec{v}_{INS} - \vec{v}_{TCP}| - |\vec{v}_{Rob} - \vec{v}_{TCP}|| \leq \epsilon \\ F_{Rob}^{TCP} & ||\vec{v}_{INS} - \vec{v}_{TCP}| - |\vec{v}_{Rob} - \vec{v}_{TCP}|| > \epsilon \end{cases} \tag{5.11}$$

Eine zusätzliche Plausibilitätskontrolle wäre durch die Vorberechnung der Werkzeugpositionen F_{Rob}^{TCP} und F_{INS}^{TCP} denkbar. Die neu ermittelte kartesische Position F_{neu}^{TCP} geht dann in den internen Bahnplaner der Robotersteuerung ein, der daraus die vom Roboter einzunehmenden Gelenkwinkelpositionen berechnet. Während der Intervalle, in denen keine Meßdaten des Navigationssystems anliegen, geschieht die Positionseinstellung einzig und allein durch den roboterinternen Positionsregler.

5.5 Zusammenfassung

Das autonome robotergestützte Sägen von Knochen ist eine Betriebsart des Chirurgierobotersystems, um am Ende der in Kapitel 1.2 erörterten Arbeitskette eine präoperativ geplante Osteotomie auf der Basis der erhobenen, patientenindividuellen dreidimensionsalen Bilddaten mit Unterstützung des Roboters auszuführen.

Die autonome Durchführung von Roboteraktionen in einer risikobehafteten Umgebung bedeutet eine sorgfältige Planung der einzelnen Bahnen des Roboters und eine Überwachung der Roboteraktionen mithilfe von Sensoren, um das Risiko eines solchen Eingriffs für den Patienten und das Operationsteam zu minimieren. Dazu wurde im Rahmen dieser Forschungsarbeit eine Methode zur Abbildung des intraoperativen Operationsfeldes auf ein rechnerinternes Modell entworfen, die zur kollisionsfreien Bahnplanung der Robotertrajektorien dient. Ein weiteres neues Verfahren ist die redundante Positionskontrolle des am Roboter befestigten chirurgischen Werkzeuges mittels eines Infrarotnavigationssystems.

Das hier konzipierte Verfahren zur schnellen Berechnung eines Modells des intraoperativen Operationsfeldes benutzt die in der Operationswunde eingesetzten Haken,

die das Weichgewebe vom freipräparierten, zu durchtrennenden Knochen abhalten als Grundlage. Weitere Komponenten, die in dieses Verfahren eingehen, sind das Oberflächenmodell des Patientenschädels, die geplante Schnittrajektorie, die Maße des Patienten und die vom Infrarotnavigationssystem ermittelten Positionsdaten der Haken, des Roboterwerkzeugs sowie des Patienten.
Die Haken liegen als rechnerinterne Darstellungen mit Kanten und Flächen in einer Datenbank vor. Zur Modellierung werden die vom Chirurgen verwendeten Haken und deren Position bestimmt, dann erfolgt eine Fusion der Hakenmodelle durch Dreiecksflächen, wobei gleichzeitig die Operationswunde approximiert wird. Das generierte Flächenmodell wird in eine den Patienten umgebende quaderförmige Hülle integriert, deren Abmessungen durch die vom Patienten auf dem Operationstisch überdeckte Länge, Höhe und Breite bestimmt werden. Dieses Abbild des Operationsfeldes ist dann der veränderliche Bestandteil eines CAD-Modells, in dem die übrigen Komponenten des Operationssaals, inklusive des Roboters repräsentiert werden. Der am Institut entwickelte Bahnplaner benutzt dieses CAD-Modell als Darstellung eines statischen Hindernisraums, um darin die kollisionsfreien Robotertrajektorien zu berechnen. Ändert sich während des chirurgischen Eingriffs die Position des Patienten oder eines Wundhakens, können innerhalb weniger Sekunden ein neues Abbild des aktuellen Operationsfeldes geschaffen und die dazugehörigen kollisionsfreien Robotertrajektorien neu geplant werden.
Ein neu entworfener Positionsregler dient zur Kontrolle des autonomen robotergestützten Sägens mittels eines Infrarotnavigationssystems als redundanten Positionssensor. Dabei wird kontinuierlich die Werkzeugposition der am Roboter befestigten chirurgischen Säge sowohl mithilfe der Encoder in den Robotergelenken als auch durch das Navigationssystem ermittelt. Nach einer Plausibilitätskontrolle der erhaltenen Werte erfolgt eine Fusion der Sensordaten; der interne Positionsregler des Roboters vergleicht die so gewonnene Istposition der Sägeblattspitze mit der Sollposition und steuert die Achsregler des Roboters, um die gemessene Abweichung von der vorgegebenen Schnittrajektorie zu korrigieren.

Kapitel 6

Kraftgeregeltes Sägen von Knochen

Das letzte Glied der in Kapitel 1.2 vorgestellten Arbeitskette für die robotergestützte Chirurgie läßt eine Vielzahl von Methoden zu, die der intraoperativen Unterstützung des Chirurgen durch einen Roboter beim Ausführen eines Schrittes des chirurgischen Eingriffs dienen. Das vorangegangene Kapitel 5 stellt eine Art der Umsetzung eines Knochenschnittes mithilfe eines Roboters vor; dieses Kapitel präsentiert hingegen eine weitere Methode, eine robotergestützte Osteotomie durchzuführen, indem der Chirurg den Roboterarm mit der chirurgischen Säge innerhalb einer zugelassenen Toleranz manuell entlang der geplanten Schnittrajektorie führt, während diese Robotersteuerung die Werkzeugbewegung begrenzt [23, 90]. Dieses Verfahren ist eine neu entworfene Steuerungsmethode eines Chirurgieroboters im Rahmen der hier vorgestellten Forschungsarbeiten zu robotergestützten Osteotomie des Schädelknochens. Sein Entwurf beruht auf der Idee, dem Chirurgen selbst die endgültige Entscheidung und Kontrolle über die auszuführende Osteotomie zu überlassen, und ihm dabei gleichzeitig die Sicherheit zu geben, den Knochenschnitt nahezu wie vorab geplant realisieren zu können.

Das hier erarbeitete Verfahren zum kraftgeregelten manuellen Führen einer am Roboter befestigten chirurgischen Säge entlang einer dreidimensionalen Trajektorie mit einer gleichzeitigen Begrenzung der Handbewegungen des Chirurgen durch den Roboter setzt sich aus verschiedenen Komponenten zusammen, die Abbildung 6.1 illustriert.

Zur Kraftregelung ist die Integration eines Kraftmomentensensors erforderlich, der kontinuierlich Daten über die vom Chirurgen auf das am Roboter fixierte chirurgische Instrument ausgeübten Kräfte und die resultierenden Momente an die Robotersteuerung liefert. Dazu wurde hier ein Protokoll entworfen, das die Meßdaten über einen sogenannten CAN-Bus an einen Auswerterechner übermittelt und von da aus über eine serielle Schnittstelle an die Robotersteuerung überträgt.

Die zweite Komponente des konzipierten Verfahrens zum manuellen roboterbegrenzten Sägen von Knochen ist die bekannte Methode der Nullkraftregelung, die hier

106 KAPITEL 6. KRAFTGEREGELTES SÄGEN VON KNOCHEN

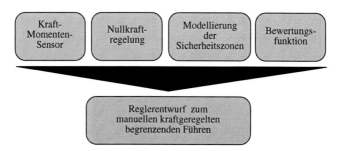

Abbildung 6.1: *Komponenten des geführten Sägens*

integriert und an die hier vorgestellten Gegebenheiten des Chirurgierobotersystems angepaßt wurde. Nullkraftregelung bedeutet, sämtliche Störgrößen, die auf den Kraftmomentensensor einwirken können, zu eliminieren, beispielsweise die Meßwertdrift des Sensors im Dauerbetrieb oder das Eigengewicht des am Roboter fixierten Instruments, so daß nur noch die Kräfte resultieren, die tatsächlich von einem Benutzer auf das Roboterwerkzeug ausgeübt werden. Durch eine Transformation der Meßdaten in eine kartesische Position und Orientierung führt der Roboter mit einer festgelegten Geschwindigkeit die vom Benutzer gewünschte Bewegung aus.

Um die Bewegung des Chirurgen beim manuellen Führen des Roboterinstrumentes zu bewerten und gegebenenfalls zu begrenzen, wurden Sicherheitszonen entworfen, die um die einzelnen Segmente und Stützstellen der vom Operationsplanungssystem geplanten Schnittrajektorie gelegt werden. Ein Doppelzyliner um ein jedes Trajektoriensegment herum beschreibt die Toleranzzone: Innerhalb des Zylinders mit dem kleineren Radius erfährt die Bewegung des Chirurgen keine Begrenzung. Bewegt der Chirurg die Spitze der am Roboter fixierten Säge in den Raum zwischen dem inneren und dem äußeren Schutzzylinder, so wirkt der Roboter dieser Bewegung mit einem Widerstand entgegen, der zum Rand des äußeren Zylinders hin immer größer wird. Ein Verlassen des äußeren Schutzzylinders wird vom Roboter nicht zugelassen; der dem Chirurgen vom Roboter entgegengesetzte Widerstand wird hier unendlich groß. An den Stützstellen der Schnittrajektorie gilt ein analoges Verhalten; die Sicherheitszonen bestehen hier aus Kugeln.

Schließlich dient eine Bewertungsfunktion dazu, die vom Chirurgen durch Krafteinwirkung auf das Roboterinstrument beabsichtigte Position der Sägenspitze innerhalb der modellierten Sicherheitszonen zu bewerten und eine entsprechende Reaktion des Chirurgieroboters hervorzurufen. Dieser Widerstand korreliert mit der Verfahrgeschwindigkeit, mit der in jedem neuen Taktzyklus der Robotersteuerung die neue, von der Bewertungsfunktion zugelassene Position vom Roboter angefahren wird.

Alle genannten Komponenten fließen in den Regler ein, der für diese spezielle Anwendungsart im Rahmen der Forschungsarbeiten zur robotergestützen Osteotomie neu erarbeitet wurde. Die Regelstrecke bildet dabei der interne Positionsregelkreis des Roboters; die Meßeinrichtung setzt sich aus dem Kraftmomentensensor und dem Auswerterechner zusammen. Der Kraftregler besteht aus der Störgrößenkompensation, der Berechnung der zur Krafteinwirkung korrelierenden kartesischen Position und der oben vorgestellten Bewertungsfunktion. Die Führungsgröße ist die vom Bewerter zugelassene neue kartesische Position der Sägenspitze, die als Eingangsgröße an den robotereigenen Bahnplaner übergeben wird, dem Stellglied des Regelkreises. Dieses Kapitel beschreibt im Folgenden alle oben erwähnten Komponenten und den Regelkreis für die neue, entworfene Methode des kraftgeregelten begrenzenden manuellen Führens des Roboterarms.

6.1 Nullkraftregelung

Mit der in Quelle [168] diskutierten Methode der *Nullkraftregelung* wird dem Chirurgen eine einfach zu bedienende Schnittstelle zum Chirurgierobotersystem angeboten, die ein manuelles Führen des Roboters, beispielweise zur Registrierung des Patienten, ermöglicht. Der Chirurg kann in diesem Fall den Roboteram an eine bestimmte Position führen, beispielsweise zu einer in den Knochen implantierte Schraube, und deren Position in Bezug zum Roboter von der Steuerung bestimmen lassen. Die Lagebestimmung dreier solcher Punkte, deren Koordinaten auch in Relation zu den CT-Daten des Patienten bekannt sind, führt zu einer Registrierung des Patienten im Koordinatensystem des Roboters. Somit ist eine Transformation von in den CT-Daten geplanten Schnittwegen in das Roboterbasiskoordinatensystem möglich.

Das Eingabemedium der Nullkraftregelung ist der am Roboterflansch befestigte Kraftmomentensensor. Übt der Chirurg auf die chirurgische Säge des Roboters eine Kraft aus, detektiert der Sensor alle auf das System einwirkenden Kräfte und Momente. Der Nullkraftregler eliminiert alle Störgrößen, so daß nur noch die tatsächlich ausgeübten Kräfte und Momente resultieren, aus denen die einzustellenden Soll-Gelenkwinkel für die Positionsregelung des Roboters berechnet werden. Wirkt keine Kraft auf das Instrument, so muß der tatsächliche Kraftmomentenvektor nach der Elimination der Störgrößen gleich dem Nullvektor sein. Daher rührt auch der Name *Nullkraftregelung*.

6.1.1 Transformation der Meßdaten

Zur Positionsänderung des Roboters mittels Nullkraftregelung müssen drei verschiedene Koordinatensysteme betrachtet werden (Abb. 6.2):

- Das Roboterbasiskoordinatensystem KS_{Rob} des RX-90 hat seinen Ursprung in der Mitte des zweiten Gelenks. Seine z-Achse zeigt senkrecht nach oben, die x-Achse entspricht dem negativen Längsvektor des Roboterfußes und die y-Achse berechnet sich aus dem Vektorprodukt der x-Achse und der z-Achse. Dieses Koordinatensystem dient als Bezugssystem, da die Koordinatenachsen von Gelenkwinkeländerungen des Roboters unabhängig sind. Folglich werden

KAPITEL 6. KRAFTGEREGELTES SÄGEN VON KNOCHEN

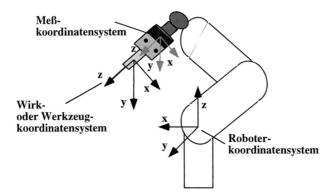

Abbildung 6.2: *Zusammenhang zwischen Roboter-, Meß- und Werkzeugkoordinatensystem.*

alle kartesischen Koordinaten zur Bewegung des Roboters in Bezug auf das Basiskoordinatensystem angegeben.

- Im sogenannten Tool-Center-Point (TCP), der im Zentrum des Montageflansches für Werkzeuge liegt, hat das Werkzeugkoordinatensystem KS_{Tool} seinen Ursprung. In der Startkonfiguration des Roboters stimmt seine Orientierung mit der des Basiskoordinatensystems KS_{Rob} überein; sie ändert sich jedoch mit den Bewegungen der Robotergelenke. Die kartesische Position des Werkzeugkoordinatensystems KS_{Tool} kann durch die direkte Kinematik aus den aktuellen Gelenkwinkeln berechnet werden.

  Je nach Anwendung wurde in dieser Arbeit der TCP in den Schwerpunkt oder die Spitze des befestigten Werkzeugs gelegt. Dies entspricht einer Transformation des TCP entlang der z-Achse des Werkzeugkoordinatensystems, dessen Orientierung beibehalten wird.

- Der Ursprung des Meßkoordinatensystems KS_{kms} liegt im Zentrum des Kraftmomentensensors. Die Orientierung des Meßkoordinatensystems bezüglich des Werkzeugkoordinatensystems bleibt konstant, da der Kraftmomentensensor fest mit dem Werkzeugmontageflansch und dem Werkzeug verbunden ist. Der hier vom Sensor gemessene Kraftmomentenvektor $(\vec{f}, \vec{n})^T_{kms}$ setzt sich dabei zusammen aus dem Vektor $\vec{f}_{kms}$, der die Kräfte in x-, y- und z-Richtung bezüglich des Meßkoordinatensystems angibt, und dem Vektor $\vec{n}_{kms}$, der die in x-, y- und z-Richtung angreifenden Momente beschreibt.

Der tatsächliche Ort der Kraftausübung und damit der wirkenden Kräfte ist der Angriffspunkt des Chirurgen an der am Roboter befestigten chirurgischen Säge. Deshalb muß eine Transformation des gemessenen Kraftmomentvektors $(\vec{f}, \vec{n})^T_{kms}$ vom

6.1. NULLKRAFTREGELUNG

Meßort (Kraftmomentensensor) in einen Kraftmomentenvektor $(\vec{f},\vec{n})^T_{tool}$ bezüglich des Werkzeugkoordinatensystems KS_{tool} (Angriffspunkt der chirurgischen Säge) berechnet werden, um die eigentlichen, auf das Werkzeug wirkenden Kräfte bestimmen zu können.

In dem hier beschriebenen Versuchsaufbau sind die am Roboter fixierte chirurgische Säge und der Kraftmomentensensor fest mechanisch miteinander verbunden, so daß nur eine Translation T^{tool}_{kms} nötig ist, um die beiden Koordinatensysteme ineinander zu überführen. Da aber das Werkzeugkoordinatensystem rechtsdrehend, das Meßkoordinatensystem hingegen linksdrehend ist, muß der gemessene Kraftmomentenvektor durch die folgende Umrechnung auf ein rechtsdrehendes Koordinatensystem bezogen werden:

$$\begin{pmatrix} f_{kms.x} \\ f_{kms.y} \\ f_{kms.z} \\ n_{kms.x} \\ n_{kms.y} \\ n_{kms.z} \end{pmatrix}_{rechts} = \begin{pmatrix} f_{kms.x} \\ -f_{kms.y} \\ f_{kms.z} \\ -n_{kms.x} \\ n_{kms.y} \\ n_{kms.z} \end{pmatrix}_{links} \tag{6.1}$$

Der Angriffspunkt der Kräfte, um den der Chirurg auch intuitiv versucht die Säge zu drehen, ist der Schwerpunkt der Säge, der aufgrund der Konstruktionsweise in deren Mittelpunkt liegt. Die Translation T^{tool}_{kms} des Kraftmomentenvektors lautet somit

$$T^{tool}_{kms} = (t_x, t_y, t_z)^T = (0, 0, \frac{l}{2})^T, \tag{6.2}$$

wobei l die Länge der Säge ist. Um den Momentenvektor $\vec{n}_{kms}$ in das Werkzeugkoordinatensystem zu transformieren, muß die Hebelwirkung $\vec{n}_{hebel}$ abgezogen werden, die aus dem folgenden Kreuzprodukt der auf das Werkzeug einwirkenden Kräfte $\vec{f}_{tool}$ und dem Translationsvektor T^{tool}_{kms} vom Meß- in das Werkzeugkoordinatensystem berechnet wird:

$$\vec{n}_{hebel} = \vec{f}_{tool} \times T^{tool}_{kms}. \tag{6.3}$$

Nach der Rechts-Links-Transformation (Gl. 6.1) und dem Abzug der Hebelwirkung (Gl. 6.3) resultiert der nachstehende Kraftmomentenvektor $(\vec{f},\vec{n})^T_{tool}$ bezüglich des Werkzeugkoordinatensystems.

$$\begin{pmatrix} \vec{f} \\ \vec{n} \end{pmatrix}_{tool} = \begin{pmatrix} R_1 & 0 \\ H \cdot R_1 & R_2 \end{pmatrix}^{-1} \begin{pmatrix} \vec{f} \\ \vec{n} \end{pmatrix}_{kms}, R_1, R_2 \in \mathcal{R}^{3\times 3} \tag{6.4}$$

$$H = \begin{pmatrix} 0 & -t_z & t_y \\ t_z & 0 & -t_x \\ -t_y & t_x & 0 \end{pmatrix} \in \mathcal{R}^{3\times 3} \tag{6.5}$$

Verschiedene Störgrößen überlagern noch diesen Vektor und müssen eliminiert werden.

110   KAPITEL 6. KRAFTGEREGELTES SÄGEN VON KNOCHEN

6.1.2 Störgrößenkompensation

Auf den Chirurgieroboter, der ein bewegliches System darstellt, wirken dynamische und statische Störgrößen ein und während der Ausführung einer Roboterbewegung treten Fliehkräfte, Korrioliskräfte und Zentripetalkräfte als dynamische Störgrößen auf. Da das Chirurgierobotersystem aus Sicherheitsgründen alle Bewegungen im Operationsbereich nur sehr langsam ausführt, können diese dynamischen Störgrößen vernachlässigt werden, da sie von der Verfahrgeschwindigkeit des Roboters abhängig sind. In den während der Experimente aufgenommenen Protokollen der Kräfte und Momente lagen die dynamischen Krafteinwirkungen bei $\pm 0,02N$, während die Vefahrgeschwindigkeit sich im Intervall von $[1mm/s - 150mm/s]$ bewegte.
Statische Störgrößen, die auch im Ruhezustand des Robotersystems auftreten können, haben einen größeren Einfluß auf das Verhalten des Roboters. Diese Störeinflüsse können sein:

- die Meßwert- und Temperaturdrift des Kraftmomentensensors im Dauerbetrieb,

- das Meßwertrauschen des Kraftmomentensensors und

- das Eigengewicht des Roboterwerkzeugs.

Meßwertdrift

Die *Meßwertdrift* ist die Verschiebung der Nullinie der einzelnen Meßkanäle während des Sensorbetriebs. Zu deren Kompensation wird eine dynamische Nullinie eingeführt. Seien $\vec{fm}_{kms}$ die gemessenen Daten jedes einzelnen Kanals in Abhängigkeit von der Zeit t.

$$\vec{fm}_{kms}(t) = (\vec{f},\vec{n})_{kms}(t); \vec{fm}_{kms} \in \mathcal{R}^6 \qquad (6.6)$$

Wird keine weitere Kraft von außen auf den Kraftmomentensensor ausgeübt, so beschreibt $\vec{fm}_{kms}(t)$ die verschobene Nullinie zum Zeitpunkt t und wird im Vektor $\vec{d}(t)$ gespeichert. Im Falle einer Krafteinwirkung setzen sich die Meßwerte $\vec{fm}_{kms}(t)$ aus mehreren Komponenten zusammen, so daß die Nullinie nicht bestimmt werden kann. Der Vektor $\vec{d}(t)$ beschreibt folglich den zuletzt bekannten Abstand zwischen der verschobenen und der idealen Nullinie.
Um zu entscheiden, ob eine Kraft auf den Sensor wirkt, wird die Differenz $\triangle \vec{fm}_{kms}(t_2)$ zweier aufeinanderfolgender Messungen zum Zeitpunkt t_1 und t_2 bestimmt (Gl. 6.7).

$$\triangle \vec{fm}_{kms}(t_2)^T = \vec{fm}_{kms}^T(t_2) - \vec{fm}_{kms}^T(t_1) \qquad (6.7)$$

Ist die Differenz $\triangle \vec{fm}_{kms,i}(t_2)$ auf einem Kanal kleiner als ein vorgegebener Schwellwert sw_i, so wirkt keine äußere Kraft; nur das Grundrauschen wird gemessen (Gl. 6.8). Der Schwellwert sw_i ist etwas größer als das Grundrauschen gewählt worden und beträgt $0,2N$ für die x- und y-Kraft und $0,4N$ für die z-Kraft. Für die Momente

6.1. NULLKRAFTREGELUNG

wurde ein Schwellwert in Höhe von $0,02Nm$ gewählt.

$$d_i(t_2) = \begin{cases} fm_{kms.i}(t_2) & für\ \triangle fm_i(t_2) \leq sw_i \\ d_i(t_1) & sonst \end{cases} ; i \in \{1,2,\cdots,6\} \quad (6.8)$$

Die Drift der aktuellen Meßwerte wird nun durch Subtraktion des in Gleichung 6.8 berechneten Vektors $\vec{d}$ eliminiert und so der bereinigte Kraftmomentenvektor $\vec{fm}_{real}$ bestimmt:

$$\vec{fm}_{real} = (\vec{fm}_{kms}(t) - \vec{d})^2. \quad (6.9)$$

Das oben beschriebene Verfahren erlaubt somit eine Kompensation sowohl der Meßwertdrift als auch der Temperaturdrift des Sensors im Dauerbetrieb.

Eigengewichtskompensation

Das Eigengewicht der chirurgischen Säge übt gravitationsbedingt Kräfte und Momente auf den Sensor aus. Zur Kompensation dieser Störgröße wird zuerst der Gewichtsvektor $\vec{f}_{gewicht.rob}$, der in Richtung der negativen z-Achse des Roboterbasiskoordinatensystems KS_{Rob} zeigt, in das Meßkoordinatensystem KS_{kms} transformiert (Gl. 6.10). Die Rotationsmatrix R überführt dabei die Orientierung des Meßkoordinatensystems KS_{kms} in das Roboterbasiskoordinatensystem KS_{Rob}.

$$\vec{f}_{gewicht.kms}^T = R^{-1} \cdot \vec{f}_{gewicht.rob}^T \quad (6.10)$$

Durch das Eigengewicht der am Roboter befestigten Säge wirkt ein Moment $\vec{n}_{moment.kms}$ als Störgröße auf den Sensor ein, das durch die Drehung des Werkzeugs um seinen Schwerpunkt verursacht wird. Dieses Moment ist definiert als das Kreuzprodukt aus dem Kraftvektor $\vec{f}_{gewicht.kms}$ und dem Schwerpunkt $\vec{s}$:

$$\vec{n}_{moment.kms} = \vec{f}_{gewicht.kms} \times \vec{s}; \vec{s} \in \mathcal{R}^3. \quad (6.11)$$

Die Kompensation des Eigengewichts erfolgt durch die Subtraktion des Kraftvektors $\vec{f}_{gewicht.kms}$ und des Moments $\vec{n}_{moment.kms}$ vom gemessenen Kraftmomentenvektor $(\vec{f},\vec{n})_{kms}$:

$$\begin{pmatrix} \vec{f} \\ \vec{n} \end{pmatrix}_{kms.neu} = \begin{pmatrix} \vec{f}_{kms} & - & \vec{f}_{gewicht.kms} \\ \vec{n}_{kms} & - & \vec{n}_{moment.kms} \end{pmatrix}. \quad (6.12)$$

Meßwertrauschen

Die Schwankung innerhalb einer Umgebung um einen Meßwert wird als Meßwertrauschen bezeichnet und kann durch Filterung oder das Setzen von Schwellwerten eliminiert werden. Im hier verwendeten Versuchsaufbau beträgt das Rauschen des Sensors und des CAN-Bus 1 N für die x-, und y-Kraft, sowie 2 N für die z-Kraft. Abweichungen der Momente liegen bei 0,2 Nm. Zur Bereinigung dieser Störgröße wird für jeden Kanal ein Schwellwert in Höhe des maximal auftretenden Rauschens, ein

112 KAPITEL 6. KRAFTGEREGELTES SÄGEN VON KNOCHEN

sogenanntes *noise-gate*, vorgegeben. Ist der Betrag des aktuellen Meßwerts kleiner als der Schwellwert, wird er gleich 0 gesetzt, andernfalls wird der Meßwert nicht korrigiert.

$$|f_i| \leq noise_{f_i} \Rightarrow f_i = 0$$
$$|n_i| \leq noise_{n_i} \Rightarrow n_i = 0; \; i \in \{x,y,z\} \qquad (6.13)$$

Ungleichmäßiges Führen des Endeffektors

Als weitere Störgröße wirkt sich ein ungleichmäßiges manuelles Führen des Roboterwerkzeugs auf den Regler aus, so daß eine ruckelnde Roboterbewegung resultiert. Dieses Verhalten kann durch einen Mittelwertfilter, der das arithmetische Mittel der letzten n gemessenen Kraftmomentenvektoren zum Zeitpunkt t bildet, eliminiert werden (Gl. 6.14). In dieser Arbeit wurde über die letzten $n = 10$ gemessenen Kraftmomentenvektoren gemittelt.:

$$(\vec{f},\vec{n})^T_{tool.neu}(n) = (\vec{f},\vec{n})^T_{tool.neu}(t)$$
$$(\vec{f},\vec{n})^T_{tool.neu}(t) = \frac{1}{n}\sum_{i=0}^{n-1}(\vec{f},\vec{n})^T_{tool.neu}(i), \; i \in \mathcal{N} \qquad (6.14)$$

Der von allen genannten Störgrößen bereinigte Kraftmomentenvektor $(\vec{f},\vec{n})_{tool.neu}(t)$ zum Zeitpunkt t dient als Führungsgröße des nachfolgend beschriebenen Nullkraftregelkreises.

6.1.3 Regelkreis für die Nullkraftregelung

Die Nullkraftregelung ist eine Erweiterung des Positionsregelkreises C.0.1 zum Regeln der Gelenkwinkelpositionen des Chirurgieroboters. Sie berechnet die einzustellenden Sollgelenkwinkel zur Positionsregelung des Roboters, so daß die Bewegungsrichtung des Roboters den auf die chirurgische Säge ausgeübten Kräften und Momenten entspricht (Abb. 6.3).
Als Führungsgröße dient der gemessene und bereinigte Kraftmomentenvektor $(\vec{f},\vec{n})_{tool.neu}(t)$. Mittels eines P-Reglers wird die neue, anzufahrende Position F_{versch} des Tool-Center-Points im kartesischen Raum berechnet. Diese wird vom Stellglied - dem integrierten Bahnplaner des Robotersystems - mithilfe der inversen Kinematik in Gelenkwinkel umgerechnet und an den Positionsregelkreis weitergeleitet.
Der Nullkraftregler ist als P-Regler konzipiert: wird der bereinigte Kraftmomentenvektor $(\vec{f},\vec{n})_{tool.neu}(t)$ mit einem Proportionalitätsfaktor $\vec{p}$ multipliziert, resultiert ein Vektor $\Delta \vec{f}$, der die Verschiebung des Tool-Center-Points bezüglich der aktuellen Position angibt (Gl. 6.15). Der Proportionalitätsfaktor $\vec{p}$ ist gleichzeitig ein Gütemaß

6.1. NULLKRAFTREGELUNG

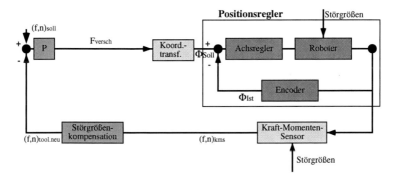

Abbildung 6.3: *Nullkraftregelkreis*

für die Genauigkeit der Translation des TCP.

$$\triangle \vec{f} = \begin{pmatrix} \triangle \vec{pos} \\ \triangle \vec{orient} \end{pmatrix} = \bar{p}^T \cdot \begin{pmatrix} \vec{f} \\ \vec{n} \end{pmatrix}_{tool.neu} = \begin{pmatrix} p_{f_x} \\ p_{f_y} \\ p_{f_z} \\ p_{n_x} \\ p_{n_y} \\ p_{n_z} \end{pmatrix} \cdot \begin{pmatrix} \vec{f} \\ \vec{n} \end{pmatrix}_{tool.neu} \quad (6.15)$$

Die Position und Orientierung eines Punktes wird in einem sogenannten *Frame* angegeben (Kap. B.1.1); die Position setzt sich dabei aus den kartesischen Koordinaten des Punktes zusammen, die Orientierung aus drei Winkeln in Roll-Pitch-Yaw-Notation. Zur Berechnung des anzufahrenden, verschobenen Frames F_{versch} wird der Verschiebungsvektor $\triangle \vec{f}$ zum aktuellen Frame des TCP F_{ist} hinzuaddiert:

$$F_{versch} := F_{ist} + \triangle \vec{f} \quad (6.16)$$

Aus Sicherheitsgründen wird die Verfahrgeschwindigkeit des Roboters pro Taktzyklus (hier 16 ms) durch die Angabe von Maximalwerten für jede Komponente des Verschiebungsvektors $\triangle \vec{f}$ begrenzt (Gl. 6.17). Eine Veränderung der gesetzten Maximalwerte bewirkt eine Veränderung der Geschwindigkeitsbegrenzung.

$$\triangle \vec{f} \leq \triangle \vec{f}_{max} \Leftrightarrow \begin{pmatrix} \triangle pos_x \\ \triangle pos_y \\ \triangle pos_z \\ \triangle orient_x \\ \triangle orient_y \\ \triangle orient_z \end{pmatrix} \leq \begin{pmatrix} \triangle pos_x.max \\ \triangle pos_y.max \\ \triangle pos_z.max \\ \triangle orient_x.max \\ \triangle orient_y.max \\ \triangle orient_z.max \end{pmatrix} \quad (6.17)$$

6.2 Definition der Sicherheitszone

Die konzipierte Methode des manuellen begrenzenden Führens des Roboterarms entlang einer gegebenen Schnittbahn ermöglicht dem Chirurgen eine intuitive Bedienung des Roboters, die den Operateur innerhalb eines festgelegten Toleranzbereiches entlang der geplanten Trajektorie leitet. Dazu wird ein Sicherheitsbereich modelliert, der die Umgebung der Trajektorie in drei Zonen aufteilt (Abb. 6.4). Um die einzelnen

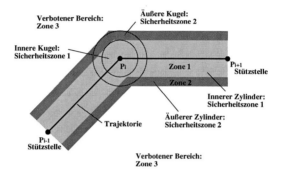

Abbildung 6.4: *Schnitt durch die definierten Sicherheitszonen um die Trajektoriensegmente* $\overline{P_{i-1}P_i}$ *und* $\overline{P_iP_{i+1}}$

Trajektoriensegmente herum sind die Sicherheitszonen als Zylinder, an den Stützstellen als Kugeln modelliert. Zone 1 besitzt dabei den kleinsten Radius; der Radius der Zone 3 ist ∞.

- In Zone 1 erfährt der Chirurg keine Begrenzung seiner Instrumentenbewegung, da Abweichungen von der geplanten Trajektorie in diesem Bereich toleriert werden.

- Zone 2 bildet den Übergang zwischen der als sicher geltenden Zone 1 und der verbotenen Zone 3. Durch ein erschwertes Führungsverhalten wird dem Chirurgen intuitiv signalisiert, daß er sich der verbotenen Zone nähert. Je kürzer der Abstand der Werkzeugspitze zu den Außengrenzen der 2. Zone ist, desto mehr Kraft muß aufgebracht werden, um das Werkzeug von der geplanten Trajektorie weg zu führen.

- Im verbotenen Bereich - der Zone 3 - verhindert der Roboter durch einen hohen Widerstand ein jegliches Verlassen des Sicherheitsschlauches. Nur Werkzeugbewegungen entlang des Randes von Zone 2 oder zurück in Zone 2 werden zugelassen.

6.2. DEFINITION DER SICHERHEITSZONE

Zur Berechnung des Widerstandes des Roboters wird zuerst die Zulässigkeit der vom Benutzer gewünschten Roboterbewegung geprüft, indem der verschobene Frame F_{versch} bewertet wird.
Sei eine Osteotomie $Traj_{soll}$ vom Planungssystem erstellt und an die Robotersteuerung weitergeleitet worden. Diese setzt sich aus den Ortsvektoren $\vec{p}_i$, $i = 0, \cdots, n-1$ der n Stützstellen P_i, $i = 0, \cdots, n-1$ des geplanten Knochenschnitts zusammen. Ein Segment S_i, $i = 0, \cdots, n-1$ sei die Strecke zwischen zwei benachbarten Stützstellen $\overline{P_i, P_{i+1}}$

$$Traj_{soll} := \{\vec{p}_0, \vec{p}_1, \cdots, \vec{p}_i, \cdots, \vec{p}_{n-1}\}; \ n \in \mathcal{N} \tag{6.18}$$

In Gleichung 6.16 ist der Frame F_{versch} des verschobenen Tool-Center-Points (Sägeblattspitze der chirurgischen Säge am Roboter) berechnet worden.
Zur Bewertung der Zulässigkeit der neuen Position $\vec{F}_{versch.pos}$ wird von ihr aus das Lot $\vec{l}$ auf das aktuelle Trajektoriensegment S_i gefällt und der Abstand d zwischen dem Lotfußpunkt L auf dem Trajektoriensegment S_i und der Werkzeugspitze des Roboters berechnet (Abb.6.5).

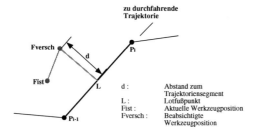

Abbildung 6.5: *Abstand der gewünschten Position der Sägenspitze F_{versch} zum Trajektoriensegment $\overline{P_{i-1}P_i}$*

Seien $\vec{l}$ der Ortsvektor des Lotfußpunktes L und $\vec{F}_{versch.pos}$ die kartesischen Koordinaten der gewünschten Werkzeugposition. Dann ist der Abstand d zwischen dem Lotfußpunkt L und der Sägenspitze $\vec{F}_{versch.pos}$

$$d = \sqrt{(F_{versch.pos_x} - l_x)^2 + (F_{versch.pos_y} - l_y)^2 + (F_{versch.pos_z} - l_z)^2} \tag{6.19}$$

Die Bewertungsfunktion stellt nun fest, in welcher Sicherheitszone sich die verschobene Werkzeugspitze des Roboters befindet. Im folgenden Verfahren werden die Position und die Orientierung der am Roboter befestigten chirurgischen Säge getrennt betrachtet.

6.2.1 Bewertung des Abstands zum Trajektoriensegment

Der Bewerter des zu erstellenden Kraftreglers erzeugt aufgrund einer Bewertungsfunktion ein neues Frame $\vec{F}_{neu}$, das als Eingangsgröße für das Stellglied, den Bahnplaner des Roboters dient. Die Eingabe des Bewerters ist die aus einer Kraftausübung resultierende verschobene Position des chirurgischen Roboterwerkzeugs $\vec{F}_{versch.pos}$.

Zone 1

Liegt die Position der verschobenen Werkzeugspitze $\vec{F}_{versch.pos}$ innerhalb der sicheren Zone 1, so gilt:
$$\vec{F}_{neu.pos} = \vec{F}_{versch.pos}; \ \vec{F}_{versch.pos} \in Zone 1. \tag{6.20}$$

Zone 2

Befindet sich die verschobene Werkzeugspitze $\vec{F}_{versch.pos}$ innerhalb der zweiten Zone, die auch noch als sichere Umgebung um die Schnittrajektorie $Traj_{soll}$ gilt, so wird dem Benutzer das Führen des Roboterwerkzeugs erschwert. Dies geschieht durch das Verkürzen der Wegstrecke $\overline{F_{ist}F_{versch}}$ (Abb. 6.5), womit eine gleichzeitige Verringerung der Verfahrgeschindigkeit des Roboters einhergeht. Dem Chirurgen wird durch diese haptische Rückkopplung signalisiert, daß er sich beim Führen des Roboterendeffektors der verbotenen Zone 3 nährt.
Die Wegstrecke $\overline{F_{ist}F_{versch}}$ wird linear durch Multiplikation mit einem Faktor k verkürzt, der (wie in Abb. 6.6 veranschaulicht) in Richtung des äußeren Randes von Zone 2 gegen Null strebt.

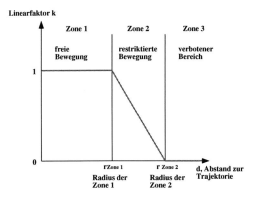

Abbildung 6.6: *Lineares Verhalten des Faktors k*

$$\vec{F}_{neu} = k \cdot \vec{F}_{versch.pos} \tag{6.21}$$

Der Faktor k berechnet sich dabei aus dem Verhältnis der Differenz aus dem Radius r_{Zone2} der Sicherheitszone Zone 2 und dem zur Trajektorie gemessenen Abstand d

6.2. DEFINITION DER SICHERHEITSZONE

und der Differenz der beiden Radien der 1. und der 2. Sicherheitszone $r_{Zone2} - r_{Zone1}$.

$$k(d) = \frac{r_{Zone2} - d}{r_{Zone2} - r_{Zone1}}; \; r_{Zone2}, r_{Zone1} \in \mathcal{R} \qquad (6.22)$$

Anstelle des Linearfaktors k aus Gleichung 6.22 wurden als Alternative einige Potenzfunktionen (Gl. 6.23) und Exponentialfunktionen (Gl. 6.24) untersucht. Werte von $c < 1$ ergaben dabei ein zu langsames, Werte von $c > 2$ ein zu schnelles Abbremsen des Roboters.

$$k(d) = \left(\frac{r_{Zone2} - d}{r_{Zone2} - r_{Zone1}} \right)^c ; \; c \in \mathcal{R}^+ \qquad (6.23)$$

$$k(d) = c^{\frac{r_{Zone2} - d}{r_{Zone2} - r_{Zone1}}} - (c-1)^{\frac{r_{Zone2} - d}{r_{Zone2} - r_{Zone1}}} \qquad (6.24)$$

Zone 3

Da ein Führen des Roboterwerkzeugs in die Zone 3 nicht gestattet ist, sondern nur entlang des Randes oder zurück in Zone 2, müssen zwei Fälle unterschieden werden:

- Die Spitze der Robotersäge befindet sich noch innerhalb der Zone 2, soll aber entsprechend der ausgeübten Kraft in den verbotenen Bereich hineinbewegt werden.

- Die Werkzeugspitze liegt schon auf dem äußeren Rand der Zone 2 und darf folglich nur noch weiter entlang des Randes oder wieder zurück in die Zone 2 bewegt werden.

Diese beiden Fälle werden nun näher erläutert.

Fall 1

Eine Bewegung der Werkzeugspitze aus der sicheren Zone 2 heraus ist unzulässig, doch da sie sich im Fall 1 noch nicht am äußeren Rand der Zone 2 befindet, ist zumindest eine Bewegung bis dorthin, zur Position $\vec{F}_{neu}$, möglich (Abb. 6.7).
Die aus der Krafteinwirkung resultierende verschobene Position der Werkzeugspitze $\vec{F}_{neu.pos}$ berechnet sich aus ihrer aktuellen und ihrer gewünschten Position. Die Länge der Strecke $\overline{F_{ist.pos}F_{versch.pos}}$ ist ein Vielfaches s der aus ihr durch zentrische Strekung hervorgegangenen Strecke $\overline{F_{ist.pos}F_{neu.pos}}$ (Abb. 6.7). Es gilt:

$$\vec{F}_{neu.pos} = \vec{F}_{ist.pos} + \frac{1}{s} \cdot (\vec{F}_{versch.pos} - \vec{F}_{ist.pos}), \; s > 1. \qquad (6.25)$$

Abbildung 6.7 zeigt, daß $\vec{F}_{versch.pos}$ durch zentrische Streckung mit Streckzentrum $\vec{F}_{ist.pos}$ aus dem Randpunkt $\vec{F}_{neu.pos}$ hervorgeht. Sei d_{ist} der Abstand der aktuellen Werkzeugspitzenposition $\vec{F}_{ist.pos}$ vom aktuellen Trajektoriensegment, d der Abstand der beabsichtigten Position der Werkzeugspitze $\vec{F}_{versch.pos}$ vom Trajektoriensegment

KAPITEL 6. KRAFTGEREGELTES SÄGEN VON KNOCHEN

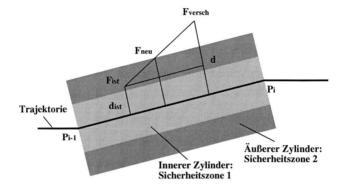

d :   Beabsichtigter Abstand zum Trajektoriensegment
dist :   Aktueller Abstand zum Trajektoriensegment
Fist :   Aktuelle Werkzeugposition
Fneu :   Erlaubte Postion des Werkzeugs
Fversch :   Beabsichtigte Werkzeugposition

Abbildung 6.7: *Bewegung der Werkzeugspitze zur Zone 3*

und r_{Zone2} der Radius der Zone 2. Dann kann nach dem Strahlensatz der Faktor s als das Verhältnis der beiden Vektorlängen oder als das Verhältnis der beiden Dreiecksseiten $r_{Zone2} - d_{ist}$ und $d - d_{ist}$ berechnet werden wie Abbildung 6.7 und Gleichung 6.26 verdeutlichen.

$$s = \frac{|\vec{F}_{versch.pos} - \vec{F}_{ist.pos}|}{|\vec{F}_{neu.pos} - \vec{F}_{ist.pos}|} = \frac{d - d_{ist}}{r_{Zone2} - d_{ist}} \qquad (6.26)$$

Durch Einsetzen des Faktors s in Gleichung 6.25 kann die erlaubte Randposition der Werkzeugspitze $\vec{F}_{neu.pos}$ nun ermittelt werden.

Fall 2

Liegt die aktuelle Position der Werkzeugspitze schon auf dem Außenrand der Zone 2 - dieser Fall tritt meistens in dem sich an Fall 1 anschließenden Taktzyklus auf - so ist nur noch eine Bewegung zurück in das Innere der Zone 2 oder entlang des Zonenrandes möglich. Da die letztere einer Bewegung parallel zum Trajektoriensegment entspricht und somit der Richtungsvektor bekannt ist, kann die neue Werkzeugposition für diese Bewegung wie folgt berechnet werden:

$$\vec{F}_{neu.pos} = \vec{F}_{ist.pos} + m \cdot (\vec{p}_{i-1} - \vec{p}_i). \qquad (6.27)$$

6.2. DEFINITION DER SICHERHEITSZONE

Der Skalierungsfaktor m begrenzt die Bewegungsgeschwindigkeit des Roboters entlang des Übergangs zwischen erlaubtem und verbotenem Bereich. Seine Größe hat einen direkten Einfluß auf das Führungsverhalten des Roboters und muß deshalb von jedem Benutzer selbst bestimmt werden können, da das Führungsverhalten ein subjektiver Eindruck ist, der nicht in mathematische Formeln gefaßt werden kann. Die Evaluation der Methode des begrenzenden Führens zeigte, daß der Faktor m nicht größer als $0,1$ gewählt werden sollte, um zu garantieren, daß der Roboter auf dem äußeren Rand der 2. Sicherheitszone nur langsam verfahren kann.

6.2.2 Berechnung der Werkzeugorientierung

Die Kontrolle der Orientierung des Sägeblatts spielt insbesondere beim Führen des Werkzeuges entlang des äußeren Randes der Sicherheitszone 2 eine große Rolle, da das Sägeblatt parallel zum Richtungsvektor $\vec{p}$ des Trajektoriensegments

$$\vec{p} = \vec{p}_{i+1} - \vec{p}_i \qquad (6.28)$$

ausgerichtet sein muß.
Ein Maß für die Abweichung zwischen Ist- und Sollorientierung der chirurgischen Säge ist der Differenzvektor $\vec{\theta}$, der den Differenzwinkel zwischen Ist- und Sollwinkel der Rotation um jede Koordinatenachse angibt. Die Sollorientierung $\vec{q} = (q_x\, q_y\, q_z)^T$ wird der Robotersteuerung vom Operationsplanungssystem vorgegeben; die Istorientierung entspricht der gewünschten Sägenorientierung $\vec{F}_{versch.orient}$, die durch die Einwirkung von Kräften auf das chirurgische Werkzeug bestimmt wird. Der Differenzorientierungsvektor $\vec{\theta}$ ergibt sich dann aus:

$$\vec{\theta} = \vec{q} - \vec{F}_{versch.orient} = \begin{pmatrix} q_x \\ q_y \\ q_z \end{pmatrix} - \begin{pmatrix} F_{versch.orient.x} \\ F_{versch.orient.y} \\ F_{versch.orient.z} \end{pmatrix}. \qquad (6.29)$$

Eine Begrenzungsfunktion $g(d)$ beschränkt nun abhängig von der Entfernung der beabsichtigten Position der Sägenspitze zur Solltrajektorie die Orientierung des Sägeblattes. Dazu wird für jede Komponente des Orientierungsvektors θ_i; $i \in \{x,y,z\}$ eine maximal erlaubte Abweichung $\theta_{i,max}$ bestimmt.
Liegt die gewünschte Werkzeugposition direkt auf der Solltrajektorie, so kann die Abweichung der Orientierung $\vec{\theta}_{max}$ betragen. Andernfalls wird durch die Begrenzungsfunktion $g(d)$ für jede Orientierungskomponente derjenige Abweichungswinkel bestimmt, der proportional zur Entfernung der Werkzeugspitze von der Solltrajektorie abnimmt.
Am Übergang zwischen den Zonen 2 und 3 wird schließlich keine Abweichung von der vorgegebenen Solltrajektorie erlaubt:

$$g(d) = \vec{\theta}_{max} \cdot \left(1 - \frac{d}{r_{Zone2}}\right). \qquad (6.30)$$

Entsprechend der zuvor erläuterten Positionsberechnungen der durch Kraftausübung bestimmten Werkzeugposition $\vec{F}_{versch.pos}$ gilt, daß der Abstand d der Werkzeugspitze zur Solltrajektorie immer kleiner oder gleich dem Radius der Sicherheitszone r_{Zone2} ist, solange die Sägenspitze sich im sicheren Bereich befindet:

$$|d| \leq r_{Zone2} \qquad (6.31)$$

Andernfalls wird die neue Werkzeugposition $\vec{F}_{neu.pos}$ auf den Rand der Zone 2 gelegt, so daß in diesem Fall für das Sägeblatt nur die Orientierung der Solltrajektorie zugelassen ist, um eine zur Solltrajektorie parallele Bewegung auf dem äußeren Rand der Zone 2 zu ermöglichen.

Zwei unterschiedliche Fälle der Orientierungsbegrenzung werden nun betrachtet: Ist eine Komponente i, $i \in \{x, y, z,\}$ des Differenzvektors $\vec{\theta}$ kleiner oder gleich der aus der Bewertungsfunktion $g(d)$ berechneten Winkel, so wird die Orientierungskomponente der gewünschten Werkzeugspitzenposition benutzt. Wenn der Winkel $\theta_i, i \in x, y, z$ dagegen das zugelassenen Maximum überschreitet, so wird nur eine Orientierungsänderung um den Winkel $g(d)_i$ der Sollorientierung q_i zugelassen.

$$F_{neu.orient.i} = \begin{cases} F_{versch.orient.i} & \theta_i \leq g(d)_i \\ q_i + g(d)_i & sonst \end{cases} ; i \in \{x, y, z\} \qquad (6.32)$$

6.2.3 Modellierung der Stützstellen

Im Gegensatz zu den einzelnen Trajektoriensegmenten werden die Sicherheitszonen an den Stützstellen der Trajektorie durch Kugeln modelliert, die nur teilweise von den Sicherheitszylindern der Trajektoriensegmente überdeckt werden (Abb. 6.8). So

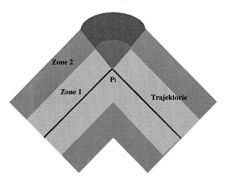

Abbildung 6.8: *Nicht von den Sicherheitszylindern überdecktes Kugelsegment an der Stützstelle P_i der Schnittrajektorie*

müssen zur Bewertung der durch Kraftausübung bestimmten Position der Sägenspitze zwei Fälle unterschieden werden:

6.2. DEFINITION DER SICHERHEITSZONE

- Die gewünschte Position $\vec{F}_{versch.pos}$ liegt innerhalb eines Kugelbereichs, der auch von den Sicherheitszylindern überdeckt wird. In diesem Fall erfolgt die Bewertung und Regelung der Roboterposition wie oben beschrieben.

- Die beabsichtigte Position $\vec{F}_{versch.pos}$ befindet sich innerhalb des nicht von den zylindrischen Zonen überlappten Kugelsegments.

Als erstes erfolgt die Bestimmung des Kugelsegments. Dazu werden zwei benachbarte Trajektoriensegmente $\overline{P_{i-1}P_i}$ und $\overline{P_iP_{i+1}}$ betrachtet. Seien die betrachteten Punkte durch ihre Ortsvektoren $\vec{p}_{i-1}, \vec{p}_i$ und $\vec{p}_{i+1}$ gegeben. Dann kann der Ortsvektor $\vec{u}$ eines Punktes U, der sich auf dem Segment $\overline{P_{i-1}P_i}$ befindet, berechnet werden durch die Vektoraddition des Ortsvektors $\vec{p}_{i-1}$ der Trajektorienstützstelle P_{i-1} und dem mit dem Linearfaktor k_1 multiplizierten Vektor $\vec{p}_i - \vec{p}_{i-1}$, der durch das Trajektoriensegment $\overline{P_{i-1}P_i}$ bestimmt wird. Durch den Linearfaktor k_1 wird der zu verwendende Teilvektor des Vektors $\vec{p}_i - \vec{p}_{i-1}$ definiert.

$$\vec{u} = \vec{p}_{i-1} + k_1 \cdot (\vec{p}_i - \vec{p}_{i-1}); \ 0 \leq k_1 \leq 1; \ k_1 \in \mathcal{R}. \tag{6.33}$$

Analog gilt für $U \in \overline{P_iP_{i+1}}$

$$\vec{u} = \vec{p}_i + k_2 \cdot (\vec{p}_{i+1} - \vec{p}_i); \ 0 \leq k_2 \leq 1; \ k_2 \in \mathcal{R}. \tag{6.34}$$

Sei L der Lotfußpunkt der intendierten Position der Werkzeugspitze $\vec{F}_{versch.pos}$ auf das Segment $\overline{P_{i-1}P_i}$, der Ortsvektor $\vec{u}$ entspricht dann dem Ortsvektor $\vec{l}$ des Lotfußpunktes. Da der Lotvektor ($\vec{F}_{versch.pos} - \vec{l}$) und der Richtungsvektor des Segmentes ($\vec{p}_i - \vec{p}_{i-1}$) senkrecht zueinander sind, ist ihr Skalarprodukt gleich Null:

$$(\vec{F}_{versch.pos} - \vec{l})(\vec{p}_i - \vec{p}_{i-1}) = 0. \tag{6.35}$$

Durch Verwendung dieser Eigenschaft und Auflösen der Gleichung 6.33 kann der Faktor k_1 wie folgt bestimmt werden:

$$k_1 = \frac{\vec{F}_{versch.pos} \cdot (\vec{p}_i - \vec{p}_{i-1}) - \vec{p}_i\vec{p}_{i-1} + \vec{p}_{i-1}^{\,2}}{(\vec{p}_i - \vec{p}_{i-1})^2}. \tag{6.36}$$

Analog können auch der Faktor t_2 für das nachfolgende Trajektoriensegment und k_0 für das vorhergehende bestimmt werden.
Drei verschiedene Fälle müssen in Abhängigkeit des Faktors k_1 betrachtet werden:

1. Ist der Faktor $k_1 \in [0, 1]$, so befindet sich der Lotfußpunkt L innerhalb der Sicherheitszylinder, und die gewünschte Sägenposition $\vec{F}_{versch.pos}$ kann mithilfe des Verfahrens 6.2.1 bewertet und umgesetzt werden.

2. Wenn der Faktor k_1 größer als 1 ist, dann muß durch Berechnen des Faktors k_2 überprüft werden, ob der Lotfußpunkt L der gewünschten Werkzeugposition Element des nachfolgenden Segments $\overline{P_iP_{i+1}}$ ist. Liegt der Faktor k_2 im Intervall

[0,1], so ist $L \in \overline{P_i P_{i+1}}$ und das Verfahren 6.2.1 kann die beabsichtigte Position der Säge bewerten und umsetzen.

Analog ist im Fall $k_1 < 0$ zu Verfahren, wobei dann das vorhergehende Segment $\overline{P_{i-2} P_{i-1}}$ betrachtet wird.

3. Stellt sich der Faktor $k_1 > 1$ und $k_2 < 0$ heraus (analog $k_1 < 0$ und $k_0 > 1$), dann liegt die beabsichtigte Werkzeugposition $\vec{F}_{versch.pos}$ nicht im Bereich der zylindrischen Sicherheitszonen. Dann wird der Abstand d des Punktes $\vec{F}_{versch.pos}$ zur Solltrajektorie bestimmt durch

$$d = \sqrt{(F_{versch.pos.x} - p_{i.x})^2 + (F_{versch.pos.y} - p_{i.y})^2 + (F_{versch.pos.z} - p_{i.z})^2} \quad (6.37)$$

Die Bewertung der Werkzeugposition $\vec{F}_{versch.pos}$ und deren Durchführung erfolgt dann wieder nach der im Kapitel 6.2.1 beschiebenen Methode.

Die Orientierung der chirurgischen Säge wird an den Stützstellen nicht begrenzt, wenn die Richtungsänderung zum nachfolgenden Trajektoriensegment größer ist als die maximalen Begrenzungswinkel $\vec{\theta}_{max}$.

6.2.4 Regelkreis zum kraftgeregelten begrenzenden Führen

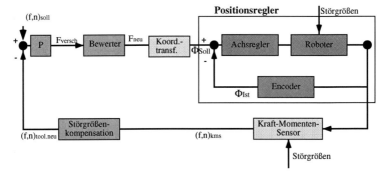

Abbildung 6.9: *Regelkreis des begrenzenden kraftgeregelten Führens*

Zur Begrenzung der Bewegung des Roboterarms auf den vorgegebenen Sicherheitsbereich entlang einer geplanten Trajektorie im Raum wird der Regler zur Nullkraftregelung (Abb. 6.3) um einen Bewerter erweitert. Die Strecke entspricht nach wie vor dem Positionsregelkreis des Roboters, und die Meßeinrichtung dem Kraftmomentensensor und dem Auswerterechner. Die Störgrößenkompensation wird wie in Kapitel 6.1.2 beschrieben durchgeführt. Mithilfe eines P-Reglers wird aus dem gemessenen

6.3. INTEGRATION IN DAS GESAMTSYSTEM

und bereinigten Kraftmomentenvektor $(\vec{f}, \vec{n})$ die korrelierende Position des Roboterendeffektors ermittelt.
Die Führungsgröße ist nun die berechnete und vom Bewerter zugelassene Werkzeugposition F_{neu}, die aus der beabsichtigten Sägenposition F_{versch} berechnet wird. Sie dient als Eingangsgröße des robotereigenen Bahnplaners, der als Stellglied dieses Regelkreises die vom Roboter einzunehmenden Gelenkwinkelpositionen berechnet.

6.3 Integration in das Gesamtsystem

Drei nebenläufige Prozesse verwirklichen den oben beschrieben Regler für das kraftgeregelte begrenzende Führen eines Roboterarms auf der Robotersteuerung und auf einem Auswerterechner:

1. Prozeß 1 liest kontinuierlich die Daten des Kraftmomentensensors über CAN-Bus aus und sendet diese an Prozeß 2.

2. Prozeß 2 liest die empfangenen Meßdaten kontinuierlich auf der Robotersteuerung aus.

3. Prozeß 3 bearbeitet die Störgrößenkompensation, das Regelglied und die Bewertungsfunktion.

Prozesse, die auf der Robotersteuerung laufen, werden auch als *Task* bezeichnet. Insgesamt können hier 16 Prozesse auf zwei CPU-Karten aktiv sein, wobei ein Prozeß, der direkt den Roboterarm ansteuert, immer auf der ersten CPU-Karte unter dem Namen *Task 0* starten muß. Die drei nebenläufigen Prozesse werden mithilfe von Ablaufdiagrammen im Folgenden näher erläutert.

Prozeß 1

Dieser Prozeß (Abb. 6.10) läuft auf einem Auswertechner unter den Betriebssystem Windows-NT, der mit einem Pentium-II Prozessor mit 166 MHz ausgestattet ist. Kontinuierlich werden die gemessenen Kraftmomentenvektoren $(\vec{f}, \vec{n})$ über einen CAN-Bus ausgelesen. Mithilfe der Methode der *dynamischen Nullinie* (Kap. 6.1.2) werden die Meßwertdrift und die Temperaturdrift im Dauerbetrieb eliminiert. Dann erfolgt ein Glätten der Daten unter Verwendung eines Mittelwertfilters, um ein ruckeliges Führen des Roboterarmes zu vermindern.
Der Prozeß überprüft nun, ob eine Datenanforderung seitens der Robotersteuerung vorliegt. In diesem Fall schreibt er die Daten auf die serielle Schnittstelle (RS 232), wobei jede Komponente des bereinigten und geglätteten Kraftmomentenvektors durch 2 Byte repräsentiert wird. Für den Kraftmomentenvektor müssen also 12 Byte übermittelt werden.
Die Daten können nun mit einer Frequenz von 318 Hz an die Robotersteuerung übetragen werden. Da das Auslesen der Daten aus dem Sensor hingegen mit einer

124 KAPITEL 6. KRAFTGEREGELTES SÄGEN VON KNOCHEN

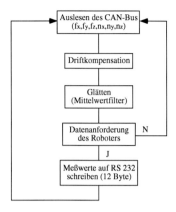

Abbildung 6.10: *Prozess zum Auslesen der Meßwerte auf dem PC*

Rate von 981 Hz erfolgt, könnten bessere Übertragungsraten an die Robotersteuerung durch eine Änderung der Systemarchitektur und durch die Beseitigung des Auswerterechners, der einen Flaschenhals darstellt, erzielt werden. Die Auswertung und Verarbeitung der Sensordaten übernähme in diesem Fall die Robotersteuerung.

Prozeß 2

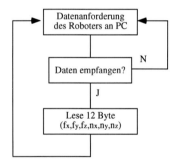

Abbildung 6.11: *Prozess zum Einlesen der Meßdaten*

Dieser Prozeß (Abb. 6.11) ist durch das Senden eines Datenanforderungsbefehls an den Prozeß 1 über die serielle Schnittstelle für das kontinuierliche Anfordern der Meßdaten verantwortlich. Die empfangenen Kraftmomentenvektoren $(\vec{f}, \vec{n})$ werden via VME-Bus in den Arbeitsspeicher der ersten CPU-Karte übertragen.

6.3. INTEGRATION IN DAS GESAMTSYSTEM

Prozeß 3

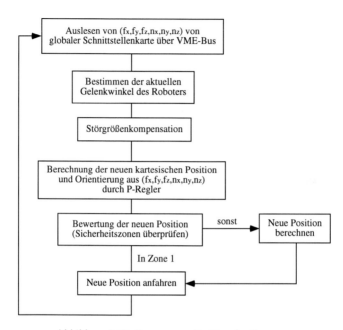

Abbildung 6.12: *Prozess zur Positionsbestimmung*

Der komplette Regler des oben beschriebenen Regelkreises wird durch diesen Prozeß umgesetzt, der in Abbildung 6.12 dargestellt ist. Da er direkt in die Steuerung des Roboters eingreift, muß dieser Prozeß als *Task 0* auf der ersten CPU-Karte der Robotersteuerung aktiv sein.

Zuerst liest der Prozeß 3 den noch mit Störgrößen behafteten Kraftmomentenvektor $(\vec{f}, \vec{n})$ aus dem Speicher und bestimmt durch Auslesen der Encoder die aktuellen Gelenkwinkelpositionen des Roboters. Mit diesen Größen kann die in Kapitel 6.1 erläuterte Nullkraftregelung durchgeführt werden. Sind die Störgrößen bereinigt worden, ermittelt dieser Prozeß die durch Krafteinwirkung des Chirurgen resultierende verschobene Instrumentenposition F_{versch} des Roboters und bewertet diese. In Abhängigkeit von deren Position in den Sicherheitszonen wird die zugelassene Position und Orientierung des Roboterendeffektors F_{neu} berechnet und an den Bahnplaner der Robotersteuerung übergeben. Das Anfahren der zulässigen Position beendet den Zyklus.

6.3.1 Bedienerführung

Neben dem eigentlichen intuitiven manuellen Führen des Roboterarms entlang einer Trajektorie und der kontinuierlichen Begrenzung dieser Bewegung durch Kraftrückkopplung wird dem Chirurgen noch eine Bedienerführung des Roboters als Schnittstelle zur Verfügung gestellt. Diese durchläuft die folgenden Arbeitsschritte:

- Zeigen eines Sicherheitswarnhinweises

- Bewegen des Roboters in eine Arbeitsposition

- Registrieren des Patienten

- Autonomes Abfahren der geplanten Trajektorie in einem vorgegebenen Sicherheitsabstand.

- Autonomes Anfahren des Startpunktes der Trajektorie

- Begrenzendes manuelles Führen der am Roboter fixierten chirurgischen Säge entlang der geplanten Trajektorie

- Zurückfahren des Roboters in die Arbeitsposition

Nachdem der Sicherheitswarnhinweis vom Operationspersonal gelesen und bestätigt worden ist, bewegt sich der Roboter in seine Arbeitsposition, in welcher die chirurgische Robotersäge senkrecht nach unten zeigt.
Dann kann zwischen zwei verschiedenen Registrierungsarten des Patienten gewählt werden, um die Transformation des geplanten Knochenschnittes aus den CT-Daten in das Roboterkoordinatensystem zu berechnen.

- Sind sowohl das Roboterwerkzeug als auch die auf den Patienten angebrachten künstlichen Landmarken mit Infrarotdioden ausgestattet, wird die automatische Registrierung mittels Infrarotnavigationssystem gewählt (Kap. 3.3).

- Andernfalls werden vom chirurgischen Planungssystem vier Referenzpunkte angegeben, an die der Chirurg die Spitze des Roboterendeffektors (hier die Säge) manuell nullkraftgeregelt führen muß. Die entsprechende Position der Werkzeugspitze wird dabei durch das Auslesen der Encoder und durch die direkte Kinematik der Robotersteuerung bestimmt. Nachdem drei Referenzpunkte auf diese Art angefahren worden sind, wird die benötigte Transformationsmatrix berechnet, die das CT-Koordinatensystem in das Roboterbasiskoordinatensystem überführt. Mithilfe dieser Transformationsmatrix kann überprüft werden, ob die Abweichung zu einem 4. Punkt, ein mit dem Roboter angefahrenen Testpunkt, zu groß ist; in diesem Fall kann die manuelle Registrierungsprozedur wiederholt werden.

6.4. ZUSAMMENFASSUNG   127

Der nächste Schritt dient der Kontrolle des auszuführenden Knochenschnittes. Dazu
fährt der Chirurgieroboter die Trajektorie autonom ab, allerdings in einem vorgegebenen Sicherheitsabstand. Ist der Chirurg mit der vom Roboter angezeigten Lage der
Osteotomie zufrieden, folgt das eigentliche Durchtrennen des Knochens.
Der Roboter bewegt das chirurgisches Instrument wieder autonom zum Startpunkt
des Knochenschnitts. Nun wird in den Betriebsmodus des kraftgeregelten begrenzenden manuellen Führens des Roboterarms geschaltet; der Chirurg ergreift das Roboterwerkzeug an dessen Schwerpunkt und fährt manuell die Trajektorie ab. Neben
der haptischen Rückkopplung bekommt der Operateur eine zusätzliche visuelle Unterstützung durch die kontinuierliche Anzeige der Abweichung der Instrumentenspitze im Verhältnis zur Trajektorie in x-, y- und z-Richtung. Gleichzeitig werden auch
die auf das Instrument ausgeübten Kräfte auf dem Monitor angezeigt.
Nach der Durchführung der Osteotomie fährt der Roboter wieder in seine anfängliche
Arbeitsposition zurück.

6.4 Zusammenfassung

Verschiedene Methoden der Unterstützung des Chirurgen durch einen Roboter bei
der Durchführung eines Arbeitsschrittes während eines chirurgischen Eingriffs sind
denkbar; im Rahmen der hier präsentierten Forschungsarbeiten wurden zwei neue
Verfahren zur robotergestützten Osteotomie in der craniofacialen Chirurgie erarbeitet: das autonome, vom Roboter selbst ausgeführte Durchtrennen des Knochens und,
im Gegensatz dazu, das manuelle kraftgeregelte Führen einer am Roboter befestigten chirurgischen Säge entlang der präoperativ geplanten Schnittrajektorie, wobei
die Führungsbewegungen des Chirurgen durch den Roboter begrenzt werden. Beide der entworfenen Verfahren stehen am Ende einer Arbeitskette; zur Durchführung
der vom Roboter assistierten chirurgischen Operation gehen ihnen die Erhebung der
Bilddaten des zu bearbeitenden Schädels des Patienten und dessen Abbildung auf ein
rechnerinternes Modell sowie die chirurgische Planung der auszuführenden Osteotomie voraus.

Die neue, in diesem Kapitel beschriebene Methode des kraftgeregelten begrenzenden
manuellen Führens eines Chirurgieroboterarms entlang einer geplanten Schnittrajektorie im Raum gibt dem Chirurgen die Möglichkeit, eine präoperativ geplante
Osteotomie intraoperativ einfach umzusetzen und dennoch über deren genaue Lage
zu entscheiden. Durch die Begrenzung kann gesichert werden, daß beispielsweise Nerven oder Blutgefäße durch eine geeignete Wahl des zulässigen Toleranzbereichs beim
Durchtrennen der Knochen nicht verletzt werden.

Das kraftgeregelte begrenzende manuelle Führen der Robotersäge setzt sich aus mehreren Komponenten zusammen:

- dem Ermitteln der auf das Instrument ausgeübten Kräfte und auftretenden Momente,

- der Kompensation der Störgrößen,

- der Konzeption geeigneter Sicherheitszonen um die Trajektorie,

- dem Entwurf einer Bewertungfunktion zum Berechnen der auszuführenden zulässigen Roboterbewegung und

- der Konzeption eines Reglers für die Robotersteuerung.

Als Basis des kraftgeregelten Führens des Chirurgieroboterarmes dienen ein Kraftmomentensensor und die Methode der Nullkraftregelung. Der Kraftmomentensensor ermittelt die vom Operateur auf das am Roboter befestigte chirurgische Werkzeug ausgeübten Kräfte und die auftretenden Momente. Spezielle Prozesse wurden entworfen, um diese Meßdaten der Robotersteuerung zur Verfügung zu stellen und in den erarbeiteten Regler zum begrenzenden kraftgeregelten Sägen zu integrieren. Die Nullkraftregelung bewirkt, daß alle Störeinflüsse, die auf den Kraftmomentensor einwirken, kompensiert werden: daraus resultiert nur die tatsächlich vom Chirurgen auf das Roboterwerkzeug ausgeübte Kraft. Innerhalb eines jeden Taktzyklus der Robotersteuerung wird die vom Chirurgen beabsichtigte neue Position des Robotersinstruments durch eine Umwandlung der Sensordaten in kartesische Koordinaten ermittelt und vom Roboter angefahren. Auf diese Weise führt der Chirurg das am Roboter angebrachte Werkzeug an die gewünschte Position im Raum.
Drei Sicherheitszonen, die um die geplante Schnittrajektorie gelegt werden, dienen dem Schutz des Patienten; um die einzelnen Schnittwegsegmente sind sie als Zylinder, um die Stützstellen als Kugeln modelliert. Durch die Kraftausübung auf die am Roboter angebrachte Säge bestimmt der Chirurg innerhalb eines jeden Taktzyklus der Robotersteuerung eine neue Werkzeugposition. Nach der Berechnung der entsprechenden kartesischen Koordinaten und der Orientierung wird mithilfe einer Bewertungsfunktion die neue, beabsichtigte Werkzeugposition überprüft. Befindet sie sich dabei innerhalb des inneren, um die Trajektorie gelegten Zylinders (Kugel), kann sie vom Roboter angefahren werden. Liegt sie in der Zone außerhalb des ersten, aber noch in den Grenzen des zweiten, modellierten Zylinders (Kugel), so erfährt die Bewegung des Chirurgen schon eine Begrenzung durch den Roboter, da sie linear zum äußeren Rand des zweiten Zylinders hin immer schwerer wird. Möchte der Operateur gar die Werkzeugspitze aus dem zweiten Zylinder weiter hinausbewegen, so wird dies durch den Roboter verhindert. Dem Chirurgen ist in diesem Fall lediglich eine Bewegung entlang des Randes der Sicherheitszone oder wieder zurück in deren Inneres erlaubt.
Der entworfene Regler vereinigt alle vorgestellten Komponenten, so daß der Roboter in jedem Taktzyklus der Robotersteuerung die vom Chirurgen beabsichtigte Position anfährt, wenn diese von der Bewertungsfunktion zugelassen worden ist. Dabei korreliert die Verfahrgeschwindigkeit des Roboters mit der Bewertungsfunktion; bei beabsichtigten Bewegungen aus dem Sicherheitsbereich heraus ist die Verfahrgeschwindigkeit Null. Ein Taktzyklus dauert hierbei 16 ms, so daß die Kraft und die

6.4. ZUSAMMENFASSUNG

Positionsregelung sehr schnell auf neue Sensorwerte reagieren bzw. diese umsetzen. Gleichzeitig ist die Verfahrstrecke innerhalb eines Taktzyklus nicht sehr groß; dies trägt auch zur Sicherheit des Patienten bei.

Als zukünftige Erweiterungen der hier vorgestellten Methode zum Sägen von Knochen sind die Kopplung dieses Verfahrens mit dem in Kapitel 5.3.1 vorgestellten Positionsregler durch Infrarotnavigation und des kollisionsfreien Bahnplaners zur Plausibilitätskontrolle der Schnittrajektorie denkbar. Des Weiteren könnte die visuelle Unterstützung des begrenzenden manuellen Führens des Roboters beispielsweise durch akustische Signale ergänzt werden, da der Blick des Chirurgen meist auf den Operationssitus gelenkt ist.

Kapitel 7

Ergebnisse

Alle in dieser Arbeit vorgestellten und entworfenen neuen Verfahren sind getestet und auf verschiedene Weise evaluiert worden. Die automatische wissensbasierte Segmentierung medizinischer Bilddaten und das dreidimensionale Triangulationsverfahren zur Erzeugung eines Oberflächenmodells aus den Patientenbilddaten sind zwei neue Methoden, die zusammen mit der Bilddatenerhebung ein wichtiges Glied in der Arbeitskette *Bilddatenakquisition–Bildaufbereitung–Operationsplanung–robotergestützte Operationsausführung* stehen. Sowohl das Segmentierungs- als auch das Triangulationsverfahren wurden auf mehrere Patientendatensätze angewandt und von Radiologen evaluiert. Hierbei wurden auch Vergleiche mit unterschiedlichen Parameterwerten durchgeführt, wie beispielsweise dem Abstand zwischen zwei charakteristischen Konturpunkten, die zur Triangulation benutzt werden. Die Ergebnisse sind in Kapitel 4.5 zu finden und werden hier nicht nochmals erläutert.

Das am IPR entwickelte Operationsplanungssystem legt die vom Roboter durchzuführenden Knochenschnitte fest; eine Evaluation dieser Planung erfolgte im Rahmen vorgenommener Experimente an Schweinekadavern im Großtierlabor der Herzchirurgie der Universität Heidelberg, da dabei zur Durchführung der Experimente die gesamte Arbeitskette benötigt und somit evaluiert wurde.

Die robotergestützte Umsetzung geplanter Knochenschnitte wurde mithilfe verschiedener Evaluierungssysteme getestet. Dabei fand sowohl eine Validierung der einzelnen Teilkomponenten als auch des Gesamtsystems und seiner entworfenen Systemarchitektur statt. Eine Teilkomponente der robotergestützten Osteotomie ist die Überwachung der Roboteraktionen durch ein Infrarotnavigationssystem. Um einen Positionsregler zu konzipieren, fand in einem ersten Schritt eine ausführliche Analyse des Verhaltens des Infrarotnavigationssystems unter kontrollierten Randbedingungen statt. Die hieraus gewonnenen Erkenntnisse flossen dann in den Entwurf eines neuartigen redundanten Positionsreglers für den Chirurgieroboter ein.

Das erarbeitete, neue Verfahren zur Abbildung des intraoperativen Operationsfeldes auf ein rechnerinternes Modell wurde in der Simulation getestet. Zwei verschiedene Simulationssysteme, die eng miteinander gekoppelt sind, liefern das geforderte Abbild der Umwelt des Roboters, das in den am Institut entwickelten und auf eine

SGI-Workstation portierten Bahnplaner eingespeist wird. Im ersten Simulationsverfahren wählt der Chirurg die Modelle verschiedener Wundhaken aus einer Datenbank aus und plaziert diese mithilfe der Computermaus auf dem Oberflächenmodell des Schädels. Die Position des Schädels sowie der Haken werden durch das Infrarotnavigationssystem im Experiment bestimmt. Ist der Chirurg mit der Lage der Haken zufrieden, gibt er den Befehl das Operationsfeld zu modellieren. Wird dann ein Wundhaken verschoben, erfolgt online eine Neumodellierung der intraoperativen Umwelt. Sämtliche Konfigurationen der Wundhaken wurden in dieser Simulation durchgespielt, so daß gewährleistet ist, daß auch bei extremen Hakenpositionen, beispielsweise mit einem steil nach unten oder nach oben zeigendem Hakengriff, eine korrekte Abbildung des Operationsfeldes stattfindet.

Im zweiten Teil der Simulation erfolgt die Integration des berechneten Operationsfeldes in ein CAD-Modell des Operationssaals, das sowohl ein Abbild des Roboters und seiner Kinematik, als auch eine Modellierung der Komponenten in Reichweite des Roboters enthält. Dieses Modell ist die Basis des am Institut entwickelten Bahnplaners. Die Simulation zeigt, daß bei ungeplanten Roboterbewegungen der Roboter den Patienten stark verletzen kann; hingegen bei geplanten kollisionsfreien Trajektorien der Chirurgieroboter einen freien Weg zur Operationswunde und zum Anfangspunkt des Knochenschnittes findet, die Schnittrajektorie abfährt und wieder in eine sichere Arbeitsposition zurückkehrt, ohne dem Patienten dabei unnötige Verletzungen zuzufügen.

Einfache autonome Sägeversuche ohne kollisionsfreie Bahnplanung an Probekörpern und an ausgekochten, gebleichten sowie frischen Schweineknochen dienten zur Analyse des Schnittverhaltens des Roboters, sowie der Evaluation der Schnittqualität und der Erhebung von Meßwerten (Kräften und Momenten) unter kontrollierten Randbedingungen. In den verschiedenen Versuchsreihen führte der Roboter das gleiche Experiment mit unterschiedlichen Geschwindigkeiten durch. Des Weiteren wurde die Schnittrichtung variiert, und Schnitte mit 30°, 45° und 90° zur Objektoberfläche ausgeführt.

Eine Überprüfung des restriktierten manuell geführten Durchtrennens von Knochen fand mithilfe eines Phantomplastikschädels und anhand von sechs Schweinekadavern statt. Die dabei protokollierten Kräfte und Momente zeigen deutlich wie der Roboter sich entsprechend der auf ihn ausgeübten Kräfte bewegt. Auch die Zwangsbegrenzung der Bewegungen des Chirurgen durch den Roboter ist deutlich zu erkennen und wurde während der Experimente durch die Kraftrückkopplung klar vom Chirurgen wahrgenommen. In den Tierexperimenten wurde letztendlich die komplette Arbeitskette für die robotergestützte Chirurgie evaluiert; die Einzelheiten werden in diesem Kapitel beschrieben.

Ein weiteres Experiment zur Evaluation der autonomen robotergestützten Osteotomie fand an einem in Formalin eingelegten Schafskopf statt. Hierbei fräste der Roboter mittels eines neu gebauten Werkzeugs eine Paßöffnung für ein Titanimplantat. Die Kontur dieser Öffnung wurde mit CT-Daten des Schädels ermittelt. Die besondere Herausforderung bestand darin, die stark gekrümmte Schnittrajektorie mit ihren

7.1. EVALUIERUNGSSYSTEME

zahlreichen unterschiedlichen Werkzeugorientierungen festzulegen.
Die im Rahmen dieser Arbeit entworfenen, neuen Verfahren wurden an einer begrenzten Anzahl von Tierkadavern validiert, da diese Evaluation eine Reihe von langen Vorarbeiten pro Tier umfaßte, die in Kooperation mit mehreren Ärzten erfolgten. Dazu zählt beispielsweise das aufwendige Erstellen der computertomographischen Aufnahme des Tieres.
Die Methoden und Ergebnisse der verschiedenen Evaluierungen beschreibt dieses Kapitel nun im Einzelnen.

7.1 Evaluierungssysteme

Es gibt eine große Anzahl von Evaluierungsmethoden; sie hängen von der Art der durchzuführenden Versuche aber auch von der Anzahl der betrachteten Fälle oder Objekte ab. Für diese Arbeit wurden die am besten geeigneten Simulations-, Referenzmessungs- und Experimentierverfahren zur Methodenevaluation ausgewählt; sie werden nachfolgend erläutert.

7.1.1 Simulation

Die Simulation ist eine sehr gute Methode der Evaluierung, solange die realen Gegebenheiten mit hinreichender Genauigkeit abgebildet werden können. Für diese Untersuchungen müssen nicht nur Modelle der Gewebe, sondern auch Abbildungen des verwendeten Roboters und seiner Kinematik sowie Informationen über die geometrischen Verhältnisse des Operationsarbeitsplatzes vorhanden sein.
In dieser Arbeit wurden zwei Teilaspekte des autonomen Sägens von Knochen mithilfe der Simulation evaluiert:

1. die Modellierung des aktuellen Operationsfeldes mit unterschiedlichen Konfigurationen der verwendeten Wundhaken und

2. die Ausführung einer kollisionsfrei geplanten Roboterbahn unter Verwendung des erstellten Abbilds des Operationsfeldes.

Das Simulationswerkeug zur Modellierung des intraoperativen Operationsfeldes erlaubt dem Anwender, aus einer Datenbank unter verschiedenen Wundhaken den geeigneten auszuwählen und diesen auf oder in Relation zum knöchernen Patientenschädel zu positionieren. Dabei können sowohl die kartesische Position des Hakens als auch dessen Orientierung jederzeit vom Benutzer verändert werden. Sind alle gewünschten Haken ausgewählt und positioniert, wird eine Fusion der Haken und des Schädels durchgeführt; anschließend wird diese fusionierte Hülle auf eine den Patienten umgebende Hülle abgebildet. Als Standardeinstellung wurde für diese Hülle $2m \times 1m \times 0,3m$ gewählt. Durch diese Simulation können sämtliche Hakenkonstellationen evaluiert werden. Das jeweils modellierte Operationsfeld wird dann an die kollisionsfreie Bahnplanung weitergeleitet.

Der am IPR entworfene Bahnplaner [170] bezieht seine Information über den Hindernisraum aus dem Robotersimulationsprogramm ROBCAD. Dies bedeutet, daß alle zu betrachtenden Komponenten, ob Patient, Roboter oder Gegenstände, in diesem Simulationsprogramm modelliert sein müssen. Zur Verifikation der Abbildungstreue wurde am Institut ein Verfahren entwickelt [69], um die Abweichung des Modells von der Realität festzustellen und graphisch abzubilden. Unter der Voraussetzung, daß die Abbildung maßgetreu ist, kann die Roboterbewegung im Rahmen von ROBCAD dargestellt und evaluiert werden, da sowohl das Operationsfeld und die einzelnen Komponenten des Operationssaals als auch der Chirurgieroboter mit seinem Instrument, seinem Kraftmomentensensor und mit seiner Kinematik im Simulationsprogramm zur Verfügung stehen. Fährt der Roboter eine ungeplante Bahn, so kommt es zur Kollision mit dem Patienten; der Chirurgieroboter fährt geradezu durch den Patienten hindurch. Ist die Bahn des Roboters hingegen kollisionsfrei geplant, so steuert er ohne den Patienten zu verletzen den Startpunkt des auszuführenden Knochenschnittes an, fährt die geplante Schnitttrajektorie ab und bewegt sich kollisionsfrei wieder in seine Arbeitsstellung zurück.

7.1.2 Referenzmessungen

Vor der Einbindung des Infrarotnavigationssystems in die Systemarchitektur wurden Untersuchungen zu dessen Genauigkeit durchgeführt [22, 21, 54]. Um Fehler durch die menschliche Handhabung eines mit Infrarotleuchtdioden bestückten Instruments zu vermeiden, wurde ein Infrarotzeiger am Flansch eines Roboters, hier eines PUMA 260, befestigt und um eine festgelegte Distanz verfahren. Mithilfe eines unabhängigen Referenzsystems aus zwei Theodoliten konnte die relative Position der Zeigerspitze ermittelt und mit den Daten vom Infrarotnavigationssystem und der Robotersteuerung verglichen werden. Die Versuchsanordnung beinhaltete folgende Komponenten:

- zwei Theodoliten als unabhängiges Referenzsystem,
- einen Puma 260 Roboter, der in hängender Konfiguration betrieben wurde,
- einen am Roboterflansch befestigten Infrarotzeiger,
- ein Infrarotkamera-Array, das in 1,5 m Entfernung zur vordersten Position des Infrarotzeigers aufgebaut war, und
- eine Instrumentenschnittstelle des Navigationssystems, die über eine serielle Schnittstelle mit der Robotersteuerung verbunden war.

Die Experimente liefen immer gleich ab, lediglich die Rahmenbedingungen, in diesem Fall die Beleuchtungsart im Versuchsfeld, wurden geändert, um deren Einfluß auf die Genauigkeit des Navigationssystems zu untersuchen. Dazu wurde das Versuchsfeld durch verschiedenartige Lichtquellen erhellt, die vom Tageslicht mit oder

7.1. EVALUIERUNGSSYSTEME

ohne einfallenden Sonnenschein, Licht im Infrarotgrenzbereich, Neonlicht bis hin zu Halogenstrahler reichten.
Sechzig definierte Punkte, die innerhalb eines Quaders lagen, bildeten die Meßpositionen, deren Koordinaten mithilfe aller drei Meßsysteme (Theodoliten, Encoder des Roboters, Navigationssystem) ermittelt wurden. Der Abstand zwischen zwei Punkten betrug 5 mm, innerhalb einer Ebene lagen 20 Meßpunkte. Der Roboterarm bewegte die Spitze des Infrarotzeigers bei gleichbleibender Orientierung von Meßpunkt zu Meßpunkt. Da die Daten des Infrarotnavigationssystems mit einem Gaußschen Rauschen behaftet sind, wurden für jeden Meßpunkt die Koordinatenwerte von 100 Einzelmessungen gemittelt. In der anschließenden Analyse wurden sowohl die Meßdaten aller Meßpunkte als auch nur die Positionen der Eckpunkte des Quaders in Betracht gezogen, um Aufschluß über das Verhalten des Roboters und des Navigationssystem bei der Bewegung entlang größerer Strecken zu bekommen. Die nachstehenden Analysen wurden durchgeführt:

- die statistische Verteilung der Koordinatenwerte des Navigationssystems,

- der Einfluß verschiedener Beleuchtungsarten auf die Genauigkeit des Navigationssystems,

- das Verhalten des Navigationssystems bei Bewegungen der Werkzeugspitze entlang der Kamerakoordinatenachsen,

- die Wiederholgenauigkeit des Navigationssystems und des Roboters,

- die Temperaturabhängigkeit des Navigationssystems,

- die Abhänggkeit vom Sichtbarkeitswinkel der Infrarotdioden,

- die Abhängigkeit von der Anzahl der sichtbaren Dioden und

- der Einfluß der Roboterposition im Arbeitsraum.

In den Versuchen konnten keine absoluten Koordinaten verglichen werden, da die Transformation zwischen dem durch die zwei Theodoliten aufgespannten Referenzsystem und dem Infrarotnavigationssystem bzw. dem Roboterbasiskoordinatensystem unbekannt war. Lediglich die Transformation zwischen dem Roboterbasiskoordinatensystem und dem Koordinatensystem des Navigationssystems konnte berechnet werden, da der verwendete Infrarotzeiger direkt mechanisch mit dem Flansch des Roboters verbunden war.
Für alle Messungen wurden die folgenden ermittelten Meßwerte bzw. Differenzen x_i, $i = 1, 2, \cdots, 100$ ($i = 1, 2, \cdots, 60$ bei aufgetragenen Differenzen) berechnet:

- der Mittelwert $\bar{x}$,

- die maximale auftretende Differenz $\triangle x_{max}$,

136 KAPITEL 7. ERGEBNISSE

- die minimale auftretende Differenz $\triangle x_{min}$ und

- die Stichprobenstandardabweichung für n Messungen:

$$\sigma_{n-1} = \sqrt{\frac{1}{(n-1)} \sum_i (x_i - \bar{x})^2}, \qquad (7.1)$$

die ein Maß für den statistischen Fehler einer Einzelmessung ist.

Zur Analyse der Häufigkeitsverteilung gemessener Koordinatenwerte wurden die Koordinatenwerte des am Roboter befestigten Infrarotzeigers an einer während des Experimentes nicht veränderten Stellung des Zeigers ermittelt. Insgesamt fanden für dieselbe Position 100 Einzelmessungen statt, die nach x-, y- und z-Koordinatenwerten getrennt in die Schaubilder 7.1, 7.2 und 7.3 eingetragen wurden. Auf der Abszisse sind die jeweiligen gemessenen Koordinatenwerte in der Einheit $[mm]$ aufgetragen. Die Ordinate zeigt an, mit welcher Häufigkeit die verschiedenen Koordinatenwerte für denselben Punkt im Raum auftraten. Abbildung 7.1 illustriert die Häufigkeitsvertei-

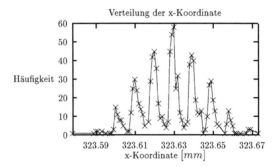

Abbildung 7.1: *Gaußverteilung der x-Koordinatenwerte des Infrarotnavigationssystems für einen untersuchten Meßpunkt*

lung der x-Koordinatenwerte von 100 Einzelpositionsmessungen desselben Punktes. Deutlich zu erkennen ist die Gaußverteilung der x-Koordinatenwerte. Die kleinste ermittelte Koordinate besitzt den Wert 323.57, die größte den Wert 323.675. Der Mittelwert $\bar{x}$ beträgt 323.69, die Stichprobenstandardabweichung $\sigma_{n-1} = 0.015$, $n = 100$. Die Täler der Meßkurve im Schaubild kommen durch die Zuordnungspräferenz eines auf das CCD-Feld der Kamera eingefallenen Lichtpunktes zu den umgebenden Eckpunkten zustande. Je nach Abstand wird der Lichtpunkt einem anderen Eckpunkt zugeordnet und erhält somit einen anderen Koordinatenwert. Durch die Bevorzugung einer bestimmten Zuordnungvorschrift treten bei der Positionsmessung desselben Punktes manche Koordinatenwerte häufiger auf als gering davon abweichende.

7.1. EVALUIERUNGSSYSTEME

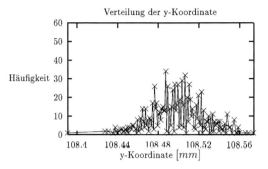

Abbildung 7.2: *Gaußverteilung der y-Koordinatenwerte des Infrarotnavigationssystems für einen untersuchten Meßpunkt*

Die Häufigkeitsverteilung der y-Koordinatenwerte von 100 Einzelpositionsmessungen desselben Punktes ist in Abb. 7.2 zu sehen. Auch hier sind die Meßwerte gaußverteilt. Der kleinste gemessene Koordinatenwert ist 108.391, der größte 108.579. Der Mittelwert $\bar{x}$ beträgt 108.500 und die Stichprobenstandardabweichung $\sigma_{n-1} = 0.026$, $n = 100$.

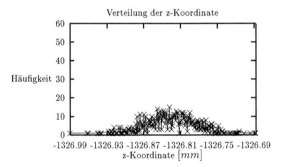

Abbildung 7.3: *Gaußverteilung der z-Koordinatenwerte des Infrarotnavigationssystems für einen untersuchten Meßpunkt*

Auch Abb. 7.3 zeigt eine Gaussverteilung der aufgetragenen z-Koordinatenwerte von 100 Einzelpositionsmessungen desselben Raumpunktes. Der kleinste gemessenen Koordinatenwert ist -1326.99, der größte -1326.69. Die Berechnung des Mittelwertes $\bar{x}$ ergibt -1326.824, die Stichprobenstandardabweichung $\sigma_{n-1} = 0.043$, $n = 100$. Die Analyse der Versuchsergebnisse zeigt, daß die Koordinatenwerte des Infrarotnavigationssystems gaußverteilt sind. Die unterschiedlichen Stichprobenstandardabweichungen lassen sich auf die Geometrie der verwendeten Infrarot-CCD-Flächenkameras zurückführen. Deren Auflösung ist in x-Richtung am größten; zur Berechnung der Tiefeninformation (z-Richtung) tragen dagegen beide Kameras bei. Deshalb zeigen die x-Koordinatenwerte eine kleine, die y-Koordinatenwerte eine größere und die z-Koordinatenwerte die stärkste Streuung.

Repräsentativ wird einer der 70 Versuche zur Analyse der Genauigkeit des Infrarotnavigationssystems unter dem Einfluß unterschiedlicher Beleuchtung des Versuchsfeldes dargestellt (Abb. 7.4, 7.5 und 7.6). Insgesamt ergaben sich die größten Fehlmessungen bei der Verwendung von sehr starkem Fremdlicht wie Neonleuchtröhren und von Halogenstrahlern.

Die folgenden Schaubilder zeigen auf der Abszisse die aufgetragenen Differenzen in [mm] zwischen den vom Referenzsystem gemessenenen relativen Positionen der Meßpunkte und denen der zu untersuchenden Systeme. Die Ordinate gibt an, mit welcher Häufigkeit die Differenzen der verglichenen Systeme auftreten. Die Genauigkeit des Referenzsystems aus zwei Theodoliten beträgt hierbei $0,02\ mm$.

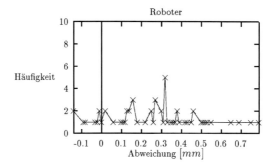

Abbildung 7.4: *Differenz zwischen den von den Roboterencodern und den Theodoliten ermittelten Positionen der Meßpunkte*

Das Schaubild 7.4 zeigt die Meßabweichungen zwischen den Positionsdaten, die an jedem einzelnen Meßpunkt sowohl von den Encodern in den Robotergelenken als auch von dem Referenzsystem aus zwei Theodoliten ermittelt wurden. Aus den von beiden Meßsystemen bestimmten Meßwerten ist für jeden einzelnen Meßpunkt die Differenz der relativen Koordinaten gebildet und im Schaubild aufgetragen worden. Die größte gemessene Differenz ist $\triangle x_{max} = 0,792\ mm$, die minimale Differenz $\triangle x_{min} = -0,137\ mm$ und die Stichprobenstandardabweichung $\sigma_{n-1} = 0,217\ mm$, $n = 60$.

Beim Abfahren der 60 vorgegebenen Meßpunkte, die innerhalb eines Quaders liegen, fuhr der Roboterarm unterhalb seiner Basis durch, um von einer Seite des Arbeitsraumes auf die andere zu gelangen. Dabei beeinflussen Biegekräfte die Positionierbewegung des Roboters, so daß eine umso größere Abweichung vom Sollwert erfolgt, je weiter der anzufahrende Meßpunkt von der Roboterbasis entfernt ist. Die Höhe des Fehlers ist noch von der jeweiligen Gelenkwinkelkonfiguration und der Last des

7.1. EVALUIERUNGSSYSTEME

Roboters abhängig, so daß keine eindeutige Korrelation zwischen der Entfernung des Meßpunktes zur Roboterbasis und der Differenz zwischen Ist- und Sollposition festgestellt werden kann. So liegt die Nullinie der aufgetragenen Differenzen auch nicht in der Mitte, obwohl die gewählten Meßpunkte symmetrisch zum Mittelpunkt der Roboterbasis angeordnet waren.

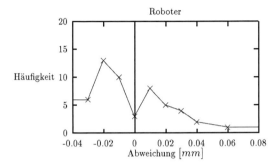

Abbildung 7.5: *Differenz der Position der im Rahmen der Messung vorgegebenen anzufahrenden Punkte und der von der Robotersteuerung berechneten anzufahrenden Positionen*

Die Differenz zwischen der im Rahmen der Versuche vorgegebenen anzufahrenden Position des Roboters und die von der Robotersteuerung berechnete anzufahrende Position der Meßpunkte ist in Abbildung 7.5 aufgetragen. Hier beträgt die größte gemessene Differenz $\triangle x_{max} = 0,088\ mm$, die kleinste $\triangle x_{min} = -0,036\ mm$ und die Stichprobenstandardabweichung $\sigma_{n-1} = 0,026\ mm$, $n = 60$. Die Differenzen kommen dadurch zustande, daß die Encoder diskrete Werte benötigen, also nicht alle Gelenkwinkelkonfigurationen entprechend der von der Versuchsdurchführung vorgegebenen kartesischen Positionen vom Roboter anzufahren sind. Die aufgetragenen Werte sind ein Maß für die durch die Diskretisierung der Gelenkwinkel verlorengegangene Positionsgenauigkeit, die sich entsprechend der vom Hersteller vorgegebenen Positionierungsgenauigkeit und Wiederholgenauigkeit im Bereich von $0.11\ mm$ bewegt.

Das letzte Meßdiagramm (Abb. 7.6) bildet die Meßdifferenzen zwischen Infrarotnavigationssystem und Theodoliten ab. Für jeden einzelnen Meßpunkt wurden hier 100 Einzelmessungen des Infrarotnavigationssystems gemittelt. Die maximale Differenz zwischen beiden Meßsystemen beträgt $\triangle x_{max} = 0,258\ mm$, die minimale $\triangle x_{min} = -0,810\ mm$ und die Stichprobenstandardabweichung $\sigma_{n-1} = 0,164\ mm$, $n = 60$. Die für das Infrarotnavigationssystem in diesem Versuch sehr hohe ermittelte Stichprobenstandardabweichung kommt durch große Ausreißer zustande. Stark von den anderen abweichende Werte konnten bei allen Versuchen mit hoher Fremdlichteinstrahlung beobachtet werden. Allerdings traten die Ausreißer nur an einzelnen Meß-

140   KAPITEL 7. ERGEBNISSE

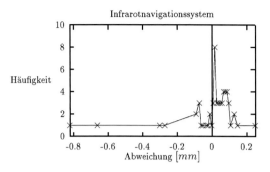

Abbildung 7.6: *Differenz zwischen der vom Infrarotnavigationssystem und den Theodoliten ermittelten Position der Meßpunkte bei Beleuchtung des Versuchsfeldes mit einem Halogenstrahler*

punkten auf; die an den Nachbarpunkten ermittelten Positionsdaten weisen keine hohen Abweichungen auf. Da sich die Positionsbestimmung eines Meßpunktes durch das Infrarotnavigationssystem aus 100 Einzelmessungen zusammensetzt, d.h. auch die Werte, die eine hohe Abweichung zeigen, ist die Ursache für diese Meßwerte im Sensorsystem selbst zu suchen.

Die relativen Abweichungen der Messungen des Navigationssystems liegen im Bereich von $0,1\ mm$ bis $0,2\ mm$. Einzelne Ausreißer in einer Messung können durch den Einfall von Licht mit hohem Infrarotanteil erfolgen; diese Werte weichen aber extrem von den anderen Meßwerten ab, so daß sie leicht erkannt werden können. Insbesondere treten die hohen Abweichungen nicht gleichverteilt, sondern nur an spezifischen Stellen innerhalb des Meßraumes auf. Kontinuierlichere Störeinflüsse ergaben sich dagegen durch die Beleuchtung des Versuchsfeldes mit Neonröhren. Hier muß mit einer zusätzlichen Meßungenauigkeit von $0,2\ mm$ gerechnet werden. Die Einschränkung der Anzahl der sichtbaren Infrarotdioden auf dem zu verfolgenden Werkzeug ($> 3\ Dioden$) sowie das Bewegen des Infrarotzeigers entlang der Koordinatenachsen des Navigationssystems zeigten keine Beeinträchtigung seiner Genauigkeit.

Relative Abweichungen der Encodermessungen lagen hingegen im Bereich von $0,3mm$ bis $4\ mm$. Diese sind hauptsächlich von der Last des Roboters und von der anzufahrenden Position im Arbeitsraum abhängig, da dann Biegekräfte und Biegemomente wirken. In der jetzigen Systemarchitektur wird allerdings ein anderer Roboter, ein RX 90 der Firma Stäubli, verwendet, der im kleinen Arbeitsbereich eine relative Genauigkeit von $0,1\ mm$ und eine Wiederholgenauigkeit von $0,01\ mm$ aufweist.

7.2 Experimente

Da in der Chirurgierobotik sehr komplexe „Werkstücke" bearbeitet werden, nämlich der individuelle Patient mit seiner individuellen Anatomie, reicht es nicht aus, die Evaluation der Verfahren nur an einfachen geometrischen Körpern durchzuführen. Vielmehr ist es erforderlich, sukzessive, auf Erkenntnisse aus Experimenten mit einfachen Probekörpern aufbauend, eine Reihe von Versuchen an Plastikimitationen des menschlichen Schädels und an Tierkadavern durchzuführen. So fand eine Evaluation des kraftgeregelten begrenzenden manuellen Führens des Roboterarms an sechs Schweinen statt, das autonome Sägen konnte an einem Schafskopf erprobt werden. Die Durchführung von Tierexperimenten ist sehr schwierig und aufwendig, da sie zum einen das Besorgen eines geeigneten Tieres und das Anfertigen einer computertomographischen Aufnahme umfaßt; zum anderen müssen alle Projektpartner, die Arbeiten im Rahmen der Arbeitskette für die robotergestützte craniofaciale Chirurgie ausführen, koordiniert werden, beispielsweise die Übertragung der angefertigten Bilddaten und die Planung der robotergestützten Osteotomien. Aus diesem Grund fanden nur relativ wenig Tierexperimente zur Evaluation der in dieser Arbeit entworfenen Verfahren statt.

7.2.1 Autonomes Sägen von Probekörpern

Da als chirurgisches Roboterinstrument eine Stichsäge mit einem Sägeblatt von $23mm$ Länge und $0,1\ mm$ Dicke verwendet wird, können keine gekrümmten Sägeschnitte durchgeführt werden. Daher fand eine erste Evaluation des autonomen robotergestützten Durchtrennens von Knochen mithilfe von einfachen kleinen Holzquadern, die aus Vierkanthölzern gefertigt wurden, statt. Im Experiment wurde der Probekörper fest in eine Halterung eingespannt und der Roboter durchsägte mit der oszillierenden Stichsäge sowohl im 90° Winkel als auch im 60° und 30° Winkel zur Oberfläche das Holz. Die dabei auftretenden Kräfte und Momente wurden protokolliert. Gleichzeitig wurden alle Versuchsreihen mit verschiedenen Robotergeschwindigkeiten durchgeführt ($5mm/s$, $10mm/s$, $15mm/s$, $20mm/s$, $25mm/s$, $30mm/s$, $35mm/s$ und $40\ mm/s$). Die Kräfte unterschieden sich trotz verschiedener Geschindigkeiten und Schnittwinkel kaum. Sie lagen im Bereich von $|4|N$ bis $|6,5|N$, um einen $8mm$ dicken Holzquader quer zur Maßerung zu durchtrennen. Die Abweichung beim senkrechten Schnitt betrug $0,7°$, wobei dafür neben der Säge selbst eine mögliche Verbiegung des Sägeblatts, ein ungenaues Einspannen des Holzes ($\approx 0,1\ mm$) und ein ungenaues Ausrichten der Säge zur Oberfläche des Holzes ($\approx 0,1\ mm$) die Ursache sein können. In weiteren Versuchen wurden die aufzubringenden Schnittkräfte von gebleichten flachen Schweineknochen und von schlachtfrischen Schweinerippen verglichen. Dazu sägte der Roboter autonom einen $16\ mm$ langen Schnitt in ein ausgekochtes, gebleichtes (mazerisiertes) Schulterblatt eines Schweines senkrecht zur Knochenoberfläche sowie einen gleichartigen Schnitt durch eine vom Schlachthof erworbene frische Schweinerippe.

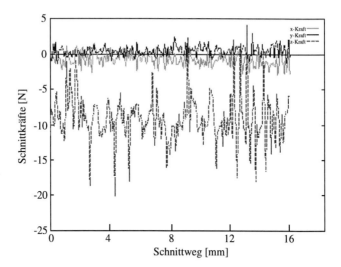

Abbildung 7.7: *Auftretende Kräfte beim Durchsägen eines mazerisierten Schulterblattes*

Ein Vergleich der Abbildungen 7.7 und 7.8 zeigt, daß der schlachtfrische Knochen aufgrund seiner anderen Materialeigenschaften leichter zu durchtrennen ist, als der mazerisierte Knochen. Da hier aber mehrere Materialien eine Rolle spielen (Knochen, Blut, Wasser, ...), ist die geringere erforderliche Kraft nicht eindeutig auf eine bestimmte, vorhandene Komponente zurückzuführen. Hierbei wurden die Mittelwerte der gemessenen z-Kräfte verglichen. Die starken Schwankung der Meßwerte in beiden Schaubildern kommen durch die Vibration der oszillierenden, mit 4 bar betriebenen pneumatischen Säge und das Meßwertrauschen zustande.
In beiden Versuchen wurde ein Knochenschnitt von 16 mm Länge mit einer Geschwindigkeit von $10\,mm/s$ durchgeführt. Die Knochendicke des ausgekochten Schulterblattes betrug dabei 4 mm, die der Rippe 7 mm. Da beide Sägeschnitte senkrecht zur Knochenoberfläche ausgeführt wurden, sind die wirkenden Kräfte primär in der z-Kraft zu beobachten. Die durchschnittliche z-Kraft zum Zersägen der Schweineschulter beträgt 9,8 N, die z-Kraft zum Durchtrennen des frischen Rippenknochens 7,6 N.

7.2.2 Manuell geführtes Abfahren einer Trajektorie am Phantom

Erste Experimente zur Erprobung des kraftgeregelten begrenzenden Führens wurden mithilfe eines Plasikschädels unternommen. Hierbei diente eine auf den Schädel

7.2. EXPERIMENTE

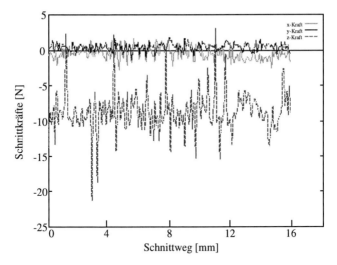

Abbildung 7.8: *Auftretende Kräfte beim Durchtrennen einer schlachtfrischen Schweinerippe*

gemalte Trajektorie mit 10 Stützpunkten als Schnittlinie, die Orientierung wurde senkrecht zur Schädeloberfläche festgelegt. Vier Referenzpunkte lieferten die Registrierung des Schädels, in der die Trajektorie dann dem Robotersystem durch ein sukzessives Anfahren aller Stützpunkte gelehrt wurde. Zur Kontrolle fuhr der Roboter die Trajektorie autonom in einem Sicherheitsabstand von 3 mm ab, danach wurde die Sägespitze manuell entlang der eingegebenen Schnittrajektorie geführt, wobei der Roboter diese Bewegungen begrenzte.

Der Auswerterechner des Kraftmomentensensors protokollierte während des nullkraftgeregelten Führens zur Registrierung des Schädels und während des kraftgeregelten begrenzenden Führens die auf das chirurgische Instrument ausgeübten Kräfte und Momente. Da in diesen Versuchen der Phantomschädel während des begrenzenden manuellen Führens nicht durchsägt wurde, sind die hier gemessenen Kräfte geringer als in den Versuchen an den Schweinekadavern. Das Verhalten des Roboters beim restriktierten Führen sowie die protokollierten Kräfte und Momente werden anhand der Experimente an den Schweinekadavern näher erläutert, um ein reales Bild zu vermitteln.

Die Abbildungen 7.9 und 7.10 illustrieren das Funktionsprinzip der Nullkraftregelung: Übt der Chirurg eine bestimmte Kraft in x-Richtung auf den Endeffektor des Roboters aus, so reagiert der Roboter mit einer korrelierenden Bewegung in x-Richtung. Dabei ist die Länge der verfahrenen Strecke in einem Taktzyklus abhängig von der ausgeübten Kraft. Je höher die Kraft, desto länger ist die verfahrene Strecke bzw.

144 KAPITEL 7. ERGEBNISSE

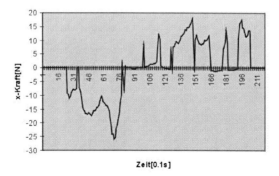

Abbildung 7.9: *Auf die chirurgische Säge ausgeübte Kraft in x-Richtung*

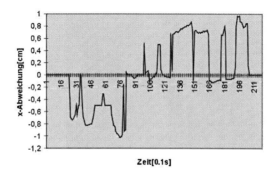

Abbildung 7.10: *Korrelierende Positionsregelung in x-Richtung*

desto schneller verfährt der Roboter innerhalb eines Taktzyklus. Die Höhe der Kraft und die Länge der verfahrenen Strecke werden durch die Amplituden in den Meßkurven angegeben. Wirkt keine Kraft, so bewegt sich der Roboter nicht (Meßwerte auf der x-Achse). Der Vorzeichenwechsel der Kurven verdeutlicht, daß die Richtung der Krafteinwirkung die Bewegungsrichtung des Roboters bestimmt, der Betrag der ausgeübten Kraft dagegen die Länge der verfahrenen Strecke im betrachteten Taktzyklus.

7.2.3 Experimente am Tierkadaver

Das kraftgeregelte manuelle Führen des Roboterarms, mit einer chirurgischen Säge als Endeffektor, wurde an Schweinekadavern im Experimentallabor der Herzchirurgie

7.2. EXPERIMENTE

der Universität Heidelberg evaluiert [24]. Dazu wurden zwei verschiedene Schnittypen durchgeführt: ein Schnitt auf der freipräparierten Schnauze des Schweins entlang einer Linie und eine Schnittfolge auf der Stirn zum Öffnen des Schädels. Insgesamt dienten sechs Kadaver zur Evaluation.

Versuchsaufbau

Die Datenakquisition geschah in einem Computertomographen der Radiologie Heidelberg. Die Tomogrammdaten wurden anschließend mithilfe einer Silicon Graphics O2-Workstation in das am Institut für Prozeßrechentechnik, Automation und Robotik (IPR) entwickelte Bilddatenformat umgewandelt und per Internet nach Karlsruhe an das IPR übertragen. In Karlsruhe diente eine Onyx-Workstation (SGI) zur Segmentierung und Oberflächenmodellerzeugung der Daten sowie zur Planung der auszuführenden Schnitte mithilfe eines haptischen Eingabegerätes (Phantom). Vorort im Großtierlabor der Herzchirurgie wurden folgende Geräte benutzt:

- eine SGI-O2-Workstation mit Ethernetanschluß,
- ein mit der SGI verbundenes Infrarotnavigationssystem,
- ein Infrarotzeiger,
- ein Chirurgieroboter RX 90,
- eine am Roboterflansch fixierte pneumatisch betriebene Stichsäge,
- ein Kraftmomentensensor (KMS) und
- ein Rechner für die Auswertung der Kraftmomentensensorsignale; er war über CAN-Bus mit dem Kraftmomentensensor verbunden und hatte eine serielle Schnittstelle mit der Robotersteuerung.

Versuchsablauf

Zu Beginn der Operation wurden dem Schwein 12 Titanminischrauben als künstliche Landmarken in den Schädelknochen implantiert. Dann wurde eine CT-Aufnahme des Tieres angefertigt, wobei ein CT-Protokoll mit einem Schichtabstand der Tomogrammbilder von $1,5\,mm$ und sich nicht überlappenden Schichten durchgeführt wurde. Der Radiologe übertrug die Daten über das Heidelberger-Kliniknetz an das Labor des Sonderforschungsbereiches 414 in der Kopfklinik. Dort erfolgte eine Umwandlung der Tomogrammbilder vom DICOM-Format in das am IPR benutzte Bilddatenformat. Anschließend wurden die Daten per FTP (File Transfer Protocol) vom Heidelberger SFB-Labor an das IPR in Karlsruhe gesandt und dort wurden die Bilddaten mithilfe des Saatpunktverfahrens segmentiert und in einem Binärkubus abgespeichert. Darauf folgte eine Triangulation der neuen Daten und die Generierung des Oberflächenmodells für die Planung der Knochenschnitte.

Ein haptisches Interface diente zur Eingabe der geplanten Osteotomien: zwei Schnitte von der Schnauzenspitze zur Stirn und eine Schnittfolge zum Öffnen der Karlotte. Wegen der starken Unterschiede in der Schädelanatomie zwischen Schwein und Mensch mußten anstelle der Kiefervorverlagerungen besondere Knochenschnitte gewählt werden. Jeder erstellte Schnittweg wurde durch eine Liste von Punkten in kartesischen Koordinaten und der dazugehörigen Orientierung der Säge beschrieben. Als Referenzsystem diente das Koordinatensystem des Datenwürfels im Bilddatenformat des IPR.

Die segmentierten Bilddaten und die Schnittrajektorien wurden dann per Internet an eine SGI-O2-Workstation im Großtierlabor der Herzchirurgie in Heidelberg weitergeleitet. Eine selbstentwickelte Software visualisierte sowohl die segmentierten Tomogrammdaten als auch die geplanten Schnittwege in zwei- und dreidimensionalen Ansichten. Zusätzlich wurden mit dieser Software vier geeignete Referenzpunkte – implantierte Titanminischrauben – bestimmt und später die Position des Infrarotzeigers in Relation zum Patienten angezeigt. Die Daten der Referenzpunkte und der Schnittrajektorien wurden per Diskette zur Robotersteuerung übertragen.

Vor dem Freilegen des Knochens registrierte der Chirurg den Schädel des Schweins, indem er die festgelegten Titanminischrauben mit dem Infrarotzeigestab markierte. Dann konnte mithilfe des Infrarotnavigationssystems die Schnittrajetorie auf der Haut bestimmt und mit einem Stift angezeichnet werden. Der Operateur präparierte den Schnädelknochen frei, fixierte den Knochen in einer speziellen Halterung und registrierte das Schwein erneut mit dem Infrarotnavigationssystem, so daß die Transformation zwischen den Tomogrammdaten und dem Schweinekadaver auf dem Operationstisch berechnet werden konnte.

Im nächsten Schritt führte der Chirurg den Roboterarm des Chirurgieroboters per Nullkraftregelung an die vier festgelegten Landmarken, um die Transformation zwischen Schweineschädel und Roboterbasiskoordinatensystem zu berechnen. Dann fuhr der Roboter autonom den Startpunkt des Schnitts entlang der Schnauze des Schweines an und fuhr zur Kontrolle die Schnittrajektorie in einer Distanz von 3 mm in der z-Koordinate selbstständig ab. Schließlich wurde wieder der Startpunkt des Schnitts angefahren, um dann mit laufender Säge manuell die geplante Osteotomie auszuführen, wobei die Robotersteuerung die Bewegung des Chirurgen überwachte und bei Abweichungen von der gewünschten Trajektorie einschränkte (Abb. 7.11). Während aller Roboteraktionen protokollierte der Auswerterechner die auftretenden Kräfte und Momente.

Zur Evaluation kontrollierte der Chirurg mit dem Infrarotzeiger die Lage des ausgeführten Sägeschnitts. Am Ende der Versuche wurden vier der sechs Schweineköpfe abgetrennt, alle Weichteile entfernt und zur Kontrolle die Schnitte und Referenzpunkte vermessen.

7.2. EXPERIMENTE

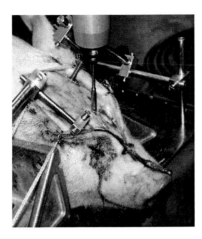

Abbildung 7.11: *Restriktiertes geführtes Sägen entlang der Schnauze des Schweinekopfes*

7.2.4 Ergebnisse und Interpretation

Die Experimente an den sechs Schweinekadavern haben gezeigt, daß ein begrenzendes kraftgeregeltes robotergestütztes Sägen von Knochen möglich ist. Aufgrund der vom Menschen abweichenden Anatomie des Schweines sind hier allerdings andere Knochenschnitte, koronal entlang der Schnauze und eine frontale Knochenresektion, notwendig.

Alle folgenden Schaubilder zeigen die zum Meßzeitpunkt ausgeübten Kräfte auf die am Roboter fixierte chirurgische Säge. Entsprechend der ausgeübten Kräfte bewegte sich der Roboter innerhalb eines Taktzyklus mit unterschiedlichen Geschwindigkeiten: Pro Taktzyklus verfuhr er eine andere Wegstrecke. Insbesondere beim restriktierten Sägen führen Kraftausübungen, die das Werkzeug aus der Sicherheitszone der Schnittrajektorie herausbewegen, zu keiner Roboterbewegung. Zum Versuchszeitpunkt lag noch keine Möglichkeit vor, mithilfe des Infrarotnavigationssystems direkt den vom Roboter zurückgelegten Weg zu messen, so daß hier keine direkte Abbildung des ausgübten Kraft auf den zurückgelegten Weg erfolgen kann.

Kräfte und Momente beim Registrieren

Die Graphik 7.12 illustriert die z-Kraft beim manuellen nullkraftgeregelten Registrieren des Schweineschädels anhand von drei Titanminischrauben. Dabei wurde die Spitze des Sägeblatts senkrecht von oben in die konische Vertiefung des Schraubenkopfes durch ein nullkraftgeregeltes manuelles Führen abgesenkt, so daß die auf den Endeffektor ausgeübten Kräfte am deutlichsten in z-Richtung zum Tragen kommen.

148   KAPITEL 7. ERGEBNISSE

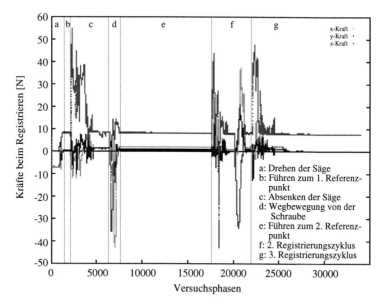

Abbildung 7.12: *Auftretende Kräfte beim manuellen nullkraftgeregelten Registrieren des Schweineschädels per Roboter*

Die folgenden, in den Schaubildern 7.12 und 7.13 markierten Phasen des manuellen nullkraftgeregelten Registrierens können unterschieden werden:

a In dieser Phase zeigt die spitze Amplitude das Drehen der am Roboter befestigten chirurgischen Säge um 180°, das noch autonom vom Roboter durchgeführt wird.

b Dann wird der Roboter nullkraftgeregelt zum ersten Referenzpunkt geführt; dies ist an dem geradlinigen Kurvenverlauf dieses Abschnitts zu sehen. Eine mit dem Robotersystem vertraute Person führte das Registrieren des Schweineschädels aus, was in dem gleichmäßigen Führungsverhalten mit einer Kraft von 8 N bis 10 N zum Ausdruck kommt. Die verfahrene Strecke bis zum 1. Referenzpunkt beträgt 510 mm.

c Das Anfahren des ersten Referenzpunktes durch Absenken der Sägenspitze ist an dem Kraftausschlag in die positive Richtung zu erkennen; die Spitze der Säge wird vom Benutzer in der konischen Öffnung der Minischraube plaziert, der hierbei bis zu 56 N auf das Roboterinstrument ausübt. Eine zu große Kraft in z-Richtung bewirkt allerdings wie in Kapitel 7.2.2 erläutert, eine größere

7.2. EXPERIMENTE

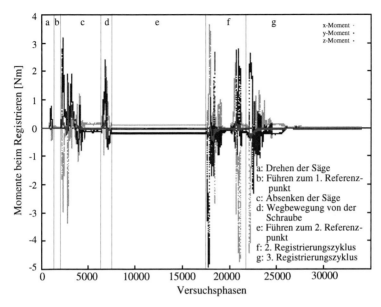

Abbildung 7.13: *Auftretende Momente beim manuellen Registrieren des Schweineschädels per Roboter*

Verfahrgeschwindigkeit des Roboters. Ist diese zu groß für die zurückzulegende Strecke zwischen Sägenspitze und konischer Vertiefung, löst der Zusammenstoß mit der Minischraube sofort eine Gegenbewegung des Roboters in die negative z-Richtung aus. Dies ist an den vielen hohen kleinen Amplituden innerhalb dieses Kurvenabschnitts zu sehen.

d Um den Roboter wieder aus der Kerbe in der Minischraube herauszuführen, muß eine entsprechende Gegenkraft auf den Endeffektor ausgeübt werden. Dies zeigt sich in den starken negativen Ausschlägen von bis zu 42 N.

e Dieser Kurvenabschnitt zeigt wieder ein sehr gleichmäßiges manuelles Führen des Roboterwerkzeugs zum nächsten Referenzpunkt mit einer Kraft von 10 N, wobei ein Weg von 31 mm verfahren wurde.

f Hier beginnt ein neuer Registrierungszyklus mit der zweiten Titanminischraube. Nach der Registrierung dieser Schraube wurde ein Weg von 8 mm bis zur nächsten Schraube zurückgelegt.

g Diese Phase zeigt das Anfahren der dritten Titanminischraube

Korrelierend zu den auf die Robotersäge ausgeübten Kräfte stellt Abbildung 7.13 die resultierenden Momente dar. Beim Drehen der Säge (Phase a) ergibt sich ein z-Moment, beim senkrechten Anfahren der Referenzschrauben ist hingegen deutlich zu sehen, daß kein Moment in z-Richtung resultiert, sondern nur in x- und y-Richtung.

Gemessene Kräfte beim Sägen von Knochen

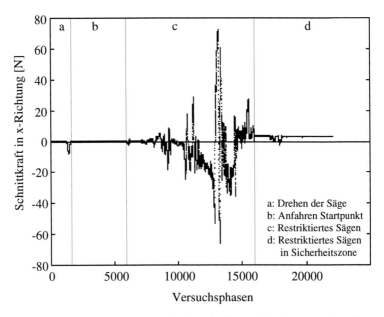

Abbildung 7.14: *Auftretende x-Kraft beim kraftgeregelten begrenzenden Sägen*

Die Schaubilder 7.14, 7.15 und 7.16 zeigen die Kräfte beim kraftgeregelten begrenzten Führen. In diesem Versuch wurden Knochen mit 3 mm Dicke (Schnauzenanfang) bis 5 mm Dicke durchsägt, die Länge des hier dargestellten Knochenschnittes von der Schnauzenspitze des Minischweines in Richtung Stirn betrug 136 mm. Da der vom Roboter verfahrene Weg von der jeweils ausgeübten Kraft im Taktzyklus abhängt und zum Versuchszeitpunkt noch nicht die Möglichkeit bestand, die zurückgelegte Strecke zu protokollieren, ist die Länge des ausgeführten Sägeschnitts nicht in den Schaubildern dargestellt. Im Vergleich zum reinen unbegrenzten nullkraftgeregelten Führen des Roboterarms führt der Roboter beim restriktierten Sägen trotz Krafteinwirkung keine Bewegung aus, wenn dadurch die Sicherheitszone der Trajektorie verlassen würde (Kap. 6). Innerhalb der inneren Sicherheitszone ist die vom Roboter

7.2. EXPERIMENTE

zurückgelegte Strecke in einem Taktzyklus umso größer, je stärker die auf die am Roboter befestigte ausgeübte Kraft ist. Innerhalb der zweiten Sicherheitszone nimmt die Geschwindigkeit des Roboters bis zum Übergang zur verbotenen Zone linear ab.

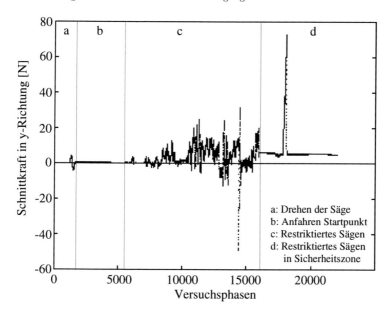

Abbildung 7.15: *Auftretende y-Kraft beim kraftgeregelten begrenzenden Sägen*

Die Meßkurven für die x-, y- und z-Kraft lassen sich in vier Abschnitte unterteilen:

a Zu Beginn wird die Säge automatisch vom Roboter um 180° nach unten gedreht (1. kleine Amplitude), dann fährt der Roboter autonom den Startpunkt des Schnittes an. Da das Anfahren des ersten Schnitttrajektorienpunktes mit senkrechter Orientierung der Säge erfolgt, wirkt hier nur eine z-Kraft von $9,6\,N$. Der Roboter hält $3\,mm$ senkrecht über dem Startpunkt an.

b In dieser Phase führt der Chirurg die am Roboter fixierte Säge manuell entlang der Trajektorie. Dabei muß die Säge noch in z-Richtung nach unten geführt werden, um den tatsächlichen Anfangspunkt der Trajektorie zu erreichen und den Knochen mit der erforderlichen Schnitttiefe von $3\,mm$ durchtrennen zu können. Diese Bewegung ist nur im Schaubild der z-Kraft zu sehen.

c Nach Beendigung der senkrechten Bewegung nach unten führt der Chirurg die Säge entlang der Trajektorie. Dabei ist deutlich an den vielen Kraftausschlägen

152   KAPITEL 7. ERGEBNISSE

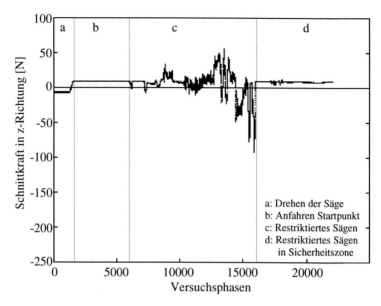

Abbildung 7.16: *Auftretende z-Kraft beim kraftgeregelten begrenzenden Sägen*

in den Schaubildern zu erkennen, daß der Chirurg sich immer mehr von der Solltrajektiorie entfernt und er mehr Kraft ausüben muß, um dem Widerstand des Roboterarms entgegen zu wirken. Bei diesen Experimenten gab es noch keine zusätzliche visuelle Information über die Position der Werkzeugspitze für den Chirurgen, so daß hier das System ins Schwingen gerät, wobei der Chirurg ohne genaue Kenntnis der Lage der Solltrajektorie von einer Seite des Sicherheitsschlauchs zur anderen wechselt. Dies ist an den Vorzeichenwechseln der Kraftausschläge zu sehen. Dabei versucht der Chirurg auch mehrmals die Sicherheitszonen zu verlassen, wird aber vom Roboter daran gehindert. Dies zeigen die Kraftspitzen von $|57|$ N bis $|92|$ N an. Diese Spitzen fallen zeitlich nicht unbedingt zusammen, da sie von der jeweiligen Richtung, in der der Chirurg die Sicherheitszone zu verlassen versucht, abhängen. So ist beispielsweise im Abschnitt d am hohen Ausschlag der y-Kraft zu sehen, daß versucht wird, die Sicherheitszonen in y-Richtung zu verlassen, in x- und z- Richtung sind hingegen zu diesem Zeitpunkt nur sehr geringe Kräfte auf den Endeffektor ausgeübt worden. Mithilfe einer zusätzlichen visuellen Information über die Abweichung der Sägenspitze von der Solltrajektorie ist die Orientierung für den Chirurgen inzwischen erleichtert worden. Dieses Hilfsmittel lag zum Zeitpunkt der Versuche noch nicht vor.

7.2. EXPERIMENTE

d In dieser Phase ist es dem Chirurgen gelungen, abgesehen vom Ausreißer zum Zeitpunkt 1810, die Sägenspitze innerhalb der 1. Sicherheitszone entlang der Solltrajektorie zu führen; die dabei ausgeübten Kräfte bewegen sich im Bereich von $3\,N$ bis $10\,N$. Der in den Phasen c und d gesägte Schnittweg beträgt 136 mm.

Problematisch bei dieser Art des Sägens ist die Schwergängigkeit des Systems, die in Verbindung mit der Reaktionsart des Roboters pro Taktzyklus steht. Wird dabei die Bahngeschwindigkeit des Roboters höher eingestellt, so verfährt er nach einer Kraftausübung eine längere Strecke pro Taktzyklus; er erscheint sehr „leichtgängig". Um das Risiko für den Patienten zu mindern, darf der Nachlauf des Roboters nicht sehr groß sein. Infolgedessen ist die Verfahrgeschwindigkeit des Roboters während des begrenzenden Führens sehr gering eingestellt ($3\,mm/s$), dadurch erscheint der Roboter dem Chirugen „schwergängig".

Eine weitere Schwierigkeit besteht in der Orientierung in der um die Trajektorie gelegten Sicherheitszone. Lediglich ein haptische Information reicht nicht aus, um wieder den Weg zur optimalen Trajektorie zurück zu finden, insbesondere wenn der Radius der Sicherheitszone sehr gering ist. Deshalb wurde im Anschluß an diese experimentelle Phase eine zusätzliche visuelle Information für den Chirurgen geschaffen: Auf einem Bildschirm wird die Abweichung von der Trajektorie in x-, y- und z-Richtung mithilfe dynamischer Balkendiagramme angezeigt. Hier sind noch weitere Verbesserungen notwendig, da der Chirurg seinen Blick auf das Operationsfeld lenkt und nicht auf den Bildschirm. Vorstellbar wäre beispielsweise eine direkte visuelle Information auf dem Schnittwerkzeug mittels Leuchtdioden oder eines Minibildschirms.

Die Genauigkeit der ausgeführten Eingriffe ist schwer abzuschätzen: Einerseits ist schon durch die Sicherheitszonen eine feste Toleranz vorgegeben. Andererseits wurde manuell mithilfe von Titanminischrauben registriert, wobei der hier festgestellte Fehler im Bereich von $0,2\,mm$ bis $0,8\,mm$ lag.

Eine weitere Ungenauigkeit besteht in der Bestimmung der Referenzpunkte im Patientendatensatz. Da dafür keine automatische Segmentierung vorlag, wurden der Mittelpunkt der Schrauben per Hand in den CT-Daten bestimmt, so daß eine Fehlkalkulation der Trajektorie von zusätzlich maximal $1,5\,mm$ mitberücksichtigt werden muß. Abschließende Vermessungen der Schädel ergaben aber, daß die Abweichung von der Trajektorie nicht mehr als die zulässige Toleranz von $3\,mm$ betrug. Auch kam es zu keiner Verletzung der Dura durch die Säge bei den Versuchen zur Eröffnung des Schädels. Läsionen wurden dabei nur durch einen verwendeten Bohrer, der an allen Eckpunkten des Schnittes Bohrlöcher setzte, verursacht.

Bedeutung für den Chirurgen

Wählt der Chirurg die Methode des robotergestützten restriktierten Sägens, muß er bei der Verwendung einer oszillierenden Stichsäge mit $18.000\,Hub/min$, die $0,1\,mm$ dick und $23\,mm$ lang ist, mit aufzuwendenden Kräften bis zu $12\,N$ zum Durchtrennen eines Knochens von $6\,mm$ Dicke zu rechnen. Diese Kraftwerte sind nur gültig, solange die am Roboter angebrachte Säge innerhalb der 1. Sicherheitszone der Solltrajektorie geführt wird. Wird diese verlassen und gar versucht außerhalb der 2. Sicherheitszone zu sägen, so sind vom Chirurgen sehr hohe Kräfte von bis zu 100 N aufzubringen, die sogar zu einem Verkanten der Säge führen können. Die Versuche zeigen, daß präoperativ geplante Knochenschnitte innerhalb der festgelegten Toleranzgrenzen von 3 − 5 mm sehr gut auf den Patienten übertragen werden können. Nach kurzer Einarbeitungszeit in diese Bedienart des Roboters läßt sich die Säge schon sehr gleichmäßig führen. Allerdings verfährt der Roboter dabei aus Sicherheitsgründen mit einer sehr kleinen Geschwindigkeit, so daß das Führen der Säge dem Chirurgen etwas schwerfällig erscheint.

7.2.5 Evaluation des autonomen Sägens an einem Schafskopf

Die Fähigkeiten des Chirurgierobotersystems wurden mit dem autonomen Fräsen einer Paßöffnung im Schädel für ein zuvor gefertigtes Titanimplantat der Ruhr-Universität Bochum getestet. Anhand der CT-Daten eines Schafskopfes planten die Bochumer Ingenieure zwei Titanimplantate für den Hinterkopf des Schafes (Abb. 7.17) wovon eines mithilfe des Roboters eingepaßt werden sollte.

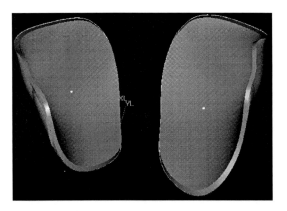

Abbildung 7.17: *CAD-Zeichnung der Schädelimplantate für das Schaf. Die Paßöffnung für das linke Implantat wurde vom Roboter gefräst.*

Sowohl die Daten des oberen als auch die des unteren Randes des Implantats und die Position von fünf Referenzierungsschrauben (Abb. 7.18) gingen in die Berechnung der Robotertrajektorie ein.
Mithilfe der Stützpunkte der beiden Ränder wurde die Orientierung des Werkzeugs berechnet und in Roll-, Pitch-, und Yaw-Winkelinformationen zur Steuerung des Roboters transformiert.

7.2. EXPERIMENTE   155

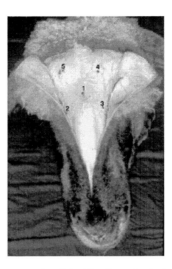

Abbildung 7.18: *Registrierung des Schafskopfes mittels in die Stirn implantierter Titanminischrauben*

Ein spezielles neues Werkzeug mußte für diesen Versuch für den Roboter entwickelt werden. Da eine chirurgische Handfräse mit pneumatischem Antrieb zur Verfügung stand, wurde eine spezielle Halterung konzipiert, die Fräse wurde auf rechtsdrehenden Lauf fest eingestellt und eine Lindemannfräse mit $2mm$ Durchmesser in die Halterung gesteckt. Die neuen Werkzeugdaten wie Länge, Gewicht und Schwerpunkt mußten bei der Ansteuerung des Roboters berücksichtigt werden.

Eine große Herausforderung des Experiments bestand in der Lagerung des Schafskopfes und seiner optimalen relativen Positionierung zum Roboter, um Gelenkwinkelanschläge des Roboters während des Knochenfräsens zu vermeiden. Die dreidimensionale Freiformfläche des Implantates erforderte eine Orientierungsänderung des Werkzeugs sich während des Fräsvorgangs um 180°, um eine optimale Position des Fräswerkzeugs in Relation zur Kopfoberfläche zu ermöglichen.

Da dieses Experiment ohne kollisionsfreie Bahnplanung stattfand, mußte der Knochenschnitt in drei Etappen durchgeführt werden, wobei der Schafskopf jedesmal anders zu positionieren und neu zu registrieren war. Auch standen kein Leuchtdioden zur automatischen Registrierung des Schafskopfes zur Verfügung, so daß der Schädel manuell mittels nullkraftgeregeltem Führen des Roboterarmes anhand von vier Titanminischrauben, deren Position auch im CT bekannt war, registriert wurde. Dabei wurde versucht, die Fräserspitze genau in die konische Vertiefung einer jeden Minischraube einzubringen; dennoch lagen die gemessenen Registrierungsfehler im ersten Fräsabschnitt bei $0,897\ mm$, im zweiten bei $0,561\ mm$ und im dritten bei

$0,511\ mm$.

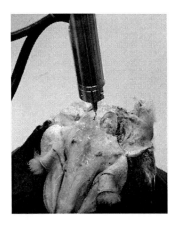

Abbildung 7.19: *Der Chirurgieroboter beim autonomen Fräsen der Implantatöffnung*

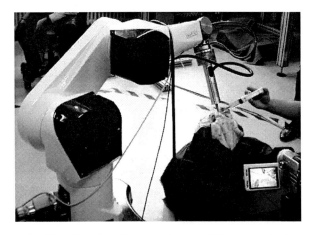

Abbildung 7.20: *Versuchsaufbau für das autonome Fräsen einer Implantatsöffnung*

Bei diesem Fräsversuch (Abb. 7.19 und 7.20) gelang es trotz der Aufteilung in drei Etappen die vollständige geplante Paßöffnung im Schädel zu erzeugen, so daß zum Versuchsende das erzeugte Titanimplantat in die Öffnung eingesetzt werden konnte.

7.2.6 Ergebnisse und Interpretation

Wie in Kapitel 7.2.5 schon berichtet, lagen die Hauptschwierigkeit dieses Versuchs in der korrekten Positionierung des Schafskopfes. Eine Integration dieses Verfahrens in die kollisionsfreie Bahnplanung ist folglich zwingend notwendig, um vorab schon eine geeignete Roboterkonfiguration zur Ausführung des Knochenschnittes ohne Absetzen zu finden. Die Experimente am Schafskopf mußten zum damaligen Zeitpunkt ohne kollisionsfreie Bahnplanung durchgeführt werden, da das Verfahren nur auf den zuvor verwendeten PUMA 260 Roboter zugeschnitten war. Eine Analyse der Arbeitsraumdichte (Bestimmung der Anzahl der möglichen Gelenkwinkelkonfigurationen für jeden Punkt des Arbeitsraumes) kann auch zur Verbesserung des Verfahrens beitragen. Auch war noch keine Verbindung des Roboters und des Infrarotnavigationsystem zur automatischen Registrierung und zum Messen der verfahrenen Strecke vorhanden. Die Dreiteilung des Knochenschnittes verursachte einen zusätzlichen Fehler; dieser entstand durch die Summe aller Registrierungsungenauigkeiten von $1,969\ mm$ und einer Ungenauigkeit des Roboters von $0,1\ mm$. Das Roboterwerkzeug (die Lindemannfräse) verursachte einen Knochenverschnitt von $2\ mm$; diese zusätzliche Ungenauigleit wurde bei der Planung der Paßöffnung bzw. der abzufahrenden Trajektorie mit berücksichtigt.

Die mitprotokollierten Kräfte und Momente zeigen ein etwas anderes Verhalten als bei den Sägeversuchen an Schweineknochen. Hier muß in Betracht gezogen werden, daß ein anderes Werkzeug verwendet wurde; die Fräse wird mit 6 bar Luftdruck betrieben und läuft mit 15.000 Umdrehungen pro Minute. Gleichzeitig verfuhr der Roboter die Bahn mit extrem langsamer Geschwindigkeit von $1\ mm/s$. Das Schaubild 7.21 zeigt die aufgetretenen x-, y- und z-Kräfte in $[N]$ über der Zeit, die durch die Meßzyklen des Kraftmomentensensors beschrieben werden. Dabei sind die verschiedenen Phasen im Schaubild 7.21 dargestellt:

a das Drehen der Säge um $180°$,

b das Verfahren des Roboters bis zum Schädel,

c das Ausrichten der Säge in die Startorientierung und das Anfahren eines Punktes 10 mm oberhalb des ersten Bahnpunktes,

d das Anfahren des Startpunktes und das Bohren eines Lochs von $8\ mm$ Tiefe und $2\ mm$ Durchmesser in den Knochen

e das Fräsen einer Strecke von $38\ mm$ Knochen mit einer Schnittiefe von $8\ mm$ und

f das Durchfräsen von dickerem Knochen.

Auffallend am Diagramm 7.21 ist die Stetigkeit der Kräfte während des störungsfreien Fräsens der Schafskarlotte. Die x-Kräfte bewegten sich hierbei im Intervall von $2\ N$

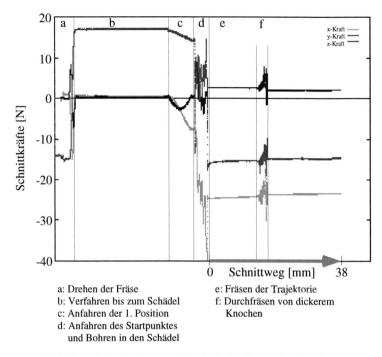

a: Drehen der Fräse
b: Verfahren bis zum Schädel
c: Anfahren der 1. Position
d: Anfahren des Startpunktes und Bohren in den Schädel
e: Fräsen der Trajektorie
f: Durchfräsen von dickerem Knochen

Abbildung 7.21: *Auftretende Kräfte beim Fräsen des Knochens*

bis $3N$, die y-Kräfte von $-17,5N$ bis $-12.5N$ und die z-Kräfte im Bereich von $-23N$ bis $-22\,N$.

Eine Evaluierung des autonomen robotergestützten Fräsens allein auf der Basis eines Experiments an einem Schafkopf läßt nur einige allgemeine Interpretationen zu. Dieser Versuch hat gezeigt, daß die Genauigkeit des robotergestützten Eingriffs sehr hoch war, denn das gefertigte Implantat paßte sehr gut in die gefräste Öffnung. Die Genauigkeit ist aber auch von der Qualität der vorgegebenen Daten und der Qualität der Registrierung des Patienten abhängig, wie im Kapitel 7.3 näher erläutert wird. Die wirkenden Kräfte während des Fräsens sind sehr gleichmäßig; sie sind in diesem Versuch höher als die Kräfte beim restriktierten geführten Sägen am Schwein, hier wurde aber auch ein anderes, vor allem breiteres Werkzeug verwendet, die Verfahrgeschwindigkeit war kleiner und der zu durchtrennende Knochen dicker.

7.3 Fehleranalyse

Eine ganze Reihe von möglichen Fehlern haben einen erheblichen Einfluß auf die Genauigkeit und die Bewertung des Chirurgierobotersystems. Systematische Fehler haben ihre Ursache in der Konzeption des Verfahrens, dynamische Fehler entstehen aufgrund der mechanischen und physikalischen Gegebenheiten während des Betriebs des Chirurgierobotersystems.

Ein primärer Fehler entsteht bei der Erhebung der Patientendaten, die sowohl für die Modellbildung als auch für die intraoperative Registrierung verwendet werden. Der maximale Abstand zweier Computertomographieschichten beträgt $1,5\,mm$, die Zwischenräume werden bei der Modellgenerierung interpoliert. Folglich ist auch die Bestimmung des Referenzpunktes mit einem Fehler von $1,5\,mm$ behaftet. Hier kann allerdings durch die Verwendung von kegelförmigen Markierungen, die auf mindestens zwei Tomogrammschichten zu sehen sind und durch die Berechnung ihrer Kegelschnitte Abhilfe geschaffen werden.

Der zweite Schwachpunkt ist die manuelle Segmentierung der zu benutzenden Referenzschrauben. Auch hier können selbst bei einem erfahrenen Chirurgen Fehler von einigen Milimetern entstehen.

Wird der Patient während des Eingriffs manuell registriert, entsteht auch hier wieder ein größere Ungenauigkeit durch die manuelle Handhabung des Navigationssystems und des Roboters. Aufgrund der unergonomischen Konstruktion des Infrarotzeigers können Registrierungsfehler von bis zu $5\,mm$ oder mehr auftreten. Auch die manuelle nullkraftgeregelte Registrierung per Roboter hängt sehr vom Geschick des Bedieners ab; der Fehler liegt hier in der Größenordnung von $0,2\,mm$ bis $2\,mm$. Wird dagegen automatisch registriert, so entspricht der Fehler hierbei der technischen Genauigkeit des Infrarotnavigationssystems von $0,1\,mm$ bis $0,2\,mm$.

Des Weiteren liegen die Abweichungen von der Trajektorie beim autonomen Sägen des Knochens in der Größenordnung der spezifizierten technischen Genauigkeit des Navigationssystems und des Roboters. Die Präzision beim kraftgeregelten begrenzenden Sägen von Knochen ist hingegen hauptsächlich abhängig von der Genauigkeit des verwendeten Kraftmomentensensors. Die Positionsungenauigkeit des Roboters von $0,1\,mm$ kann bei einer Schnittoleranz von $3\,mm$ vernachlässigt werden.

Ein weitere Fehlerquelle ist der Verschnitt beim Fräsen oder Sägen des Knochens, der auf jeden Fall bei der Operationsplanung berücksichtigt werden muß. Die für den Robotereinsatz entwickelte oszillierende Säge hat einen Knochenverschnitt von $0,1\,mm$, der Verschnitt beim Fräsen ist hingegen abhängig vom Durchmesser des verwendeten Fräsers. Bei dem durchgeführten Fräsexperiment am Schafskopf wurde bei der Planung der Schnittrajektorie der Durchmesser der Fräse berücksichtigt.

Die bei der Roboter- und der Werkzeugbewegung auftretenden Koriolis-, Zentrifugal- und Fliehkräfte brauchen nicht berücksichtigt zu werden. Der Chirurgieroboter bewegte sich während des Säge- und Fräsvorgangs aus Sicherheitsgründen nur mit einer sehr geringen Bahngeschwindigkeit von $1\,mm/s$ bis $15\,mm/s$; die gemessenen dynamischen Kräfte lagen in einer Größenordnung von $0,02\,N$.

7.4 Zusammenfassung

Die Evaluation der in dieser Arbeit entworfenen Arbeitskette für die robotergestützte Osteotomie in der craniofacialen Chirurgie ist in diesem Kapitel vorgestellt worden. Die Validierung umfaßt im Einzelnen:

- das Testen der wissensbasierten Segmentierung und des Verfahrens zur Oberflächenmodellierung des Schädels anhand von Patientendaten und Tierversuchen,

- die Simulation der Abbildung des intraoperativen Operationsfeldes auf ein rechnerinternes Modell und die Planung einer kollisionsfreien Trajektorie anhand dieses Abbildes,

- die Analyse der Genauigkeit des integrierten Infrarotnavigationssystems mithilfe von Referenzmessungen,

- das autonome robotergestützte Sägen von Probekörpern und einzelnen Knochen,

- das restriktierte manuelle Führen des Roboterwerkzeugs entlang einer Trajektorie auf einem Phantomschädel,

- die Durchführung von Experimenten zum begrenzten robotergestützten Sägen von Knochen an sechs Schweinekadavern und

- das autonome Fräsen einer Paßöffnung für ein vorgefertigtes, komplexes Implantat mithilfe des Roboters an einem Schafskopf.

Mithilfe der Simulation wurde die Methode zur Abbildung des intraoprativen Operationsfeldes auf ein rechnerinternes Modell und die Planung der kollisionsfreien Trajektorie im gegebenen Hindernisraum getestet. Selbst unter schwierigen Konfigurationen der modellierten Wundhaken im Operationsfeld erfolgte eine genaue Erstellung eines rechnerinternen Modells. Die Simulation zeigte zudem sehr deutlich, daß der Roboter beim Verfahren einer ungeplanten Trajektorie den Patienten verletzen kann; dies läßt sich vermeiden, wenn die Bahn mit dem am Institut entwickelten Bahnplaner bestimmt wird. Mit dem Bahnplaner fährt der Roboter den Anfangspunkt des Knochenschnittes an, führt diesen aus und bewegt sich wieder in eine Ausgangsposition zurück ohne mit dem Patienten zusammen zu stossen und ihn unnötig zu verletzen. Bevor die Entscheidung fiel, ein Infrarotnavigationssystem zur automatischen Registrierung und zur Kontrolle von Patient und Roboter einzusetzen, fand eine ausführliche Analyse der Einwirkung verschiedenere Arten von Fremdlicht auf das Navigationssystem statt. Dabei zeigte sich, daß es bei starkem Fremdlicht zu einzelnen großen Ausreißern bei den Meßwerten kam, die aber nicht gleichmäßig im Sichtfeld der beiden Kameras verteilt waren. Ansonsten lag die erreichbare relative Genauigkeit des Infrarotnavigationssystem im Bereich von $0,1\ mm$ bis $0,2\ mm$, somit ist dieser Sensor sehr gut für die redundante Überwachung des Robotersystems geeignet.

7.4. ZUSAMMENFASSUNG

Verschiedene Experimente dienten der Evaluation der beiden erarbeiteten Methoden zum autonomen (Kap. 5) und restriktierten (Kap. 6) robotergestützten Sägen von Knochen: Diese wurden an Probekörpern, ausgekochten und schlachtfrischen flachen Schweineknochen, Phantomschädeln, Schweinekadavern und einem Schafskopf durchgeführt.

Das restriktierte robotergestützte Sägen zum Durchtrennen des Knochens der verwendeten Schweineschädel zeigte, daß dazu nur einer relative geringe Kraft von bis zu 12 N aufgewendet werden muß, solange die am Roboter fixierte Säge innerhalb der 1. Sicherheitszone (Abb. 6.4) um die Solltrajektorie geführt wird. Andernfalls steigt die auszuübende Kraft schnell an, bis trotzdem keine weitere Entfernung von der Solltrajektorie mehr möglich ist. Solange der Chirurg keine zusätzliche Information über die aktuelle Position der Sägenspitze in Relation zur Solltrajektorie bekommt, kann das System anfangen zu schwingen. Verbesserungen wurden hierbei schon durch die spätere Entwicklung einer visuellen Zusatzinformation, welche die Abweichung zur Solltrajektorie in x-, y- und z-Richtung mithilfe dynamischer schwarzer Balken auf dem Monitor anzeigt, erzielt. Die Abweichung der ausgeführten zu den präoperativ geplanten Sägeschnitten lag bei den Versuchen innerhalb der vorgegebenen Toleranz von 3 mm.

Die Validierung der autonomen robotergestützten Osteotomie zeigte, daß hier während des Schneidevorgangs sehr gleichmäßige Kräfte von 2 N bis 3 N in x-Richtung, von $-17,5$ N bis $-12.5 N$ in y-Richtung und von -23 N bis -22 N in z-Richtung auftraten. Die Genauigkeit ist hier stark von der Qualität der verwendeten Daten und von der Registrierung abhängig. Dieser Versuch zeigte trotz manuell ausgeführter Registrierung von Roboter und Schafskopf, daß die Genauigkeit des verwendeten Roboters für die durchgeführten Knochenschnitte ausreichend ist; das komplexe vorgefertigte Implantat paßte genau in die geplante und vom Roboter ausgefräste Paßöffnung im Schädel. Die Schwierigkeit dieses Experiments lag darin, die beste Lage von Roboter und Schafskopf zueinander zu finden. Da der Versuch ohne die kollisionsfreie Bahnplanung ausgeführt werden mußte, zeichnete sich sehr bald ab, daß wegen der Komplexität der zu fräsenden Paßöffnung der Roboter an die Anschläge seiner Gelenkwinkel käme. So wurde der Knochenschnitt in 3 Stufen durchgeführt, was zwangsläufig zu einer Addition von Registrierungfehlern durch die Neupositionierung und Neuregistrierung des Kopfes führte. Dieses Experiment zeigt die Notwendigkeit des Einsatzes eines Bahnplaners zur Plausibilitätskontrolle des auszuführenden Knochenschnitts unter einer gegebenen Konfiguration von Roboter und Patient.

Die Tierexperimente in Heidelberg zeigten zudem, wie wichtig eine umfangreiche Systemarchitektur ist, die alle Komponenten integriert, deren Funktion überwacht und eine einwandfreie Kommunikation zwischen den Systemkomponenten ermöglicht. Dabei sollen zusätzliche Geräte und Sensoren einfach in das System einzugliedern sein. Die Systemarchitektur muß des Weiteren eine Schnittstelle für ein Operationsplanungssystem bereitstellen, so daß neben der präoperativen Planung des Eingriffs auch eine intraoperative Überwachung und Unterstützung gewährleistet werden kann. Eine solche Systemarchitektur ist allerdings das Thema weiterer Forschungsarbeiten.

Die Experimente zeigen, daß der Einsatz eines Chirurgieroboters für Knochenschnitte im Kopfbereich Vorteile mit sich bringt und die Präzision des chirurgischen Eingriffes erhöht. Durch eine verbesserte Systemarchitektur und Mensch-Maschine-Schnittstelle sowie eine integrierte automatische Registrierung von Patient und Roboter können viele in den Experimenten erfahrene Unzulänglichkeiten beseitigt und so das Gesamtsystem verbessert werden.

Kapitel 8

Zusammenfassung

8.1 Einordnung

Mit dem hier vorgestellten komplexen Chirurgierobotersystem für die craniofaciale Chirurgie wird ein Beitrag zur computerunterstützten Chirurgie geleistet, der sich aus vielen in dieser Arbeit konzipierten Methoden und Verfahren zusammensetzt und verschiedene Bereiche der Ingenieurswissenschaften berührt. Diese Arbeit zeichnet sich durch ihren interdisziplinären Charakter aus: Die Realisierung ist eine Synergie aus Bereichen der Informatik, der Robotik, des Maschinenbaus, der Regelungstechnik, der Elektrotechnik und der Medizin. Das konzipierte Chirurgierobotersystem gehört einem interdisziplinären Forschungsbereich an, der sich hauptsächlich über die angewandte Informatik und die Medizin erstreckt, und am besten mit computerunterstützter Chirurgie überschrieben wird.

Die präsentierten Methoden zur wissensbasierten Segmentierung medizinischer Bilddaten und zur Oberflächenmodellierung der extrahierten Information stellen neue Verfahren im Bereich der Bildverarbeitung dar. Grundlage dazu bilden Algorithmen aus dem klassischen Maschinensehen und der Computergraphik wie beispielsweise die dreidimensionale Delaunay-Triangulation.

Für die Umsetzung des autonomen robotergestützten Sägens von Knochen war als erstes eine Abbildung der intraoperativen Umwelt auf ein Computermodell notwendig. Auch hier tangiert diese Arbeit einerseits die Computergraphik, andererseits die Softwaretechnik und die künstliche Intelligenz durch die Berechnung kollisionsfreier Robotertrajektorien im Operationsfeld.

Der Entwurf verschiedener Regelkreise sowohl zur Kontrolle des Roboters durch ein Sichtsystem als auch zum kraftgeregelten begrenzenden Führen des Roboters entlang einer dreidimensionalen Trajektorie verbinden die erarbeiteten Methoden mit der Regelungstechnik. Zur weiteren Realisierung bedurfte es der Entwicklung von Roboterwerkzeugen, Fixierungen für die Versuchstiere und Leuchtdiodenkörpern, also der Kenntnisse des Maschinenbaus.

Einen wesentlichen Anteil an dieser Arbeit hat die Medizin, insbesondere die Chirurgie; die Mediziner definierten die Notwendigkeit eines solchen Systems und evaluierten die verschiedenen Entwicklungsstufen.

8.2 Ergebnis der Arbeit

Der Entwurf eines komplexen intelligenten Chirurgierobotersystems, das den Chirurgen bei der Lösung chirurgischer Probleme in der Funktion eines intelligenten chirurgischen Instrumentes unterstützen kann, ist das Ergebnis dieser Arbeit. Die Konzeption enthält jedoch nicht nur die Integration des physikalischen Roboters selbst; vielmehr mußten nebst einer Systemarchitektur eine Reihe von Verfahren und Methoden zur Bildverarbeitung, zur Modellgenerierung und zur Regelung erarbeitet werden, um das Robotersystem mit der erforderlichen Intelligenz zu versehen. Nur so konnte die für ein chirurgisches Robotersystem notwendige Arbeitskette von der Bilddatenakquisition über die Bilddatenverarbeitung und die chirurgische Operationsplanung bis hin zur Umsetzung des geplanten Eingriffs mit Unterstützung eines Roboters geschlossen werden.

Der Aufbau einer ersten Systemarchitektur für die robotergestützte craniofaciale Chirurgie nahm einen großen Zeitraum der Forschungsarbeiten in Anspruch, denn es galt verschiedene Sensoren sowie heterogene Rechner- und Bussysteme zu integrieren. Hinzu kam, daß erst während des letzten Viertels der hier vorgestellten Forschungen ein neuer Chirurgieroboter zur Verfügung stand, der den gesetzlichen Bestimmungen zum Einsatz in der Chirurgie genügt. Zuvor diente ein PUMA 260 Roboter für die Experimente. So wurden letztendlich alle entworfenen neuen Methoden auf beide Roboter zugeschnitten, die Evaluation der erarbeiteten Verfahren an Probekörpern und im Tierexperiment fand nur mit dem neuen Chirurgierobotersystem statt.

Im Rahmen des hier vorgestellten Systementwurfs wurden mehrere neue Verfahren erarbeitet, integriert und evaluiert:

- Die Generierung eines automatischen Gewebemodells aus Tomographiedaten und die wissensbasierte Segmentierung ausgesuchter anatomischer Strukturen auf der Basis von Superquadriken.

- Ein Triangulationsverfahren auf Basis der dreidimensionalen Delaunay-Triangulation, das zu einer regelmäßigen und konsistenten Approximation einer Schädeloberfläche durch Dreiecke führt. Dabei werden selbst zarte knöcherne Strukturen von einem Voxel Dicke berücksichtigt; dennoch ist die Anzahl der erzeugten Oberflächenelemente im Vergleich zu anderen Triangulationsverfahren gering.

- Eine Modellierungsmethode zur Abbildung des Operationsfeldes auf ein rechnerinternes Modell. Als Basis dienen die verwendeten Wundhaken, die das Weichgewebe vom freipräparierten Knochen abhalten. Modelle der Haken werden fusioniert und die Operationswunde nachgebildet; diese Hülle wird auf ein

8.2. ERGEBNIS DER ARBEIT

den Patienten umgebenden Quader projiziert, so daß ein Hindernisraum entsteht, der in den am IPR entwickelten kollisionsfreien Bahnplaner eingespeist werden kann.

- Ein Regler zur Positionsregelung der am Roboter fixierten chirurgischen Säge mittels eines Infrarotnavigationssystems. Da sich das Infrarotnavigationssystem in Referenzmessungen als sehr genau ($\leq 0,2\ mm$) herausgestellt hat, wird es zur redundanten Positionskontrolle des Robotersystems verwendet.

- Die Definition von Sicherheitszonen um eine Schnittrajektorie im Raum und der Entwurf einer Bewertungsfunktion. Beides dient als Grundlage eines Reglers, der es dem Chirurgen ermöglicht, das am Roboter befestigte chirurgische Instrument entlang der geplanten Schnittrajektorie zu führen, während seine Bewegungen gleichzeitig vom Roboter innerhalb einer vorgegebenen Toleranz erschwert bzw. begrenzt werden.

Ein Abbild der vom Roboter zu bearbeitenden anatomischen Struktur des Patienten ist die Grundvoraussetzung für das Planen des chirurgischen Eingriffs, für die Modellierung des dem Roboter zur Verfügung stehenden Arbeitsraumes und für die Berechnung einer kollisionsfreien Trajektorie. Um diese Bedingung zu erfüllen, sind zwei Modellierungsverfahren notwendig: Das Verfahren zur automatischen Segmentierung von Gewebe mithilfe eines statistischen Gewebemodells benutzt Informationen über die Häufigkeit des Auftretens verschiedener Grauwertkonfigurationen innerhalb eines CT-Datensatzes, um auf diese Weise die knöchernen Strukturen zu extrahieren. Ist das Gewebe klassifiziert und segmentiert, muß es in einer für den Computer und insbesondere für die Robotersimulation geeigneten Weise aufbereitet werden. Mithilfe des vorgestellten Triangulationsverfahrens wird eine konsistente Oberflächenmodellierung der segmentierten Volumendaten erzielt. Seine Vorzüge sind die relativ kleine Anzahl an erzeugten Oberflächendreiecken, eine gleichmäßige Triangulation, die Berücksichtigung selbst kleinster Strukturen oder feiner Knochenwände von einem Voxel Dicke und die Beibehaltung der Informationen aus dem Volumenmodell.

Eine weitere Voraussetzung für die Planung einer kollisionsfreien Robotertrajektorie ist die Berechnung des zum Roboter gehörenden Hindernisraumes und damit eine Abbildung des intraoperativen Umfeldes auf ein rechnerinternes Modell. Anstelle einer rechen- und speicheraufwendigen Modellierung des Weichgewebes wurde hier eine andere Vorgehensweise gewählt. Das Weichgewebe wird indirekt modelliert, indem es hinter einer großzügig approximierten konvexen Hülle verschwindet. Dazu werden die Wundhaken benutzt, die das Weichgewebe vom freipräparierten Knochen abhalten, die Lageinformation des Patienten und dessen intraoperativ bestimmten Körpermaße. So kann eine Hülle berechnet werden, in der die Operationswunde nachgebildet wird und die ansonsten den Patienten komplett einhüllt. Dieses erzeugte geometrische Modell wird dann in den am Institut für Prozeßrechentechnik, Automation und Robotik entwickelten Bahnplaner eingespeist, der dazu auf eine Graphik-Workstation portiert wurde. Nun ist die Planung eines kollisionsfreien An-

und Abfahrtsweges sowie eine Plausibilitätsprüfung der vom chirurgischen Planungssystem erstellten Schnittrajektorie möglich.
Ein sehr wichtiger Aspekt der autonomen robotergestützten Durchführung von Knochenschnitten ist die redundante Überwachung des Systems durch Sensoren. Hierzu wurde in die aufgebaute Systemarchitektur ein Infrarotnavigationssystem integriert, das die Position des Roboterwerkzeugs, des Patienten, der Wundhaken und des Instrumentes des Chiurgen simultan verfolgen kann. Referenzmessungen ergaben, daß die realtive Genauigkeit dieses Sichtsystems $0,1\ mm - 0,2\ mm$ beträgt, so daß es sich zur Kontrolle des Roboters eignet. Dazu wurde ein Regler zur infrarotgesteuerten Überwachung des Roboters entworfen sowie ein spezieller Leuchtdiodenkörper für den Roboterendeffektor und eine automatische Referenzierungmethode des Patienten erarbeitet.

Eine zweite Betriebsart des Roboters während einer Osteotomie überläßt dem Chirurgen selbst die endgültige Festlegung des Knochenschnittes innerhalb einer vorgegebenen Toleranz. Durch die Konzeption eines speziellen nullkraftbasierten Reglers wird es dem Chirurgen ermöglicht, den Knochenschnitt innerhalb definierter Sicherheitszonen um die dreidimensionale Trajektorie mit der am Roboter fixierten chirurgischen Säge selbst durchzuführen. Nährt er sich hierbei dem Rand des Sicherheitsbereiches, wird seine Bewegung vom Roboter erschwert und ein Verlassen des Sicherheitsbereichs verhindert.

Die Ergebnisse der im Experiment an Probekörpern, Plastikschädeln und Tierkadavern evaluierten Methoden zeigen, daß beide vorgestellten robotergestützten Osteotomiearten möglich sind. Um einen von der Robotersteuerung begrenzten manuellen Knochenschnitt durchzuführen, muß der Chirurg Kräfte bis zu $12\ N$ aufbringen, solange er sich innerhalb der gegebenen Toleranzzone um die Schnittrajektorie bewegt. Ein Verlassen der Sicherheitszonen wird vom Roboter verhindert, so daß selbst Kräfte von mehr als $100\ N$ nicht dazu führen, zu sehr vom geplanten Schnitt abzuweichen. Sind die ausgeübten Kräfte zu hoch, greift die Sicherheitsabschaltung der Robotersteuerung. Bei der autonomen robotergestützten Osteotomie mithilfe eines Fräswerkzeugs wurden Kräfte von $|2|\ N$ bis $|23|\ N$ gemessen. Auffällig war hierbei, daß die Kräfte während des Fräsvorgangs nicht schwankten.

Die Genauigkeit des erarbeiteten Systems lag beim kraftgeregelten begrenzenden Sägen unterhalb der festgelegten Toleranz von $3\ mm$, beim autonom durchgeführten robotergestützten Sägeschnitt im Bereich von $1\ mm - 2\ mm$. Dies beruht auch auf der durch die Computertomographie entstandene Ungenauigkeit von $1,5\ mm$.

8.3 Ausblick

Bis hin zum klinischen Einsatz des vorgestellten intelligenten Chirurgierobotersystems sind noch eine Reihe von Erweiterungen und Verbesserungen notwendig. Aus den Tierexperimenten resultiert die Einsicht, daß zu einem reibungslosen Ablauf einer robotergestützten Operation eine spezifische Systemarchitektur notwendig ist,

8.3. AUSBLICK

die alle computergestützten Geräte und Sensoren in das System integriert, kontrolliert und mit ihnen kommuniziert. Wichtig ist dabei auch die Vereinheitlichung von Datenformaten und eine Anbindung des im Rahmen des Sonderforschungsbereiches 414 entwickelten Operationsplanungssystems. Bisher lief dies nur über das Schreiben des Schnittweges in eine Datei, die dann intraoperativ von der Bedienführung des Robotersystems eingelesen wurde. In Zukunft ist aber auch eine intraoperative Kontrolle und Ablaufplanung durch das Operationsplanungssystem vorgesehen.

Einen wesentlichen Beitrag zur Akzeptanz des Robotersystems seitens der Chirurgen leistet eine ergonomische, intuitiv zu bedienende Mensch-Maschine-Schnittstelle. Erste Schritte in diese Richtung wurden in dieser Arbeit schon getan, wie das kraftgeregelte begrenzende robotergestützte Sägen von Knochen; diese Schritte sind aber noch weiter ausbaubar. Hierbei ist es wichtig, den Chirurgen eng in die Entwicklung der Schnittstelle miteinzubeziehen.

Auch wurden die Grundsteine für eine Minimierung des operativen Risikos für den Patienten und das Operationsteam gelegt. Dazu zählen beispielsweise das Überwachungskonzept mithilfe der Infrarotnavigation und die kollisionsfreie Bahnplanung, die auch das Durchfahren von Singularitäten des Roboters vermeidet. Dennoch ist eine weitere Bestückung des Robotersystems mit Intelligenz vorstellbar, beispielsweise durch andere miniaturisierte Sensoren direkt am Roboterinstrument oder durch die Berücksichtigung der verschiedenen Gewebeeigenschaften bei der Regelung der Schnittgeschwindigkeit.

Letztendlich trägt auch die oben erwähnte auszubauende Systemarchitektur entschieden zur Sicherheit des robotergestützten Eingriffs bei. In näherer Zukunft können Roboter den Chirurgen im Klinikalltag bei ihrer Arbeit unterstützen und so die Qualität chirurgischer Eingriffe wesentlich erhöhen.

Anhang A

Verwendete Formelzeichnen

A.1 Lateinische Großbuchstaben

CT	Computertomogramm
E^*_{Snake}	Energiefunktion einer Snake
F_{ist}	Frame der Istposition der Werkzeugspitze
$\vec{F}_{ist}.pos$	Positionsvektor des Frames der Istposition der Werkzeugspitze
F_{INS}^{Tool}	Frame, das die Position und Orientierung der Werkzeugspitze in Relation zum Infrarotnavigationssystem angibt
$F_{CT}^{Schraube}$	Frame, das die Position und Orientierung einer Referenzierungsschraube in Relation zum Koordinatensystem des CT-Datensatzes angibt
$F_{INS}^{Schraube}$	Frame, das die Position und Orientierung einer Referenzierungsschraube in Relation zum Infrarotnavigationssystem angibt
F_{INS}^{TCP}	Frame, das die Position und Orientierung des Tool Center Points in Relation zum Infrarotnavigationssystem angibt
F_{neu}^{TCP}	Frame, das die neue Position und Orientierung des Tool Center Points in Relation zur Roboterbasis angibt
F_{neu}	Frame der erlaubten neuen Position der Werkzeugspitze
F_{Rob}^{TCP}	Frame, das die Position und Orientierung des Tool Center Points in Relation zur Roboterbasis angibt
F_{TCP}^{Tool}	Frame, das die Position und Orientierung der Werkzeugspitze in Relation zum Tool Center Point angibt
F_{versch}	Frame der beabsichtigten neuen Position der Werkzeugspitze
$\vec{F}_{versch}.pos$	Positionsvektor des Frames der beabsichtigten neuen Position der Werkzeugspitze
$\vec{F}_{versch}.pos_{x,y,z}$	x-, y-, z- Positionskomponente des beabsichtigten Frames

ANHANG A. VERWENDETE FORMELZEICHEN

G	Menge der Grauwerte eines Bildes
H_i	Wundhaken
INS	Infrarotnavigationssystem
K_i	Gewebeklasse
KS_{kms}	Meßkoordinatensystem im Kraftmomentensensor
KS_{Rob}	Roboterbasiskoordinatensystem
KS_{Tool}	Werkzeugkoordinatensystem
L	Lotfußpunkt
$\mathcal{N}$	Menge der natürlichen Zahlen
$\mathcal{P}$	Menge der zu triangulierenden Oberflächenpunkte
$P_{1,2,3}$	Punkte
P_i	Trajektorienstützpunkte
$\overline{P_{i-1}P_i}$	Trajektoriensegment
$P_{L1,L2,L3}$	Position einer Leuchtdiode
R	Rotationsmatrix
Rob	Roboterbasis
$\mathcal{R}$	Menge der reelen Zahlen
$\mathcal{R}^d$	Menge der reelen Zahlen im d-dimensionalen Raum
$\mathcal{R}^3$	Menge der reelen Zahlen im 3-dimensionalen Raum
$\mathcal{R}^6$	Menge der reelen Zahlen im 6-dimensionalen Raum
S	Startpunkt der Schnittrajektorie
S_i	Schwerpunkt einer Gewebeklasse
S_i	Trajektoriensegment
S_x	Sobeloperator in x-Richtung
S_y	Sobeloperator in y-Richtung
T_{CT}^{INS}	Transformationsmatrix vom Koordinatensystem des CT-Datensatzes in das Koordinatensystem des Infrarotnavigationssystems
T_{INSalt}^{INSneu}	Transformationsmatrix vom alten Koordinatensystem des Infrarotnavigationssystems in das neue
T_{INS}^{TCP}	Transformationsmatrix vom Koordinatensystem des Infrarotnavigationssystems in das Koordinatensystem des Tool Center Points
T_{kms}^{tool}	Transformationsmatrix vom Meßkoordinatensystem in das Werkzeugkoordinatensystem
T_{Rob}^{CT}	Transformationsmatrix vom Koordinatensystem des CT-Datensatzes in das Roboterbasiskoordinatensystem

A.2. LATEINISCHE KLEINBUCHSTABEN 171

T_{Rob}^{INS}	Transformationsmatrix vom Roboterbasiskoordinatensystem in das Koordinatensystem des Infrarotnavigationssystems
TCP	Tool Center Point
$Tool$	Werkzeug
U	Punkt auf einem Trajektoriensegment
$W_{S,\rho}$	Grauwertmatrix der Tomogrammschicht S
Z_i	Zentrum einer Gewebeklasse

A.2 Lateinische Kleinbuchstaben

a_{g_1,g_2}	Auftretenshäufigkeit der Grauwertkombination (g_1, g_2) bezüglich der Relation ρ
c	Verhältnis der Auslesefrequenz der Encoder zur Auslesefrequenz des Navigationssystems
c_i	Klassenkonstante einer Gewebeklasse
d	Abstand der beabsichtigten Position zur Trajektorie
d_i	Distanz zu einer Gewebeklasse
d_{ist}	Abstand der Istposition zur Trajektorie
$\vec{d}(t)$	Abstand zwischen verschobener und idealer Nullinie zum Zeitpunkt t
$(\vec{f}, \vec{n})^T$	Kraftmomentenvektor
$\vec{f}_{kms}$	Kraftvektor bzgl. des Kraftmomentensensors
$\vec{f}_{gewicht.kms}$	Eigengewichtsvektor des Werkzeugs im Meßkoordinatensystem
$\vec{f}_{gewicht.rob}$	Eigengewichtsvektor des Werkzeugs im Roboterbasiskoordinatensystem
$\vec{f}_{tool}$	Kraftvektor bzgl. des Werkzeugs
f_{INS}	Auslesefrequenz des Infrarotnavigationssystems
f_i	Komponente des Kraftvektors
$\vec{fm}_{kms}$	Gemessene Daten eines Kanals
f_{Rob}	Auslesefrequenz der Encoder
$\vec{g}$	Merkmalsvektor
$g(d)$	Begrenzungsfunktion für die Orientierungskomponenten
g_i	Grauwert des Bildpunktes (x_i, y_i)
i	Zählvariable
j	Zählvariable

ANHANG A. VERWENDETE FORMELZEICHEN

k	Faktor zum Verkürzen der noch zu verfahrenden Wegstrecke
$k_{0,1,2}$	Linearfaktoren zur Bestimmung des Trajektoriensegments
$\vec{l}$	Lotvektor
m	Skalierungsfaktor für das Führen entlang des Randes der 2. Sicherheitszone
n	Zählvariable, Anzahl der Meßdaten
n_i	Komponente des Momentenvektors
$\vec{n}_i$	Normalenvektor
$\vec{n}_{kms}$	Momentenvektor bzgl. des Kraftmomentensensors
$\vec{n}_{moment.kms}$	Hebelwirkung des Werkzeugs
$noise_{f_i}$	Schwellwert in Höhe des maximalen Rauschens eines Kanals zum Messen der auftretenden Kräfte
$noise_{n_i}$	Schwellwert in Höhe des maximalen Rauschens eines Kanals zum Messen der auftretenden Momente
p	Proportionalitätsfaktor
$\vec{p}_{INS}$	Ortsvektor eines Punktes P in Bezug zum Koordinatensystem des Infrarotnavigationssystems
$\vec{p}_{L_1,L_2,L_3}$	Ortsvektoren der Leuchtioden L_1, L_2, L_3
$\vec{p}_{TCP}$	Ortsvektor des Punktes P in Bezug zum Koordinatensystem des Tool Center Points
$\vec{q}_i$	Streuungsvektor einer Gewebeklasse
$\vec{q}$	Sollorientierungsvektor des Werkzeugs
$q_{x,y,z}$	x-, y-, z-Komponenten des Sollorientierungsvektors
r_i	Zurückweisungsradien einer Gewebeklasse
$\vec{r}_i$	Richtungsvektor
$r_{Zone1,2}$	Radius der Sicherheitszone 1 bzw. 2
s	Skalarprodukt, Streckfaktor
$\vec{s}$	Ortsvektor des Schwerpunktes
$\vec{s}_x$	x-Komponente des Ortsvektor des Schwerpunktes
$\vec{s}_y$	y-Komponente des Ortsvektor des Schwerpunktes
sw_i	Schwellwert für Filterung des Grundrauschens eines Kanals
t	Zeitpunkt
t_1	Zeitpunkt
t_2	Zeitpunkt
t_x	Translation in x-Richtung

t_y	Translation in y-Richtung
t_z	Translation in z-Richtung
$\vec{v}$	Vergleichsvektor zur Berechnung der Hakenprojektionsrichtung
$\vec{v}_{INS}$	Berechnete Geschwindigkeit der Werkzeugspitze bzgl. des Infrarotnavigationssystems
$\vec{v}_{Rob}$	Berechnete Geschwindigkeit der Werkzeugspitze bzgl. des Roboters
$\vec{v}_{TCP}$	Festgelegte Geschwindigkeit der Werkzeugspitze
$\vec{u}$	Ortsvektor des Punktes U
$\bar{x}$	Mittelwert der Messwerte
$\vec{x}$	x-Vektor des Koordinatensystems
(x_1, y_1)	Bildpunkt
(x_2, y_2)	Bildpunkt
$\vec{y}$	y-Vektor des Koordinatensystems
$\vec{z}$	z-Vektor des Koordinatensystems
$\vec{z}_i$	Zentrumsvektor einer Gewebeklasse

A.3 Griechische Buchstaben

$\triangle \vec{f}$	Verschiebung des TCP bzgl. der Istposition
$\triangle \vec{f}_{max}$	maximal zulässige Verschiebung des TCP bzgl. der Istposition
$\triangle \vec{fm}_{kms}$	Differenz zweier aufeinanderfolgender Meßwerte eines Kanals
$\triangle \vec{orient}$	Verschiebung der Orientierung des TCP bzgl. der aktuellen Orientierung
$\triangle \vec{orient}_{x,y,z}.max$	maximal zulässige Verschiebung der Orientierung des TCP bzgl. der aktuellen Orientierung
$\triangle \vec{pos}$	Verschiebung der Position des TCP bzgl. der aktuellen Position
$\triangle \vec{pos}_{x,y,z}.max$	maximal zulässige Verschiebung der Position des TCP bzgl. der aktuellen Position
$\triangle x_{max}$	maximale auftretende gemessene Positionsdifferenz
$\triangle x_{min}$	minimale auftretende gemessene Positionsdifferenz
Θ_{ist}	Gemessene Gelenkwinkel des Positionsregelkreises: Istgelenkwinkel
Θ_{soll}	Führungsgröße des Positionsregelkreises: Sollgelenkwinkel
α_i	Winkel auf der Projektionsfläche zum Sortieren der Hakenreihenfolge

ANHANG A. VERWENDETE FORMELZEICHNEN

β_i	Winkel auf der Projektionsfläche zum Sortieren der Hakenreihenfolge
ρ	Relation
σ	Stichprobenstandardabweichung
θ	Differenzorientierungsvektor
θ_{max}	Maximal zulässiger Differenzorientierungsvektor
$\theta_{x,y,z}$	x-, y-, z-Komponenten des Differenzorientierungsvektors

Anhang B

Grundlagen der Robotik

B.1 Koordinatentransformation

Dieses Kapitel gibt einen Überblick über die Grundlagen der gebräuchlichsten Koordinatentransformationen in der Robotik. So wird die Frame-Notation illustriert, die beiden in dieser Arbeit benutzten Orientierungskonventionen vorgestellt und die Berechnung der Kinematik eines Roboters mittels Denavit-Hardenberg-Matrizen beschrieben. Des Weiteren wird die Umrechnung von Quaternionen in eine Rotationsmatrix und die Berechnung der Entkopplungsmatrix eines Kraftmomentensensors erläutert.

B.1.1 Homogene Koordinaten

Die Lage eines Objekts im Raum kann eindeutig durch sechs Freiheitsgrade, *auch kartesische Freiheitsgrade* genannt, beschrieben werden. Die ersten drei Freiheitsgrade $(t_x, t_y, t_z)^T \in \mathcal{R}_3$ geben die *Translation* (Verschiebung) des Objekts entlang der Koordinatenachsen des Referenzkoordinatensystems an. Die Orientierung des Objektes im Raum wird durch drei weitere Freiheitsgrade, die *Rotationen*
$R(x, \alpha), R(y, \beta), R(z, \gamma) \in \mathcal{R}_{3 \times 3}$
um die Koordinatenachsen,beschrieben.
Ein *Frame* F_A^B ist eine 4×4-Matrix zur Darstellung der Lage eines Objektes mit *Objektkoordinatensystem B* bezüglich des *Referenzkoordinatensystems A*.

$$F_A^B = \begin{pmatrix} R & T \\ 0 & 1 \end{pmatrix} = \begin{pmatrix} n_x & o_x & a_x & t_x \\ n_y & o_y & a_y & t_y \\ n_z & o_z & a_z & t_z \\ 0 & 0 & 0 & 1 \end{pmatrix} \quad (B.1)$$

B.1.2 Roll-Pitch-Yaw-Winkel

Es existieren zwei verschiedene Konventionen zur Beschreibung der Orientierung eines Objektes: Die Rotationsmatrix kann durch *Roll-Pitch-Yaw-Winkel* oder durch

Eulerwinkel dargestellt werden.

- **Roll** ist ein Rollbewegung mit dem Winkel γ um die z-Achse

$$R(z,\gamma) = \begin{pmatrix} \cos\gamma & -\sin\gamma & 0 \\ \sin\gamma & \cos\gamma & 0 \\ 0 & 0 & 1 \end{pmatrix} \qquad (B.2)$$

- **Pitch** ist eine Nickbewegung mit dem Winkel β um die y-Achse

$$R(y,\beta) = \begin{pmatrix} \cos\beta & 0 & \sin\beta \\ 0 & 1 & 0 \\ -\sin\beta & 0 & \cos\beta \end{pmatrix} \qquad (B.3)$$

- **Yaw** ist eine Gierbewegung mit dem Winkel α um die x-Achse

$$R(x,\alpha) = \begin{pmatrix} 1 & 0 & 0 \\ 0 & \cos\alpha & -\sin\alpha \\ 0 & \sin\alpha & \cos\alpha \end{pmatrix} \qquad (B.4)$$

Die einzelnen Rotationen werde wie folgt zusammengesetzt:

$$R := R(z,\gamma) \cdot R(y,\beta) \cdot R(x,\alpha) \qquad (B.5)$$

B.1.3 Eulerwinkel

Mithilfe der *Eulerwinkel* wird die Orientierung eines Objektes in Bezug auf das Referenzkoordinatensystem A als die Hintereinanderausführung der folgenden Drehungen beschrieben:

- Eine Rotation $R(z,\alpha)$ mit dem Winkel α um die z-Achse des Referenzkoordinatensystems A.

- Eine Rotation $R(y',\beta)$ mit dem Winkel β um die y-Achse des mitgedrehten Koordinatensystems A'.

- Eine Rotation $R(z'',\gamma)$ mit dem Winkel γ um die z-Achse des zweimal gedrehten Koordinatensystems A''.

Die Rotationsmatrix nach Eulerkonvention kann dann folgendermaßen berechnet werden:

$$R := R(z,\alpha) \cdot R(y',\beta) \cdot R(z'',\gamma) \qquad (B.6)$$

B.1.4 Umrechnung von Quaternionen

Seien vier Quaternionen q_0, q_x, q_y und q_z gegeben. Dann berechnet sich die zugehörige 3×3-Rotationsmatrix wie folgt:

$$R = \begin{pmatrix} q_0^2 + q_x^2 - q_y^2 - q_z^2 & 2(-q_0 q_z + q_x q_y) & 2(q_0 q_y + q_x q_z) \\ 2(q_0 q_z + q_x q_y) & q_0^2 - q_x^2 + q_y^2 - q_z^2 & 2(-q_0 q_x + q_y q_z) \\ 2(-q_0 q_y + q_x q_z) & 2(q_0 q_x + q_y q_z) & q_0^2 - q_x^2 - q_y^2 + q_z^2 \end{pmatrix} \qquad (B.7)$$

B.2 Entkopplungsmatrix

Die von einem taktilen Sensor gemessenen Kräfte und Momente lassen sich aus den Dehnungen der Messtreifen bzw. der am Ausgang auftretenden Spannungen mithilfe einer *Entkopplungsmatrix* C berechnen. In dieser Arbeit wird ein Kraftmomentensensor mit sechs Dehnungsmessstreifen und damit einer quadratischen 6×6- Entkopplungsmatrix verwendet. Im folgenden wird die Berechnung für den allgemeinen Fall mit n Sensorelementen beschrieben.

Sei ψ_i eine Spannung, die durch die Dehnungsänderung eines Sensorelements $i, i \in \mathcal{N}$ verursacht und von einem A/D-Wandler digitisiert wird. $(\vec{f}, \vec{n})^T$ sei der zu n Sensorelementen zugehörige Kraftmomentenvektor. Die Umrechnungsgleichung lautet:

$$(\psi_1, \psi_2, ..., \psi_n)^T = C \cdot (f_x, f_y, fz, n_x, n_y, nz)^T \qquad (B.8)$$

Die Gleichung B.8 muß nun nach dem Kraftmomentenvektor $(\vec{f}, \vec{n})^T$ aufgelöst werden. In der Regel ist aber die Entkopplungsmatrix C nicht quadratisch und damit nicht ohne weiters invertierbar. Nun wird die Gleichung B.8 mit der Transponierten C^T der Entkopplungsmatrix multipliziert.

$$C^T \cdot \vec{\psi} = C^T \cdot C \cdot (\vec{f}, \vec{n})^T \qquad (B.9)$$

Ist C spaltenregulär und nicht singulär, so ist $C^T \cdot C$ eine quadratische, invertierbare 6×6-Matrix. Wird die Gleichung B.9 mit $(C^T \cdot C)^{-1}$ multipliziert, ergibt sich die sogenannte *Pseudoinverse* C^I der Entkopplungsmatrix C.

$$(\vec{f}, \vec{n})^T = (C^T \cdot C)^{-1} \cdot C^T \cdot \vec{\psi} = C^I \cdot \vec{\psi} \qquad (B.10)$$

$$\begin{pmatrix} f_x \\ f_y \\ f_z \\ n_x \\ n_y \\ n_z \end{pmatrix} = \begin{pmatrix} C^I_{11} & C^I_{12} & \cdots & C^I_{1n} \\ C^I_{21} & C^I_{22} & \cdots & C^I_{2n} \\ \vdots & \vdots & & \vdots \\ C^I_{61} & C^I_{62} & \cdots & C^I_{6n} \end{pmatrix} = \begin{pmatrix} \psi_1 \\ \psi_2 \\ \vdots \\ \psi_n \end{pmatrix} \qquad (B.11)$$

Ist die Entkopplungsmatrix C nicht bekannt, so kann sie aus 6 Messungen mit unterschiedlichen Belastungen bestimmt werden. Durch Einsetzen der jeweilgen Meßwerte in Gleichung B.8 ergibt sich ein Gleichungssystem mit 6 Gleichungen.

$$\begin{pmatrix} \psi_{11} & \psi_{12} & \cdots & \psi_{16} \\ \psi_{21} & \psi_{22} & \cdots & \psi_{26} \\ \vdots & \vdots & & \vdots \\ \psi_{n1} & \psi_{n2} & \cdots & \psi_{n6} \end{pmatrix} = C \cdot \begin{pmatrix} f_{x,1} & f_{x,2} & \cdots & f_{x,6} \\ f_{y,1} & f_{y,22} & \cdots & f_{y,6} \\ \vdots & \vdots & & \vdots \\ n_{z,1} & n_{z,2} & \cdots & n_{z,6} \end{pmatrix} \quad (B.12)$$

Die Matrixdarstellung lautet:

$$\Psi = C \cdot (F, N) \quad (B.13)$$

Sind die sechs gemessenen Kraftmomentenvektoren $(\vec{f}, \vec{n}\,)^T$ linear unabhängig, so ist die Matrix (F, N) invertierbar und die Entkopplungsmatrix C wird berechnet durch:

$$C = \Psi \cdot (F, N)^{-1}. \quad (B.14)$$

Anhang C

Grundlagen der Regelungstechnik

In diesem Abschnitt werden die wichtigsten Begriffe der Regelungstechnik erläutert [90]. Zur Vereinfachung werden dabei nur technische Systeme mit genau einer zeitlich veränderlichen Größe betrachtet. Als weiterführende Literatur, in der unter anderem auch Systeme mit mehreren Veränderlichen vorgestellt werden, sei das Buch von Föllinger [53] genannt.

Die schon erwähnte, zeitlich veränderliche Größe in einem technischen System wird auch als **Ausgangsgröße** x des Systems bezeichnet. Sie wird durch die sogenannte **Stellgröße** y beeinflußt, die sich, in einem hinreichend großen Intervall, beliebig verändern läßt. Das gewünschte Verhalten der Ausgangsgröße wird oft durch äußere Einflüsse wesentlich verändert. Diese Einflüsse werden **Störgrößen** z genannt. Sie sind meistens nur ungenau bekannt. Außerdem unterliegen sie unerwarteten Änderungen, so daß ihr zeitliches Verhalten nicht genau vorherzusagen ist.

Das Zusammenwirken der bisher vorgestellten Größen ist in Abbildung C.1 schematisch dargestellt. Ein technisches System mit diesem Aufbau wird **dynamisches System** oder **Strecke** genannt.

Die mathematische Beschreibung eines dynamischen Systems, das den Zustand der Ausgangsgröße x mithilfe einer Zuordnungsvorschrift S, in Anhängigkeit von der Stellgröße y und der Störgröße z, angibt lautet:

$$x = S(y, z) \qquad \text{(C.1)}$$

Die Beziehung C.1 wird auch **mathematisches Modell** der Strecke genannt. Es ergibt sich aus den für die Strecke geltenden pysikalischen Gesetzen. Diese werden als bekannt vorrausgesetzt.

Eine Anordnung, die die Ausgangsgröße, trotz Störeinflüssen, dem gewünschten Verlauf angleicht, nennt man **Regelung** (Abb.C.2).

Bei der Regelung ist es notwendig die Ausgangsgröße, in diesem Zusammenhang auch **Regelgröße** genannt, durch eine **Meßeinrichtung**, beispielsweise Drehzahlmesser, Potentiometer, Temperaturfühler oder Kraft-Momenten-Sensoren, zu erfassen. Die Ausgangsgröße der Meßeinrichtung heißt **Rückführgröße** r. Sie wird im

ANHANG C. GRUNDLAGEN DER REGELUNGSTECHNIK

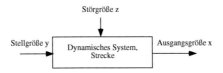

Abbildung C.1: Zusammenwirken von Stell-, Ausgangs- und Störgröße

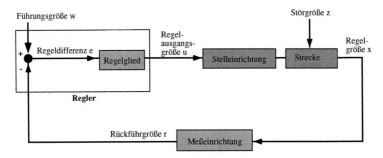

Abbildung C.2: Aufbau einer Regelung

Vergleichsglied, durch Bildung der **Regeldifferenz** e=w-r, mit der **Führungsgröße** w verglichen. Man spricht hier auch von einem **Soll-Ist-Vergleich**, da die von außen vorgegebene Führungsgröße das Sollverhalten der Regelgröße beschreibt, während die Rückführgröße das Ist-Verhalten angibt. Ist die Regeldifferenz ungleich Null, muß auf die Regelgröße korrigierend eingewirkt werden. Dies geschieht durch eine dynamische Veränderung der Regeldifferenz e im **Regelglied**. Die Funktion, die e in die **Reglerausgangsgröße** u überführt, bestimmt dabei den **Reglertyp**. Ergibt sich beispielsweise u aus e durch Multiplikation mit einem Proportionalitätsfaktor P, gilt also

$$u = P \cdot e \qquad \text{(C.2)}$$

spricht man von einem **P-Regler**. Durch Integration (Gleichung C.3) hingegen erhält man einen **I-Regler**.

$$u = \int_0^t e\, d\tau \qquad \text{(C.3)}$$

Es gibt noch zahlreiche weitere Reglertypen (D-Regler, Verzögerungsglieder etc.) und daraus abgeleitete Kombinationen (z.B.: PID-Regler, u.a.), deren Aufzählung den Rahmen einer Einführung in die Grundlagen der Regelungstechnik sprengen würde. Es sei hier wieder auf die Literatur (z.B. [53]) verwiesen.

Zwischen das Regelglied und die Strecke ist noch eine zusätzliche Komponente, die

Stelleinrichtung geschaltet. Sie erfüllt die Funktion eines Verstärkers, der den niedrigen Leistungspegel des Regelgliedes auf den der Strecke anhebt.
Sind alle Komponenten der Regelung wie in Abbildung C.2, insbesondere durch eine Rückführung der Meßgröße, zu einem geschlossenen System zusammengeschaltet, spricht man von einem **Regelkreis**. Zur Verdeutlichung der Zusammenhänge wird im folgenden Abschnitt C.0.1 ein Regelkreis exemplarisch an dem Positionsregelung des in dieser Arbeit verwendeten RX-90-Roboters erläutert.

C.0.1 Positionsregelkreis des Roboters

Das in diesem Beispiel betrachtete dynamische System ist ein Roboter mit 6 rotatorischen Gelenken, die durch Elektromotoren angetrieben werden. Die Ausführung einer Bewegung des Roboterarmes und die Beibehaltung der Endposition sei durch einen sogenannten **Positionsregelkreis** realisiert. Er sei bereits vorab in Abbildung C.3 schematisch dargestellt.

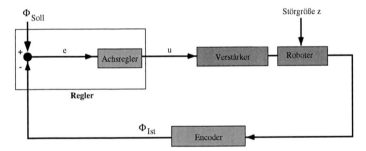

Abbildung C.3: Positionregelkreis des RX-90

Die Bewegung eines Roboters von einer Start- zu einer Zielposition erfolgt durch eine Veränderung des Zustandes seiner Gelenkwinkel Φ_i. Diese stellen somit die Regelgröße des dynamischen Systems dar.
Der aktuelle Zustand der Gelenkwinkel $\Phi_{Ist.i}$ wird kontinuierlich durch *Encoder* bestimmt, die in jeder Achse des Roboters vorhanden sind. Sie bilden die Meßeinrichtung der Regelung; die gemessenen Ist-Gelenkwinkel $\Phi_{Ist.i}$ entsprechen der Rückführgröße.
Die Führungsgröße, die von außen vorgegeben wird, ist durch die Gelenkwinkel $\Phi_{Soll.i}$, die einzustellen sind, um die Zielposition zu erreichen, gegeben. Durch Bildung der Regeldifferenz

$$e = \Phi_{Soll.i} - \Phi_{Ist.i} \tag{C.4}$$

im Vergleichsglied kann zweierlei überprüft werden :

182 ANHANG C. GRUNDLAGEN DER REGELUNGSTECHNIK

1. Falls die Zielposition schon erreicht wurde, bedeutet eine von Null verschiedene Regeldifferenz, daß (mindestens) eine Störgröße auf die Regelgröße Φ_i einwirkt. Zum Beispiel kann der Manipulatorarm aufgrund der Schwerkraft absinken.

2. Falls die Ausführung der Bewegung noch nicht abgeschlossen ist, manifestiert sich in der Störgröße der noch nicht zurückgelegte Weg.

In beiden Fällen wird die Reglerausgangsgröße u durch das Regelglied neu bestimmt, und zwar, der Einfachheit halber, als negative, mit einem Proportionalitätsfaktor P_i multiplizierte, Regeldifferenz (Gleichung C.5). Somit handelt es sich bei diesem Regelglied um einen P-Regler.

$$u = -P_i(\Phi_{Soll.i} - \Phi_{Ist.i}) \qquad (C.5)$$

Das Regelglied ist in dem Positionsregelkreis durch den Achsregler realisiert. Er steuert die Verstärker an, die die Stellgröße des Regelkreises bilden, und, durch Bestromung der Elektromotoren, eine Änderung der Zustände der Gelenke bewirken. Die hierzu nötige Energie wird aus dem elektrischen Netz entnommen.

Literaturverzeichnis

[1] L. Adams, A. Knepper, D. Meyer-Ebrecht, R. Rüger, and W. van der Brug. An optical navigator for brain surgery. *IEEE Computer, Innovative technology for computer professionals — Computer Applications in Surgery*, pages 48–54, Jan 1996.

[2] T. Akizuki, Y. Sakai, K. Ohomori, and E. Watanabe. Surgical navigation in plastic surgery. In H. Lemke, M. Vannier, and K. Inamura, editors, *Computer Assisted Radiology and Surgery*, pages 751–754, Berlin, 1997. CAR'97.

[3] S. Albalat, M. Alcaniz, C. Knoll, and C. Montserrat. New three dimensional maxillofacial reconstruction system for surgery planification. In H. Lemke, M. Vannier, and K. Inamura, editors, *Computer Assisted Radiology and Surgery*, pages 707–712, Berlin, 1997. CAR'97.

[4] M. Alcaniz, V. Grau, C. Montserrat, S. Albalat, C. Juan, and F. Soler. Orthognathic surgery treatment prediction on 3D CT skull models registered with laser scanning of dental anatomy. In H. Lemke, M. Vannier, and K. Inamura, editors, *Computer Assisted Radiology and Surgery*, pages 713–718, Berlin, 1997. CAR'97.

[5] H. Anderl, D. Zur Nedden, W. Muhlbauer, K. Twerdy, E. Zanon, K. Wicke, and R. Knapp. CT-guided stereolithography as a new tool in craniofacial surgery. *Br-J-Plast-Surg.*, 47(1):60–64, 1994.

[6] F. Arai, M. Tanimoto, T. Fukuda, K. Shimojima, H. Matsuura, and M. Negoro. Multimedia tele–surgery using high speed optical fiber network and its application to intravascular neurosurgery. In *Proceedings of the IEEE International Conference on Robotics and Automation*, pages 878–883, Minneapolis, Minnesota, apr 1996.

[7] K. Austermann. *Mund-Kiefer-Gesichtschirurgie II*, volume 10, chapter Chirurgische Behandlung von Dysgnathien, pages 107–195. Urban Schwarz, München–Wien–Baltimore, 1991.

[8] W. Barger, J. Taylor, M. Leathers, and E. Carbone. Report of human pilot study: 3–D imaging and robotics for cementless total hip replacement. In *Procee-*

dings of the First International Symposium on Medical Robotics and Computer Surgery (MRCAS'94), volume 1, Pittsburgh, Pennsylvania, 1994.

[9] G. Barnett, D. Kormos, C. Steiner, and J. Weisenberger. Intraoperative localization using an armless, frameless stereotactic wand. *Journal of Neurosurgery*, 78:510– 514, 1993. Technical note.

[10] A. Barr. Superquadrics and angle preserving transformations. *IEEE Comp. Graph. Appl.*, 1:11–23, January 1981.

[11] A. Bauer, M. Börner, and A. Lahmer. Robodoc- animal experiment and clinical evaluation. In J. Troccaz, E. Grimson, and R. Mösges, editors, *First Joint Conference Computer Vision, Virtual Reality and Robotics in Medicine and Medical Robotics and Computer-Assisted Surgery*, pages 561–564. CVRMed-MRCAS'97, Springer, March 1997.

[12] W. Bauer, H. Bullinger, A. Hinkenjann, and O. Riedel. Planning of orthopoaedic surgery in virtual reality environments by the example of osteotomy operations. In *Interactive Technology and the New Paradigm for Healthcare*, pages 29– 36. IOS Press and Ohmsha, 1995.

[13] P.-J. Becker. Roboter als Werkzeugmaschine. *FhG–Berichte*, 3:34– 38, 1982.

[14] J. Bentley. Multidimensional search trees used for associated searching. *Communication ACM*, 18:509–517, 1975.

[15] A. Bicchi, G. Canepa, D. de Rossi, P. Iacconi, and E. Scilingo. A sensorized minimally invasive surgery tool for detecting tissual elastic properties. In *Proceedings of IEEE International Conference on Robotics and Automation*, pages 884– 888, Minneapolis, Minnesota, apr 1994.

[16] P. Bohner, S. Hassfeld, C. Holler, M. Damm, J. Schloen, and J. Raczkowsky. Operation planning in cranio–maxillo–facial surgery. In *Proceedings of the Second International Symposium on Medical Robotics and Computer Surgery (MRCAS'95)*, volume 2, Baltimore, Maryland, 1995.

[17] P. Bohner, C. Holler, and S. Hassfeld. Operation planning in cranio–maxillo–facial surgery. *Imgage Guided Surgery*, 1997.

[18] G. Brandt, K. Radermacher, S. Lavalee, H-W. Staudte, and G. Rau. A compact robot for image guided orthopedic surgery: Concept and preliminary results. In J. Troccaz, E. Grimson, and R. Mösges, editors, *First Joint Conference Computer Vision, Virtual Reality and Robotics in Medicine and Medical Robotics and Computer-Assisted Surgery*, pages 767–776. CVRMed-MRCAS'97, Springer, March 1997.

[19] G. Brandt, K. Radermacher, S. Lavalee, H.-W. Staudte, and G. Rau. A medical robot system for orthopedic interventions. In H. Lemke, M. Vannier, and K. Inamura, editors, *Computer Assisted Radiology and Surgery*, pages 950–955, Berlin, 1997. CAR'97.

[20] C. Burckhardt, P. Flury, and D. Glauser. Stercotactic brain surgery — integrated MINERVA system meets demanding robotic requirements. *IEEE Engineering in Medicine and Biology*, 14(3):314– 317, 1995.

[21] C. Burghart and D. Frey. Position detection of a surgical robot by fusing infrared and encoder data. In *2nd Workshop on Medical Robotics*. IARP, November 1997.

[22] C. Burghart, D. Frey, J. Raczkowsky, U. Rembold, and H. Wörn. Accuracy tests and sensor fusion using a surgical robot and an optical tracking system. In *Intelligent Autonomous Systems*, Sapporo, Japan, Jun 1998. IAS'5.

[23] C. Burghart, J. Keitel, S. Hassfeld, U. Rembold, and H. Wörn. Robot controlled osteotomy in craniofacial surgery. In *Haptic Devices in Medical Applications*, Paris, Jun 1999.

[24] C. Burghart, R. Krempien, T. Redlich, A. Pernozzoli, H. Grabowski, J. Münchenberg, J. Albers, S. Hassfeld, C. Vahl, U. Rembold, and H. Wörn. Robot assisted craniofacial surgery: first clinical evaluation. In H. Lembke at al., editor, *Computer Assisted Radiology and Surgery*, Paris, Jun 1999. CARS'99, Elsiever.

[25] C. Burghart, J. Muenchenberg, and U. Rembold. A system for robot assisted maxillofacial surgery. In *Medicine Meets Virtual Reality*, San Diego, California, 1998. MMVR.

[26] C. Burghart, A. Pernozzoli, J. Raczkowsky, U. Rembold, and H. Wörn. Segmentierung medizinischer Bilddaten unter Verwendung eines automatisch generierten patientenspezifischen Gewebemodells und Superquadriken. In *Bildverarbeitung in der Medizin*, Aachen, Mar 1998. BVM'98.

[27] C. Burghart, A. Pernozzoli, and U. Rembold. Knowledgebased segmenation. In *Medicine Meets Virtual Reality*, San Diego, California, Jan 1998. MMVR.

[28] C. Burghart, C. Wurll, D. Henrich, J. Raczkowsky, U. Rembold, and H. Wörn. Motion planning in surgical applications. In *The 24th Annual Conference of the IEEE Industrial Electronics Society*, Aachen, September 1998. IECON'98.

[29] M. Carrozza, L. Lencioni, B. Magnani, S. D'Attanasio, P. Dario, A. Pietrabissa, and M. Trivella. The development of a microrobot system for colonoscopy. In J. Troccaz, E. Grimson, and R. Mösges, editors, *First Joint Conference*

Computer Vision, Virtual Reality and Robotics in Medicine and Medical Robotics and Computer-Assisted Surgery, pages 779–788. CVRMed-MRCAS'97, Springer, March 1997.

[30] A. Casals, J. Amat, and E. Laporte. Automatic guidance of an assistant robot in laparoscopic surgery. In *Proceedings of the IEEE International Conference on Robotics and Automation*, pages 895–900, Minneapolis, Minnesota, apr 1996.

[31] P. Cinquin, E. Bainville, C. Barbe, E. Bittar, V. Bouchard, I. Bricault, G. Champleboux, M. Chenin, L. Chevalier, Y. Delnondedieu, L. Desbat, V. Dessenne, A. Hamadeh, D. Henry, N. Laieb, S. Lavallée, J.-M. Lefebvre, F. Leitner, Y. Menguy, F. Padieu, O. Péria, A. Poyet, M. Promayon, S. Rouault, P. Sautot, J. Troccaz, and P. Vassal. Computer assisted medical interventions passive and semi–active aids. *IEEE Engineering in Medicine and Biology*, 14(3):254–263, 1995.

[32] K. Darabi, P. Grunert, and A. Perneczky. Accuracy of intraoperative navigation using skin markers. In H. Lemke, M. Vannier, and K. Inamura, editors, *Computer Assisted Radiology and Surgery*, pages 921–924, Berlin, 1997. CAR'97.

[33] P. Dario, E. Guglielmelli, B. Allotta, and M. Carrozza. Robotics for medical applications. *IEEE Robotics & Automation Magazine*, pages 44–56, sep 1996.

[34] B. Davies. *Safety of Medical Robots*, chapter 15, pages 193–201. Safety Critical Systems. Chapman Hall Press, 1993.

[35] B. Davies, S. Ho, and R. Hibberd. The use of force control in robot assisted knee surgery. In *Proceedings of the First International Symposium on Medical Robotics and Computer Assisted Surgery*, pages 258–262, Pittsburgh, Pennsylvania, sep 1994.

[36] A. DiGioia, B. Jaramaz, R. O'Toole, D. Simon, and T. Kanade. Medical robotics and computer assisted surgery in orthopaedics: An integrated approach. In IOS Press and Ohmsha, editors, *Interactive Technology and the New Paradigm for Healthcare*, pages 88–90, 1995.

[37] R. Dillmann and M. Huck. *Informationsverarbeitung in der Robotik*. Springer Verlag, Berlin–Heidelberg–New York, 1991.

[38] A. Dobrzeniecki, P. Larsen, M. Sorensen, T. Darvann, J. Andersen, M. Eriksen, S. Darre, U. Larsen, M. Falkenberg, T. Frisch, L. Bjorndal, G. Thuesen, and S. Kreiborg. Surgical drilling: Computer-based simulations. In H. Lemke, M. Vannier, and K. Inamura, editors, *Computer Assisted Radiology and Surgery*, pages 787–794, Berlin, 1997. CAR'97.

[39] D. Drescher. *Kephalometrie und Profilanalyse*, volume 11 of *Kieferorthopädie I, Praxis der Zahnheilkunde*. Urban-Schwarz-Verlag, 1991.

[40] D. Drescher. *Prächirurgische kieferorthopädische Planung*, volume 11 of *Kieferorthopädie I, Praxis der Zahnheilkunde*. Urban-Schwarz-Verlag, 1991.

[41] E. Eales, C. Newton, M. Jones, and A. Sugar. The accuracy of computerized prediction of the soft tissue profile: a study of 25 patients treated by means of the LeFort I osteotomy. *Int-J-Adult-Orthodon-Orthognath-Surg.*, 9(2):141–152, 1994.

[42] H. Edelsbrunner. *Algorithms in Combinatorial Geometry*. Springer Verlag, Berlin, 1987.

[43] H. Edelsbrunner and N. Shah. Incremental topological flipping works for regular triangulations. In *8th Annual Symposium on Computational Geometry*, pages 43–52, 1992.

[44] G. Enislidis, G. Schobel, W. Millesi, M. Rasse, A. Baumann, and A. Lindner. Preoperative 3D model planning in secondary coorection of established posttraumatic midface deformities. In *Computer Assisted Radiolgy 1995*, pages 945–946. CAR'95, 1995.

[45] S. Erbse, K. Radermacher, M. Anton, G. Rau, W. Boeckmann, G. Jakse, and H. Staudte. Development of an automatic surgical holding system based on ergonomic analysis. In J. Troccaz, E. Grimson, and R. Mösges, editors, *First Joint Conference Computer Vision, Virtual Reality and Robotics in Medicine and Medical Robotics and Computer-Assisted Surgery*, pages 737–746. CVRMed-MRCAS'97, Springer, March 1997.

[46] H. Eufinger, M. Wehmöller, A. Falk, M. Scholz, and E. Machtens. Die Rekonstruktion kraniofazialer Knochendefekte mit individuellen Titanimplantaten. *Deutsches Ärzteblatt*, 94(38):2407–2410, September 1997.

[47] H. Eufinger, M. Wehmöller, N.-C. Gellerich, S. Reinert, and E. Machtens. Individual prostheses and resection templates for mandibular resection and reconstruction - introduction of a new technique. In H. Lemke, M. Vannier, and K. Inamura, editors, *Computer Assisted Radiology and Surgery*, pages 701–706, Berlin,, 1997. CAR'97.

[48] S. Fedtke, S. Hassfeld, and J. Mühling. *Computerunterstützte Chirurgie - Medizinische und Informatische Aspekte am Beispiel einer Pilotstudie*. Vieweg, Braunschweig, Wiesbaden, 1994.

[49] P. Finlay and M. Ornstein. Controlling the movement of a surgical laparoscope – EndoSista, with four degrees of freedom, operates in concert with surgeon's

intuitive head motions. *IEEE Engineering in Medicine and Biology*, 14(3):289–291, 1995.

[50] E. Fischer-Brandies, H. Seeholzer, H. Fischer-Brandies, and R. Wimmer. Die Genauigkeit der Weichteilprofil-Vorhersage mit dem Dentofacial Planner bei skelettaler Progenie. *Fortschr.-Kieferorthopädie*, 52:297–301, 1991.

[51] B. Fleiner, B. Hoffmeister, T. Kreusch, and T. Lambrecht. Dreidimensionale Operationsplanung am Modell – eine kritische Bestandsaufnahme. *Fortschr.-Kiefer-Gesichtschirurgie*, 39:13–16, 1994.

[52] T. Fleoter, R. Niemeier, J. Bauerand, and J. Brown. Preoperative planning and surgical tools with spiral CT and rapid prototyping. In *Computer Assisted Radiolgy 1995*, pages 909–912. CAR'95, 1995.

[53] Otto Föllinger. *Regelungstechnik*. Hüthig, Heidelberg, 1994.

[54] Daniel Frey. Entwicklung eines komplexen Navigationssystems für einen Roboterarm. Master's thesis, Universität Karlsruhe, Institut für Prozessrechentechnik, Automation und Robotik, Dezember 1997.

[55] N. Glossop and R. Hu. Clinical use accuracy in image guided surgery. In H. Lemke, M. Vannier, and K. Inamura, editors, *Computer Assisted Radiology and Surgery*, pages 889–893, Berlin, 1997. CAR'97.

[56] H. Grabowski and C. Burghart. Generating finite element meshes from volumetric medical images. In *IARP 2nd Workshop on Medical Robotics*, Heidelberg, November 1997.

[57] Hartwig Grabowski. Konsistente Oberflächenmodellierung medizinischer Bilddaten auf Basis der dreidimensionalen Delaunay-Triangulation. Master's thesis, Universität Karlsruhe, Institut für Prozessrechentechnik und Robotik, September 1996.

[58] B. Graves, J. Tullio, M. Shi, and J. Downs. An integrated remote neurosurgical system. In J. Troccaz, E. Grimson, and R. Mösges, editors, *First Joint Conference Computer Vision, Virtual Reality and Robotics in Medicine and Medical Robotics and Computer-Assisted Surgery*, pages 799–808. CVRMed-MRCAS'97, Springer, March 1997.

[59] A. Gregory and R. Lipczynski. The threedimensional reconstruction and monitoring of facial surfaces. *Med-End-Phys.*, 16(3):249–252, May 1994.

[60] Eric Grimson, Ron Kikinis, Ferenc Jolesz, and Peter Black. Image-guided surgery. *Scientific American*, June 1999.

[61] A. Gunkel, W. Freysinger, W. Thumfart, and C. Pototsching. Complete sphenoethmoidectomy and computer–assisted surgery. *Acta oto–Rhino–Laryngologica Belgica*, 49:257– 261, 1995.

[62] P. Haberäcker. *Digitale Bildverarbeitung*. Carl Hanser Verlag, München, Wien, 1991.

[63] S. Harris, K. Fan, R. Hibberd, J. Cobb, R. Middleton, and B. Davies. Experiences with robotic systems for knee surgery. In J. Troccaz, E. Grimson, and R. Mösges, editors, *First Joint Conference Computer Vision, Virtual Reality and Robotics in Medicine and Medical Robotics and Computer-Assisted Surgery*, pages 757–766. CVRMed-MRCAS'97, Springer, March 1997.

[64] S. Hassfeld, J. Mühling, and J. Zöller. Intraoperative navigation in oral and maxillofacial surgery. *Int J. Oral Maxillofacial Surgery*, 24:111– 119, 1995.

[65] S. Hassfeld, J. Zöller, C. Wirtz, M. Knauth, and J. Mühling. Intraoperative navigation in maxillofacial surgery — clinical experiences, demands and developments. In *Computer Assisted Radiology 96 (CAR'96)*, pages 739– 744, Paris, 1996.

[66] S. Hayati and M. Mirmirani. Improving the absolute positioning accuracy of robot manipulators. *Journal of Robotic Systems*, 2:307–413, December 1985.

[67] Björn Hein. Dynamische Zugangsplanung eines Roboters zu einem chirurgischen Operationsfeld. Master's thesis, Universität Karlsruhe, Institut für Prozessrechentechnik, Automation und Robotik, Juli 1998.

[68] E. Heissler, J. Henz, M. Wolf, H. Gath, J. Wust, H. Stahl, R. Felix, and J. Bier. A new tool for the robot supported surgery in the implantation of catheters for interstitial radiothermotherapy. In H. Lemke, M. Vannier, and K. Inamura, editors, *Computer Assisted Radiology and Surgery*, page 1029, Berlin, 1997. CAR'97.

[69] Michael Heitzmann. Anpassung der Abstandsberechnung an Standard–Industrieroboter. Institut für Prozessrechentechnik, Automation und Robotik, Universität Karlsruhe, Jun 1999.

[70] D. Henrich and X. Cheng. Fast distance computation for on–line collision detection with multi–arm robots. In *IEEE International Conference on Robotics and Automation*, Nizza, Frankreich, May 1992. ICRA'92.

[71] G. Herman and J. Udupa. Display of 3-D digital images: computational foundations and medical applications. *IEEE Computer Graph. Appl.*, 3(5):39–46, 1983.

[72] S. Ho, R. Hobberd, and D. Davies. Robot assisted knee surgery — establishing a force control strategy incorporating active motion constraint. *IEEE Engineering in Medicine and Biology*, 14(3):292–299, 1995.

[73] R. Hofstetter, M. Slomczykowski, I. Bourquin, and L.-P. Nolte. Fluoroscopy based surgical navigation - concept and clinical applications. In H. Lemke, M. Vannier, and K. Inamura, editors, *Computer Assisted Radiology and Surgery*, pages 956–960, Berlin, 1997. CAR'97.

[74] C. Holler. Definition und exemplarische Realisierung von Elementaroperationen für die integrierte Planung und Ausführung von chirurgischen Eingriffen. Diplomarbeit, Universität Karlsruhe, Institut für Prozessrechentechnik und Robotik, 1996.

[75] E. Holler and W. Weber. System and control concepts for a telemanipulator system to be applied in minimally invasive surgery. In *Proceedings of the first IARP Workshop on Micro Robotic Systems*, pages 111–120, Karlsruhe, Germany, 1993.

[76] B. Hopf, D. Mlitzko, and C. Worcher. Applications of industrial robots at Mercedes-Benz AG, Sindelfingen Plant - numbers of usage, technology and cost aspects. In *Robotics'94 - Flexible Production - Flexible Automation*, pages 23–29. 25th International Sympisium on Industrial Robotics, 1994.

[77] G. Horstmann and H. Reinhardt. A frameless computerized navigation system for open microsurgery. *Computerized Medical Imaging and Graphics*, 18(4):229–223, 1994.

[78] K. Ikuta, M. Nokata, and S. Aritomi. Development of a hyper active endoscope for remote minimal invasive surgery. In H. Lemke, M. Vannier, and K. Inamura, editors, *Computer Assisted Radiology and Surgery*, page 1044, Berlin, 1997. CAR'97.

[79] C. Jackins and S. Tanimoto. Oct–trees and their use in representing three–dimensional objects. *CGIP*, 14:249–270, 1980.

[80] B. Jähne. *Digitale Bildverarbeitung*. Springer Verlag, Berlin, Heidelberg, New York, 1993.

[81] U. Jendrysiak, S. Gregg, and J. Weinert. Virtual access planning for neurosurgery with 'NeurOPS'. In H. Lemke, M. Vannier, and K. Inamura, editors, *Computer Assisted Radiology and Surgery*, pages 761–766, Berlin, 1997. CAR'97.

[82] P. Jensen, M. Glucksberg, J. Colgate, K. Grace, and R. Attariwala. Robotic micromanipulator for ophtalmic surgery. In *First International Symposium on*

Medial Robotics and Computer Assisted Surgery, pages 204–210, Pittsburgh, Pennsylvania, September 1994. MRCAS'94.

[83] L. Joskowicz and R. Taylor. Hip implant analysis: A medical instance of the peg–in–the–hole problem. In *Proceedings of the IEEE International Conference on Robotics and Automation*, pages 901– 908, 1993.

[84] M. Kaas, A. Witkin, and D. Terzopoulos. Snakes: Active contour models. In *IEEE Trans. PAMI*, pages 259– 268, 1987.

[85] D. Kahler and R. Zura. Evaluation of a computer integrated surgical technique for percutaneous fixation of transverse acetabular fractures. In J. Troccaz, E. Grimson, and R. Mösges, editors, *First Joint Conference Computer Vision, Virtual Reality and Robotics in Medicine and Medical Robotics and Computer-Assisted Surgery*, pages 565–572. CVRMed-MRCAS'97, Springer, March 1997.

[86] A. Kato, T. Yoshimine, T. Hayakawa, Y. Tomita, T. Ikeda, M. Mimoto snd K. Harada, and H. Mogami. A frameless, armless navigational system for computer–assisted neurosurgery. *Journal of Neurosurgery*, 74:845– 849, 1991. Technical note.

[87] P. Kazanzides, B. Mittelstadt, B. Musits, W. Bargar, J. Zuhars, B. Williamson, P. Cain, and E. Carbone. An integrated system for cementless hip replacement — robotics and medical imaging technology enhance precision surgery. *IEEE Engineering in Medicine and Biology*, 14(3):307– 313, 1995.

[88] E. Keeve, S. Girod, and B. Girod. Interaktive Operationsplanung — Ein physikalisches Modell zur Simulation von Weichgewebeverformungen bei craniofacialen Korrekturoperationen. In *Digitale Bildverarbeitung in der Medizin*, Freiburg, mar 1995.

[89] E. Keeve, S. Girod, and B. Girod. Computergraphik in der Craniofacialen Chirurgieplanung. *itti-Sonderheft Graphische Datenverarbeitung*, 1996.

[90] Jochen Keitel. Begrenztes Führen eines chirurgischen Roboters während eines Sägevorgangs. Master's thesis, Universität Karlsruhe, Institut für Prozessrechentechnik, Automation und Robotik, September 1998.

[91] J. Kettenbach, F. Jolesz, and R. Kikinis. Surgical Planning Laboratory: a new challenge for radiology? In H. Lemke, M. Vannier, and K. Inamura, editors, *Computer Assisted Radiology and Surgery*, pages 855–860, Berlin, 1997. CAR'97.

[92] Th. Kienzle, D. Stulberg, M. Peshkin, A. Quaid, J. Lea, A. Goswami, and C. Wu. Total knee replacement — computer-assisted surgical system uses a calibrated robot. *IEEE Engineering in Medicine and Biology*, 14(3):301– 306, 1995.

[93] U. Kliegis, H. Zeilhofer, R. Sader, and H. Horch. Intraoperative telenavigation – some critical remarks about the concept. In H. Lemke, M. Vannier, and K. Inamura, editors, *Computer Assisted Radiology and Surgery*, pages 843–848, Berlin, 1997. CAR'97.

[94] E. Kobayashi, K. Masamune, M. Suzuki, T. Dohi, and D. Hashimoto. Development of a laparoscope manipulator using five-bar linkage system. In H. Lemke, M. Vannier, and K. Inamura, editors, *Computer Assisted Radiology and Surgery*, pages 825–830, Berlin, 1997. CAR'97.

[95] M. Kobayashi, T. Fujino, T. Kaneko, H. Chiyokura, K. Enomoto, K. Shiohata, Y. Momose, K. Kanabe, K. Shinozaki, and N. Fuku. Virtual surgery of the mandible. In *Interactive Technology and the New Paradigm for Healthcare*, pages 174–179. IOS Press and Ohmsha, 1995.

[96] J. Koivukangas, Y. Louhisalmi, J. Alakuijala, and J. Oikarinen. Ultrasound-controlled neuronavigator–guided brain surgery. *Journal of Neurosurgery*, 79:36–42, 1993.

[97] K. Konstantios, M. O'Reilly, and J. Close. The validity of the prediction of soft tissue profile changes after LeFort I osteotomy using the dentofacila planner (computer software). *Am–J–Orthod–Dentofacial–Orthop.*, 105(3):241–249, Mar 1994.

[98] Y. Koseki, K. Masamune, H. Kataoka, Y. Masutani, M. Suzuki, T. Dohi, and D.Hashimoto. Development of an endoscope manipulator system for laparoscopic surgery. In *Proceedings of Computer Assisted Radiology 96 (CAR'96)*, page 1049, Paris, 1996.

[99] Z. Krol, H.-F. Zeilhofer, R. Sader, K.-H. Hoffmann, M. Hogg, P. Gerhardt, and K.-H. Horch. Computer assisted planning of autologous bone grafts. In H. Lemke, M. Vannier, and K. Inamura, editors, *First Joint Conference Computer Vision, Virtual Reality and Robotics in Medicine and Medical Robotics and Computer-Assisted Surgery*, pages 733–738, Berlin,, 1997. Computer Assisted Radiology and Surgery (CAR'97).

[100] G. Krückels, B. Kover, L. Klimek, and R. Müsges. Endoscopic surgery of the rhinobasis with a computer–assisted localizer. *Surgical Endoscopy*, 10:453–456, 1995.

[101] S. Ku and S. Salcudean. Design and control of a teleoperated microgripper for microsurgery. In *Proceedings of the IEEE International Conference on Robotics and Automation*, pages 889–894, Minneapolis, Minnesota, apr 1996.

[102] Ch. Kuhn, U. Kühnapfel, and H. Krumm. A virtual reality based training system for minimally invasive surgery. In *Computer Assisted Radiology 1996*, Paris, 1996. CAR '96.

[103] H.-B. Kuntze, A. Jacubasch, H. Franke, M. Moser, M. Salaba, and P.-J. Becker. *Sensorgestützte Programmierung und Steuerung von Industrierobotern*. Springer-Verlag, 1988. Robotersysteme.

[104] Y. Kwoh, J. Hou, E. Jonckheere, and S. Hayati. A robot with improved absolute positioning accuracy for CT guided stereotactic brain surgery. *IEEE Transactions on Biomedical Engineering*, 35(2):153–160, February 1988.

[105] A. Lahmer, M.Bbörner, and A. Bauer. Experiences with an image directed workstation (orthodoc) for cementless hip replacement. In H. Lemke, M. Vannier, and K. Inamura, editors, *Computer Assisted Radiology and Surgery*, pages 939–943, Berlin, 1997. CAR'97.

[106] J. Lea, A. Mills, D. Watkins, M. Peshkin, T. Kienzle, and S. Stulberg. Registration and immobilization for robot–assisted orthopaedic surgery. In *Proceedings of the First International Symposium on Medical Robotics and Computer Assisted Surgery (MRCAS'94)*, pages 63– 68, Pittsburgh, Pennsylvania, sep 1994.

[107] F. Leitner, F. Picard, R. Minfelde, H-J. Schulz, P. Cinquin, and D. Saragaglia. Computer–assisted knee surgical total replacement. In J. Troccaz, E. Grimson, and R. Mösges, editors, *First Joint Conference Computer Vision, Virtual Reality and Robotics in Medicine and Medical Robotics and Computer-Assisted Surgery*, pages 629–638. CVRMed-MRCAS'97, Springer, March 1997.

[108] G. Lohmann. *Volumetric Image Analysis*. Teubner, 1998.

[109] U. Longerich, F. Carls, R. Broennimann, and H. Sailer. The accuracy ot the virtual patient system for cranio–maxillofacial navigation. In H. Lemke, M. Vannier, and K. Inamura, editors, *First Joint Conference Computer Vision, Virtual Reality and Robotics in Medicine and Medical Robotics and Computer-Assisted Surgery*, pages 729–732, Berlin,, 1997. Computer Assisted Radiology and Surgery (CAR'97).

[110] W. Lorensen and H. Cline. Marching cubes: A high resolution 3D surface construction algorithm. *Computer Graphics*, 21(4):163–169, 1987.

[111] D. Maillefer, D. Glauser, M. Epitaux, J. Hefti, and C. Burckhardt. MINERVA: a robot for stereotactic operations. In *SMIT/MEDITECH 94, Advanced Technology Minimally Invasive Therapy*, Berlin, 1994.

[112] R. Marmulla, M. Hilbert, and H. Niederdellmann. Immanent precision of mechanical, infrared and laser guided navigation systems for CAS. In H. Lemke, M. Vannier, and K. Inamura, editors, *Computer Assisted Radiology and Surgery*, pages 863–865, Berlin, 1997. CAR'97.

[113] S. Martelli, D. Caramella, M. Fadda, D. Bertelli, M. Marcacci, C. Paggetti, and D. Trippi. Computer planning system for total knee arthroplasty. In H. Lemke, M. Vannier, and K. Inamura, editors, *Computer Assisted Radiology and Surgery*, pages 933–938, Berlin, 1997. CAR'97.

[114] K. Masamune, L. Ji, E. Kobayashi, M. Suzuki, T. Dohi, H. Iseki, and K. Takakura. Development of a CT-guided neurosurgical manipulator for photon radiosurgery system. In H. Lemke, M. Vannier, and K. Inamura, editors, *Computer Assisted Radiology and Surgery*, page 1035, Berlin, 1997. CAR'97.

[115] K. Masamune, Y. Masutani, S. Hayashida, M. Suzuki, T. Dohi, H. Iseki, and K. Takakura. Vision based registration of medical manipulator for stereotactic neurosurgery. In *Proceedings of Computer Assisted Radiology 96 (CAR'96)*, page 1050, Paris, 1996.

[116] A. Mazura. *Virtuelles Schneiden in Volumendaten*. PhD thesis, Universität Karlsruhe, Institut für Prozessrechentechnik und Robotik, 1997.

[117] W. Millesi, M. Rasse, R. Eglmeier, A. Lindner, G. Schobel, and I. Friede. Preoperative 3D model planning for recontruction of the maxilla and the mandible. In *Computer Assisted Radiolgy 1995*, pages 939–944. CAR'95, 1995.

[118] W. Millesi, M. Truppe, F. Watzinger, A. Wagner, F. Wanschitz, C. Schopper, and R. Ewers. Image guided surgery combined with remote stereotactic visualization. In H. Lemke, M. Vannier, and K. Inamura, editors, *Computer Assisted Radiology and Surgery*, pages 719–722, Berlin,, 1997. CAR'97.

[119] H. Minkowsky. Allgemeine Lehrsätze über die konvexen Polyeder. *Nachrichten von der königlichen Gesellschaft der Wissenschaften*, pages 198–219, 1897.

[120] M. Mitsuishi, H. Watanabe, H. Nakanishi, H. Kubota, and Y. Iizuka. Dexeterity enhancement for a tele-micro-surgery system with multiple macro-micro co-located operation point manipulators and understanding of the operator's intention. In J. Troccaz, E. Grimson, and R. Mösges, editors, *First Joint Conference Computer Vision, Virtual Reality and Robotics in Medicine and Medical Robotics and Computer-Assisted Surgery*, pages 821–830. CVRMed-MRCAS'97, Springer, March 1997.

[121] B. Mittelstadt, P. Kazanides, J. Zuhars, B. Williamson, P. Cain, F. Smith, and W. Bargar. The evolution of a surgical robot from prototype to human clinical use. In *Proceedings of the First International Symposium on Medical Robotics and Computer Assisted Surgery (MRCAS'94)*, pages 36–41, Pittsburgh, Pennsylvania, September 1994.

[122] J. Moctezuma. *Ein durchgängiges System zur computer- und roboterunterstützten Chirurgie*. PhD thesis, Technische Universität München, 1996.

[123] J. Moctezuma, F. Gossé, and H.-J. Schulz. A computer and robotic aided surgery system for accomplishing osteotomies. In *Proceedings of the First International Symposium on Medical Robotics and Computer Assisted Surgery (MRCAS'94)*, pages 31– 35, Pittsburgh, Pennsylvania, September 1994.

[124] MPG. Gesetz über Medizinprodukte (Medizinproduktegesetz – MPG). *Bundesgesetzblatt I (BGB I)*, 52:1968 ff., August 1994.

[125] J. Münchenberg, J. Brief, S. Hassfeld, J. Raczkowsky, U. Rembold, and H. Wörn. Expert supported operation planning system in the maxillofacial surgery. In K. Inamura H. Lembke, M. Vannier, editor, *Computer Assisted Radiology and Surgery*, Paris, Juni 1998. CARS'98, Elsevier.

[126] J. Munne, M. Peshkin, S. Mirkovic, S. Stulberg, and T. Kienzle. A stereotactic and robotic system for pedicle screw placement. In *Interactive Technology and the New Paradigm for Healthcare*, pages 326– 333. IOS Press and Ohmsha, 1995.

[127] B. Neisius, P. Dautzenberg, R. Trapp, and G. Bueß. Endoscopic handling of surgical effectors and cameras. In *Proceedings of the First International Symposium on Medical Robotics and Computer Assisted Surgery (MRCAS'94)*, pages 169– 175, Pittsburgh, Pennsylvania, September 1994.

[128] H. Oyama, K. Nomura, T. Miyazawa, M. Aono, R. Ohobuchi, and S. Suda. Surgical simulation support system. In *Interactive Technology and the New Paradigm for Healthcare*, pages 439– 444. IOS Press and Ohmsha, 1995.

[129] Arno Pernozzoli. Wissensbasierte Segmentierung medizinischer Bilddaten. Master's thesis, Universität Karlsruhe, Institut für Prozessrechentechnik, Automation und Robotik, March 1998.

[130] Arno Pernozzoli. Entwurf eines Realtime-CORBA basierten Gerätetreibermodells für die robotergestützte kraniofaziale Chirurgie. Interner Bericht des SFB 414, Februar 1999.

[131] Arno Pernozzoli. Integration eines chirurgischen Navigationssystems in eine CORBA-basierte Systemarchitektur für die robotergestützte kraniofaziale Chirurgie. Interner Bericht des SFB 414, Februar 1999.

[132] F. Portheine, K. Radermacher, A. Zimolong, M. Anton, Ch. Eichhorn, H.-W. Staudte, and G. Rau. Development of a clinical demonstrator for computer assisted orthopaedic surgery with CT-image based individual templates. In H. Lemke, M. Vannier, and K. Inamura, editors, *Computer Assisted Radiology and Surgery*, pages 944–949, Berlin, 1997. CAR'97.

[133] A. Poyet, J. Troccaz, and Ph. Cinquin. Controlling the position of a robotic guiding system using redundant sensors. In *Proceedings of the First International Symposium on Medical Robotics and Computer Assisted Surgery*, pages 224–229, Pittsburgh, Pennsylvania, Sep 1994.

[134] J. Raczkowsky, J. Münchenberg, I. Bertovic, and C. Burghart. Ein Robotersystem für craniomaxillofaciale chirurgische Eingriffe. *Forschung und Entwicklung*, 14(1), Januar 1999.

[135] Ulrich Rembold, Bartholomew Nnaji, and Alfred Strorr. *CIM: Computeranwendungen in der Produktion*. Addison–Wesley, 1994.

[136] Requicha. Representation of rigid objects. *Computer Surveys*, 12, 1980.

[137] R. Robb and B. Cameron. Virtual reality assisted surgery program. In *Interactive Technology and the New Paradigm for Healthcare*, pages 309–321. IOS Press and Ohmsha, 1995.

[138] R. Robb, D. Hanson, and J. Camp. Computer–aided surgery planning and rehearsal at Mayo Clinic. *Computer Applications in Surgery, Companion Issue to IEEE CG&A*, pages 39–47, 1996.

[139] R. Rohling, P. Munger, J. Hollerbach, and T. Peters. Comparison of relative accuracy between a mechanical and an optical tracker for image–guided neurosurgery. In *Proceedings of the First International Symposium On Medical Robotics and Computer Assisted Surgery (MRCAS'94)*, pages 277–282, Pittsburgh, Pennsylvania, Sep 1994.

[140] S. Salcudean, S. Ku, and G. Bell. Performance measurement in scaled teleoperation for microsurgery. In J. Troccaz, E. Grimson, and R. Mösges, editors, *First Joint Conference Computer Vision, Virtual Reality and Robotics in Medicine and Medical Robotics and Computer-Assisted Surgery*, pages 789–798. CVRMed-MRCAS'97, Springer, March 1997.

[141] E. Salyer. *Kraniofaziale Chirurgie*. Georg Thieme Verlag, Stuttgart, New York, 1992.

[142] J. Scarabin, P. Jannin, D. Schwartz, and X. Morandi. MEG and 3D navigation in image guided neurosurgery. In H. Lemke, M. Vannier, and K. Inamura, editors, *Computer Assisted Radiology and Surgery*, pages 767–771, Berlin, 1997. CAR'97.

[143] S. Schmerber, B. Chen, S. Lavallee, J-P. Chirossel, P. Cinquin, A. Poyet, M. Coulomb, and E. Reyt. Markerless hybrid registration method for computer assisted endoscopic ENT surgery. In H. Lemke, M. Vannier, and K. Inamura, editors, *Computer Assisted Radiology and Surgery*, pages 799–806, Berlin, 1997. CAR'97.

[144] G. Schmitz, J. Weese, W. Zylka, and J. Sabczynski. Registration by palpitation for image guided surgery of the head. In H. Lemke, M. Vannier, and K. Inamura, editors, *Computer Assisted Radiology and Surgery*, pages 305–310, Berlin, 1997. CAR'97.

[145] J. Schneider. *Risiko und Sicherheit technischer Systeme: auf der Suche nach neuen Ansätzen*. Birkenhäuser, Basel, 1991.

[146] R. Schraft and R. Kaun. Robots are facing new application areas in production and sevice sector. In *Robotics '94 - Flexible Production - Flexible Automation*, pages 3–12. 25th International Symposium on Industrial Robotics, 1994.

[147] S. Schreiner, J. Anderson, R. Taylor, J. Funda, A. Bzostek, and A. Barnes. A system for percutaneous delivery of a treatment with a fluoroscopically-guided robot. In J. Troccaz, E. Grimson, and R. Mösges, editors, *First Joint Conference Computer Vision, Virtual Reality and Robotics in Medicine and Medical Robotics and Computer-Assisted Surgery*, pages 747–756. CVRMed-MRCAS'97, Springer, March 1997.

[148] W. Schroeder, J. Zarge, and W. Lorensen. Decimation of triangle meshes. *Computer Graphics*, 26(3), Jul 1992.

[149] A. Schweikard, J. Adler, and J. Latombe. Motion planning in stereotactic surgery. In *Proceedings of the IEEE International Conference on Robotics and Automation*, pages 909– 916, 1993.

[150] A. Schweikard, R. Tombropoulos, L. Kavraki, J. Adler, and J. Latombe. Treatment planning for a radiosurgical system with general kinematics. In *Proceedings of the IEEE International Conference on Robotics and Automation*, pages 1720– 1727, 1994.

[151] Jon Siegel. *CORBA Fundamentals and Programming*. John Wiley, New York, 1996.

[152] D. Simon, B. Jaramaz, M. Blackwell, F. Morgan, A. DiGioia, E. Kischell, B. Colgan, and T. Kanade. Development and validation of a navigational guidance system for acetabular implant replacement. In J. Troccaz, E. Grimson, and R. Mösges, editors, *First Joint Conference Computer Vision, Virtual Reality and Robotics in Medicine and Medical Robotics and Computer-Assisted Surgery*, pages 583–592. CVRMed-MRCAS'97, Springer, March 1997.

[153] M. Sonderegger, T. Goto, and T. Dohi. Angular position marker for computer aided surgery. In H. Lemke, M. Vannier, and K. Inamura, editors, *Computer Assisted Radiology and Surgery*, pages 925–930, Berlin, 1997. CAR'97.

[154] T. Southard, J. Morris, K. Southard, and D. Zeitler. A three-dimensional system for planning orthognatic surgery. a case report. *J–Am–Dent–Assoc.*, 125(4):452–460, April 1994.

[155] R. Taylor, J. Funda, B. Elridge, S. Gomory, K. Gruben, D. LaRose, M. Talamini, L. Kavoussi, and J. Anderson. A telerobotic assistant for laparoscopic surgery. *IEEE Engineering in Medicine and Biology*, 14(3):279–287, 1995.

[156] D. Thomas, N. Dorward, D. Kingsley, N. Kitchen, J. Palmer, O. Alberti, B. Velani, D. Hawkes, J. Zhao, A. Dijkstra, P. Gieles, J. Buurman, and F. Gerritsen. Clinical experience with the EasyGuide neuro navigation system. In H. Lemke, M. Vannier, and K. Inamura, editors, *Computer Assisted Radiology and Surgery*, pages 757–760, Berlin, 1997. CAR'97.

[157] J. Tonetti, L. Carrat, S. Lavallee, P. Cinquin, P. Merloz, and L. Pittet. Ultrasound-based registration for percutaneous computer assisted pelvis surgery: Application to iliosacral screwing of pelvis ring fractures. In H. Lemke, M. Vannier, and K. Inamura, editors, *Computer Assisted Radiology and Surgery*, pages 961–966, Berlin, 1997. CAR'97.

[158] J. Troccaz and Y. Delnondedieu. Semi-active guiding systems in surgery. a two-dof prototype of the passive arm with dynamic constraints (PADyC). *Mechatronics*, 6(4):399–421, 1996.

[159] J. Troccaz, M. Peshkin, and B. Davies. The use of localizers, robots and synergistic devices in cas. In J. Troccaz, E. Grimson, and R. Mösges, editors, *First Joint Conference Computer Vision, Virtual Reality and Robotics in Medicine and Medical Robotics and Computer-Assisted Surgery*, pages 727–736. CVRMed-MRCAS'97, Springer, March 1997.

[160] D. Uecker, C. Lee, Y-F. Wang, and Y. Wang. Automated instrument tracking in robotically assisted laparoscopic surgery. *Journal of Image Guided Surgery*, 1:308–325, 1995.

[161] M. Vaillant, C. Davatzikos, R. Taylor, and R. Bryan. A path-planning algorithm for image-guided neurosurgery. In J. Troccaz, E. Grimson, and R. Mösges, editors, *First Joint Conference Computer Vision, Virtual Reality and Robotics in Medicine and Medical Robotics and Computer-Assisted Surgery*, pages 467–476. CVRMed-MRCAS'97, Springer, March 1997.

[162] U. Voges, P. Dautzenberg, U. Kühnapfel, B. Neisius, M. Schmitt, R. Trapp, and Th. Vollmer. Experimenteller Telemanipulator für die minimal invasive Chirurgie. *Wissenschaftliche Berichte*, FZKA 5670:106–111, November 1995.

[163] A. Wagner, O. Ploder, G. Enislidis, M. Truppe, and R. Ewers. Image–guided surgery. *International Journal of Oral and Maxillofacial Surgery*, 25:147–151, 1996.

[164] P. Watson. Computing the n–dimensional Delaunay tessellation with application to Voronoi polytopes. *The Computer Journal*, 24:167–172, 1981.

[165] M. Wehmöller, H. Eufinger, D. Kruse, and W. Massberg. Preoperative planning and fabrication of individual implants and surgical templates by efficient manufacturing processes. In H. Lemke, M. Vannier, and K. Inamura, editors, *Computer Assisted Radiology and Surgery*, page 1043, Berlin, 1997. CAR'97.

[166] M. Wigand, W. Hosemann, M. Weidenbecher, and M. Barndl. *Endoskopische Chirurgie der Nasennebenhöhlen und der vorderen Schädelbasis*. Thieme-Verlag, Stuttgart, 1989.

[167] M. Wolf, E. Heissler, P. Wust, J. Beier, H. Stahl, R. Felix, and J. Bier. Test of navigation systems for image-guided implantation of catheters. In H. Lemke, M. Vannier, and K. Inamura, editors, *Computer Assisted Radiology and Surgery*, pages 909–913, Berlin, 1997. CAR'97.

[168] Matthias Worch. Intraoperative Lagebestimmung von Knochensegmenten. Master's thesis, Universität Karlsruhe, Institut für Prozessrechentechnik und Robotik, Juli 1997.

[169] C. Wu, D. Stukberg, J. Papaioannou, H. Huang amd K. Hwang, and T. Kienzle. An integrated CT–imaging, CAD–based system for orthopaedic surgery. In *Proceedings of the IEEE International Conference on Robotics and Automation*, pages 895– 900, 1993.

[170] C. Wurll, D. Henrich, and H. Woern. Parallel on-line motion planning for industrial robotics. In *ROBOTICS 98*, 1998.

[171] L. Zamaro, L. Nolte, A. Kadi, and Z. Jiang. Interactive intraoperative localization using an infrared–based system. *Stereotactic and Functional Neurosurgery*, 63:84– 88, 1994.